COURS DE DIGITOPRESSION

D. Piazza et A. Maglio

COURS DE DIGITOPRESSION

EDITIONS DE VECCHI S.A.
20, rue de la Trémoille
75008 PARIS

Les photos de couverture et de l'intérieur nous ont été aimablement fournies par M. Giberti

Les dessins sont de M.-C. Mollica

Traduction de Evelyne Dengler-Mahé

Imprimé en Italie

PREAMBULE

Plus que jamais, l'homme a besoin d'amour. Tout spécialement lorsqu'il est malade, un individu perçoit la nécessité de « sentir » de manière tangible la présence de quelqu'un à ses côtés. Malheureusement la technologie, même dans le domaine thérapeutique, est parvenue à substituer ce contact humain qui se créait autrefois entre patient et médecin.
Auparavant, le médecin « touchait » le malade, il le palpait, l'observait de près pour émettre ensuite son diagnostic. De nos jours, le médecin confie son malade aux bons soins des machines et des laboratoires d'analyse, pour examiner ensuite les résultats et rédiger une ordonnance. Le patient se sent ainsi abandonné à lui-même, seul avec ses souffrances. Les rapports sociaux sont devenus eux aussi plus froids et plus distants ; les gens n'ont plus que rarement de grands élans d'affection les uns pour les autres. Et pourtant, l'amour et la solidarité ne sont pas des sentiments abstraits, ils doivent se traduire en gestes, comportements et attentions. Tout individu ressent le besoin d'être « touché » à l'endroit où il ressent une douleur : c'est la raison pour laquelle les thérapies manuelles se pratiquent de plus en plus. Le contact d'une main chaude sur la peau est en effet, beaucoup plus efficace que toute autre forme de thérapie mécanique, et permet d'obtenir des résultats beaucoup plus satisfaisants. Se servir de ses mains pour atténuer les souffrances d'autrui constitue sans aucun doute une grande satisfaction pour celui qui s'intéresse aux problèmes de santé.
Lors de notre recherche de tout ce qui peut soulager les maux des êtres humains, nous ne pouvions donc pas manquer de nous intéresser à la digitopression. Il s'agit d'une technique d'une grande simplicité, résultant de la synthèse entre des théories extrêmement complexes et élaborées, et une pratique pouvant être apprise par toute personne véritablement intéressée. Il lui suffira de lire et d'étudier attentivement ce volume.
Apprendre à connaître l'homme en un ensemble homogène constitue la première étape pour comprendre le mystère de cet équilibre entre santé et malaise qui domine la vie de tout un chacun et la conditionne fréquemment de manière traumatisante.

INTRODUCTION

Notre société est affligée, de manière croissante, par des maux liés aux effets de ce que nous appelons « progrès ». Ces effets secondaires polluent et empoisonnent l'atmosphère qui nous entoure, et même tout ce que nous buvons, mangeons et respirons.

La médecine elle-même, bien qu'en continuelle recherche et évolution, révèle fréquemment son incapacité à résoudre les plus infimes problèmes quotidiens de santé, provoqués par une vie en contradiction avec la nature et les exigences physiques de l'être humain. Bien souvent, on a envie de refermer l'armoire à pharmacie et d'utiliser des techniques plus simples et plus naturelles pour soulager nos troubles et guérir nos maux.

Depuis les temps les plus reculés, l'homme s'est soigné avec ce que la nature tenait à sa disposition et a dû rechercher en lui-même ces ressources d'autoguérison qui sont inhérentes à sa structure physique et psychique.

Une des plus antiques formules de guérison, à travers la stimulation de ces défenses naturelles, nous provient de la médecine traditionnelle chinoise.

Des vestiges retrouvés dans des tombes préhistoriques ressemblent à s'y méprendre à des instruments primitifs servant à agir sur des points déterminés du corps en vue de les stimuler.

On ne dispose d'aucun rapport écrit ou de référence précise sur ces techniques, mais on suppose que les Chinois, au cours de longues années d'observation, sont parvenus à élaborer cette technique thérapeutique aujourd'hui universellement connue sous le nom d'« acupuncture ».

La première allusion à cette technique se trouve dans une œuvre rédigée, semble-t-il, en Chine, au cours du IIIe siècle av. J.-C., sur ordre de l'empereur Huang-Hi. Dans une de ses ordonnances, ce dernier s'exprimait en ces mots : « Je désire qu'à mon peuple ne soient plus administrés des médicaments qui empoisonnent, et que l'on ne se serve plus des anciennes pointes de pierre, mais que l'on utilise les aiguilles pour diriger l'énergie ».

Ces paroles, qui révèlent un état d'esprit si ancien, et pourtant si moderne, prouvent que l'homme s'est toujours efforcé de trouver en lui-même les forces nécessaires pour se défendre des attaques du mal.

Au cours des siècles, la technique d'acupuncture s'affirme de plus en plus. Vers le XVe siècle, elle est enseignée dans les écoles de médecine et devient l'objet de recherches passionnées.

Avec l'arrivée des Européens, l'histoire de l'acupuncture entre dans une phase difficile, la médecine occidentale vient usurper son influence, et on en vient même à en interdire l'usage.

Ce n'est que sous et grâce à Mao Tsê-Tung que la Chine redécouvre et réhabilite sa médecine traditionnelle. De nos jours, l'acupuncture est exercée et enseignée jusque dans les plus grands hôpitaux, et mise à égalité avec la médecine occidentale.

L'acupuncture est fondée sur des théories bien différentes de celles développées en Occident. Elle ne considère pas l'être humain sous un angle purement anatomique, mais comme un corps traversé par des circuits énergétiques qui en déterminent l'équilibre. Il s'agit des « méridiens », dont les parcours ont un tracé bien défini dans le corps. Intimement reliés les uns aux autres, ils transportent l'énergie vitale jusqu'aux différents organes et appareils. Lorsque ces circuits sont bloqués ou interrompus, il se crée un déséquilibre énergétique et, en décompensation, une perturbation, une maladie. Agir sur des points déterminés de ces parcours signifie rééquilibrer la circulation énergétique et rétablir ainsi l'organisme.

Tout le monde connaît aujourd'hui la signification du yin et du yang, deux forces opposées et contraires qui se complètent mutuellement et agissent dans un cycle continu, sans jamais s'interrompre. Lorsque ces deux forces sont bien équilibrées, l'organisme respire le bien-être et la santé : lorsque l'une d'elles, en revanche, prend le pas sur l'autre, on voit apparaître des troubles et une disharmonie dans le flux de l'énergie vitale.

Il est alors nécessaire de remettre ces deux forces en équilibre, en tonifiant l'énergie aux endroits où elle manque et en la dispersant là où elle est excessive. De cette manière, on peut rééquilibrer la situation énergétique et reporter l'organisme à la normalité.

L'acupuncture est une méthode thérapeutique très élaborée. Il est tout aussi difficile de l'aborder d'un point de vue théorique que de la mettre en pratique. En Occident, l'introduction d'aiguilles dans le corps d'un patient est en effet réservée à un médecin ou à un acupuncteur. Il existe pourtant une méthode beaucoup plus simple et moins risquée de soigner un patient, que n'importe qui peut apprendre et appliquer. Il s'agit de la « digitopression », exercée depuis l'Antiquité par les médecins « aux pieds nus », de simples paysans ou artisans, qui se servaient de cette technique pour soigner leurs collègues, leurs amis et les membres de leur famille.

Cette méthode est pratiquée tout simplement à l'aide des mains, en exerçant des « pressions » sur les points mêmes où l'acupuncteur enfoncerait les aiguilles.

Il semble évident que cette technique, beaucoup moins traumatisante et

difficile que l'acupuncture, peut être employée à des buts thérapeutiques par quiconque a la patience de se consacrer à l'étude des points spécifiques sur lesquels agir.
Il existe de nombreux témoignages sur l'efficacité de cette méthode apte à soulager, souvent assez rapidement, de nombreux états de gêne et de souffrance.
Depuis ses origines, cette thérapie n'a cessé de s'enrichir de nouveaux points et de nouvelles techniques de pression, découverts par ceux qui s'y sont consacrés avec ferveur.
Dans ce contexte, nous citerons une déclaration de Liu Tzu selon laquelle :
« Lorsque le yang a rejoint son point le plus élevé, le yin commence à naître, et lorsque le yin a atteint sa plus grande amplitude, il commence à décliner, comme le fait la lune lorsqu'elle est pleine. Lorsque les forces sont à leur sommet, elles commencent à faiblir, et lorsque toutes les choses de la nature ont été récoltées, elles commencent à se disperser. Après la plénitude de l'année débute la décadence et la joie la plus intense est suivie de la tristesse. Telle est aussi la condition immuable de l'homme ».
La médecine chinoise se sert des termes yin et yang pour caractériser chacun des organes du corps, mais ce n'est pas entièrement exact, car il y a toujours un peu de yin dans le yang, et un peu de yang dans le yin.

Méridiens

Nous avons parlé des méridiens, ces lignes d'énergie qui traversent notre organisme et constituent la base sur laquelle localiser les points spécifiques de la digitopression. Nous ne pouvons pas nous étendre ici sur la philosophie qui est à la base de cette théorie. Nous nous contenterons de citer dans ce contexte un extrait du livre de Stephen Thomas Chang, *Guide de l'acupuncture* : « L'énergie circule à travers le corps en empruntant des sentiers très fins nommés "méridiens" ; contrairement à ce qui a été longtemps supposé, il ne s'agit pas de parcours imaginaires, ces lignes possèdent une existence anatomique effective. Selon les expériences dirigées par le docteur Kim Bong Han de l'université de Pyongyang (Corée du Nord), les méridiens sont effectivement composés d'un type de tissu encore inconnu des scientifiques. Leur structure et leur fonction semblent être toutefois totalement différentes de celles des systèmes lymphatique, circulatoire et nerveux.
Les méridiens constituent des canaux sous-cutanés symétriques et bilatéraux ; ils disposent d'une paroi membraneuse très fine et sont remplis par un fluide transparent et incolore. Chaque méridien développe des ramifications supplémentaires enchevêtrées, dont certaines fournissent en énergie les zones adjacentes, alors que d'autres rejoignent

définitivement la superficie de la peau. Ces endroits où les ramifications affleurent sous la peau sont appelés “points”. C’est sur ces points que l’on va s’efforcer d’agir dans le cadre de la méthode de digitopression ».

Fonctions

Le concept de base de la médecine chinoise consiste à se référer à un organe non pas d’un point de vue purement anatomique, mais en considérant sa fonction ou les différentes fonctions qui y sont liées.
Selon les différents ouvrages de références, les méridiens portent diverses dénominations. En général toutefois, on se sert de celles-ci (et des abréviations) utilisées dans la langue maternelle de la plupart des experts en ce domaine, à savoir le français.
Nous aurons ainsi des sigles se référant aux différents méridiens, ainsi qu’aux fonctions relatives à l’organe lui-même :

- P (poumons) : poumons, respiration, peau.
- GI (côlon ou gros intestin) : côlon, fonction d’évacuation, excrétion.
- E (estomac) : glandes salivaires, œsophage, estomac, duodénum, pancréas fonction exocrine, fonction digestive.
- RP (rate-pancréas) : hématies (globules rouges), leucocytes (globules blancs), lymphe et organes lymphatiques, tissu réticulo-endothélial, pancréas fonction endocrine.
- C (cœur) : cœur, pression sanguine.
- IG (intestin grêle) : jéjunum, iléon, absorption du chyle.
- V (vessie) : excrétion urinaire, voies urinaires.
- R (reins) : glandes surrénales et glomérulaires, sécrétion de l’urine.
- MC (maître du cœur) : vasomotricité, système sympathique.
- TR (triple réchauffeur) : les trois parties du système parasympathique : pneumogastrique cardio-pulmonaire, pneumogastrique viscéral, parasympathique pelvien.
- VB (vésicule biliaire) : accumulation de la bile sécrétée par le foie, les voies biliaires.
- F (foie) : fonctions du foie par rapport au sang (fer, glycogène, etc.). Fonctions métaboliques du foie.
- VC (vaisseau concepteur).
- VG (vaisseau gouverneur).

La méthode

La manière la plus sûre pour repérer les points consiste certainement à s'orienter par rapport aux critères anatomiques, tels que promontoires osseux, interlignes articulaires, plis de flexion, orifices naturels, cavités et gouttières, scissures et fossettes.
En digitopression, on agit sur ces points en exerçant un mouvement profond de pression rotatoire à l'aide de la pointe des doigts ou d'instruments à pointe émoussée. La pression devra se faire avec une intensité progressive, et ne jamais provoquer de douleur insupportable. Elle devra en revanche s'intensifier au fur et à mesure que la douleur provoquée s'atténuera grâce à la pression elle-même.
Il ne faut jamais agir sur des endroits où la peau et les tissus sous-jacents ne se présentent pas dans leur état normal. Il est interdit d'exercer des pressions sur des zones enflammées ou tuméfiées, ainsi que sur des lésions épidermiques.
Les points indiqués dans ce livre sur les dessins et les photos sont assez facilement repérables. Il suffira d'un peu de pratique pour pouvoir les trouver sans difficultés. Il convient de noter que les points sont bilatéraux dans la plupart des cas : la pression devra donc être exercée sur les deux côtés, en même temps si besoin.

Quand se servir de la digitopression

La digitopression est particulièrement indiquée pour éliminer une douleur, ou du moins l'atténuer de manière décisive. Elle a une action optimale sur toutes les maladies en relation directe avec le système nerveux et pour tout ce qui concerne le bien-être psychique. Elle agit également sur toute une série de troubles spécifiques que nous préciserons par ailleurs.

Contre-indications

Un traitement de digitopression ne doit pas être exécuté :
— aussitôt après les repas ;
— sur un sujet se trouvant dans un état de désordre psychique ou émotif aigu (ivresse, fatigue excessive, fébrilité, état de dépression) ;
— dans un environnement inadéquat, tant au point de vue hygiénique que psychologique ; le patient doit être « bien dans sa peau » et le pratiquant doit être relaxé et parfaitement à l'aise ;
— sur les femmes enceintes ;
— sur les femmes pendant les premiers jours des menstruations ;
— en présence de graves maladies organiques, surtout si elles sont de nature cardiaque ou circulatoire.

MERIDIEN DES POUMONS (P)

Il a un flux d'énergie descendant qui s'écoule du sommet de la poitrine le long de l'intérieur du bras, jusqu'à la face extérieure du pouce. C'est un méridien yin, qui se trouve dans sa phase d'énergie maximale entre 3 et 5 heures du matin.
En plus de tous les cas d'indication en rapport direct avec les poumons, on agit sur ce méridien en présence de troubles liés aux problèmes cérébraux, cardiaques et digestifs. Il convient de se souvenir que la médecine chinoise ne s'éloigne jamais d'une conception totale et homogène de l'individu : en stimulant un point situé sur un méridien déterminé, on « s'adresse » également aux autres organes. On obtiendra ainsi une action associée sur les problèmes pulmonaires et sur l'état général de la fonction cardiaque. Cette stimulation permettra, en outre, d'éviter l'apparition de troubles digestifs et hépatiques pendant une pneumonie, fréquents en raison des rapports étroits existant entre ces différents organes.
Inversement, il sera nécessaire de surveiller les poumons au cours de cardiopathies ou dans le cas de troubles gastro-hépatiques, car on peut y trouver l'origine du mal.
Naturellement, dans les cas les plus graves, il sera nécessaire d'agir sous contrôle médical.

MERIDIEN DES POUMONS

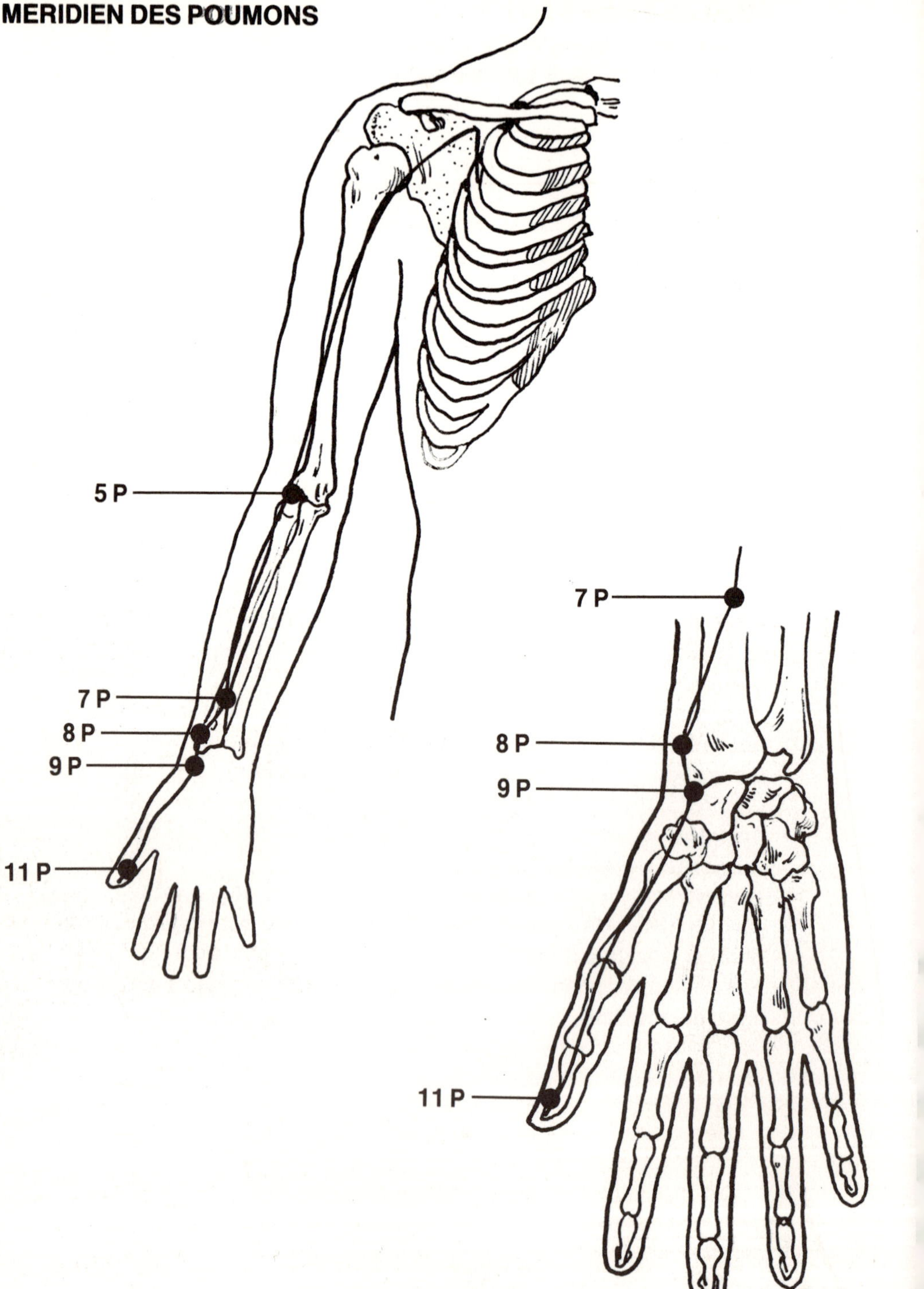

POINT 5 P
Il est situé sur le pli du coude, contre le bord externe du tendon du biceps, dans une petite cavité. C'est un point important qui peut agir sur les maux les plus variés comme l'angine, les maladies de la bouche, et même la mélancolie. A traiter dans tous les cas de maladies pulmonaires, de diarrhées, de troubles de la vessie et de vomissements. On conseille de le stimuler tout particulièrement lors de l'apparition de symptômes aigus.

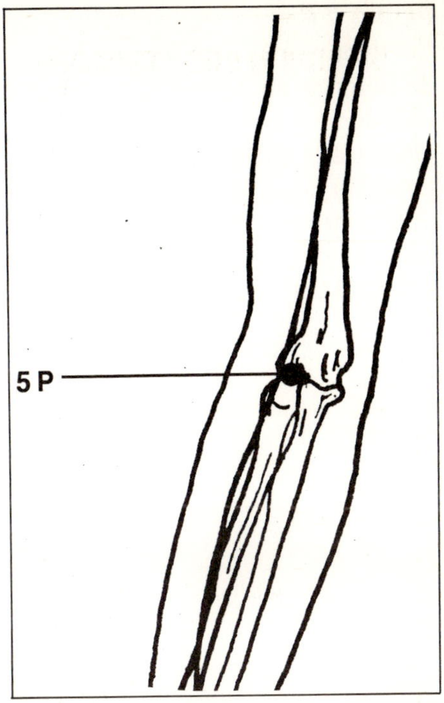

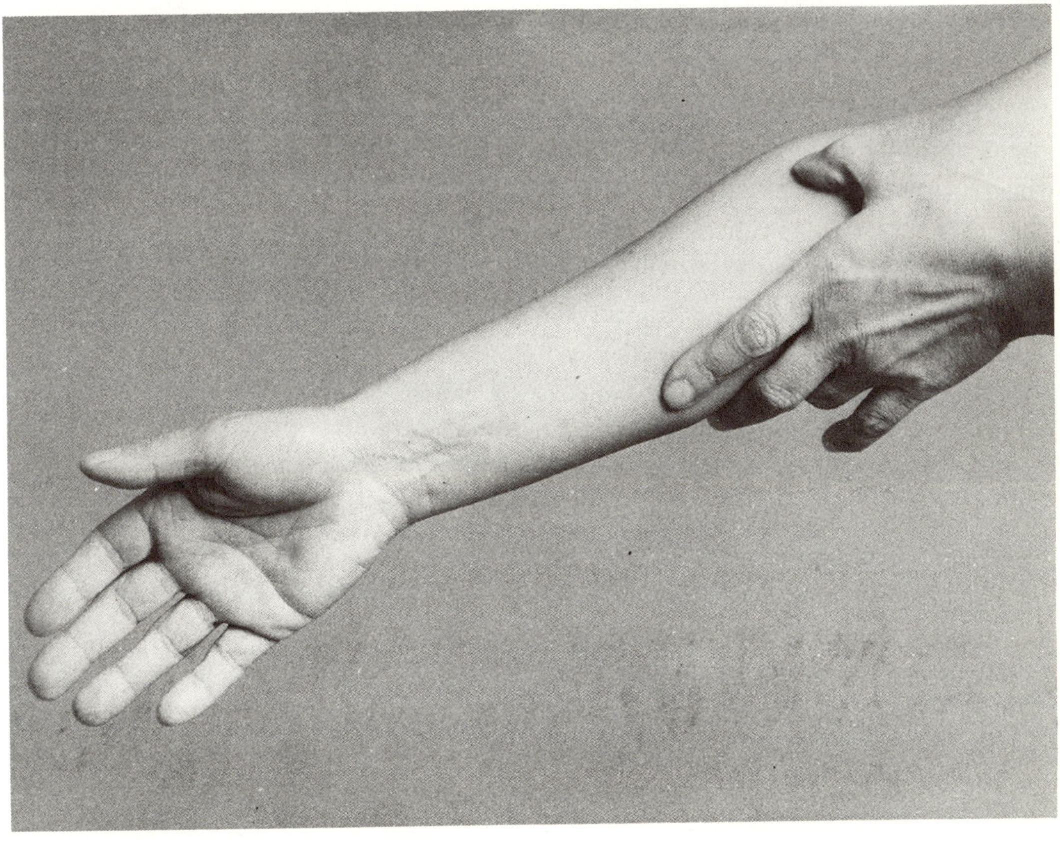

POINT 7 P

Il se trouve à 3 cm environ du pli du poignet, au niveau de l'artère radiale.
On le traite dans le cas de rhume non allergique, de toux, d'inflammation de la muqueuse buccale, de pharyngite et de sommeil trop profond.

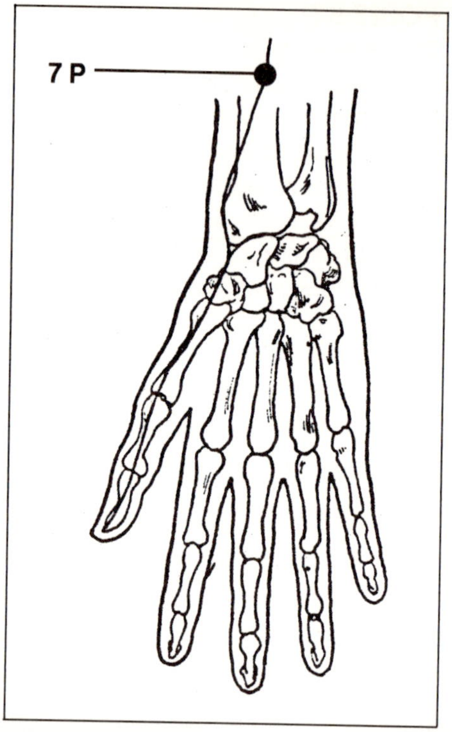

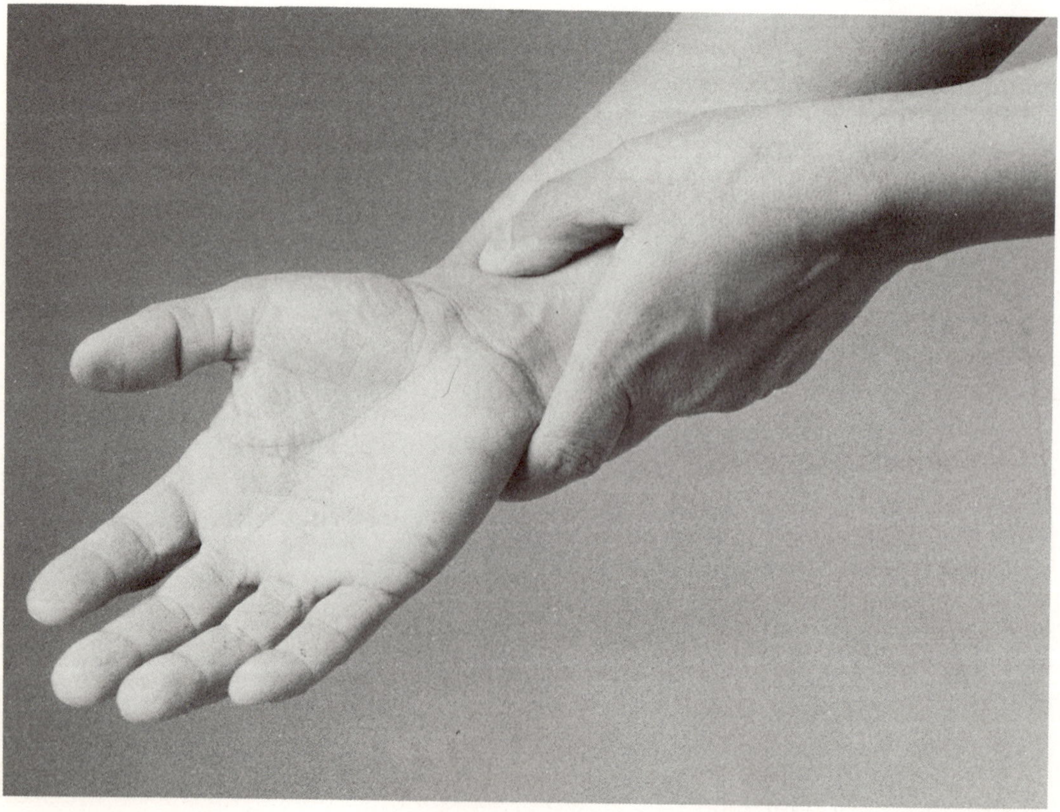

POINT 8 P

Il est situé à 1 cm environ au-dessous du point 7 P, légèrement déplacé vers l'intérieur, sur l'artère radiale (à l'endroit où l'on prend le pouls).
A stimuler contre la toux, la difficulté de respirer et dans le cas de douleurs aux mains.

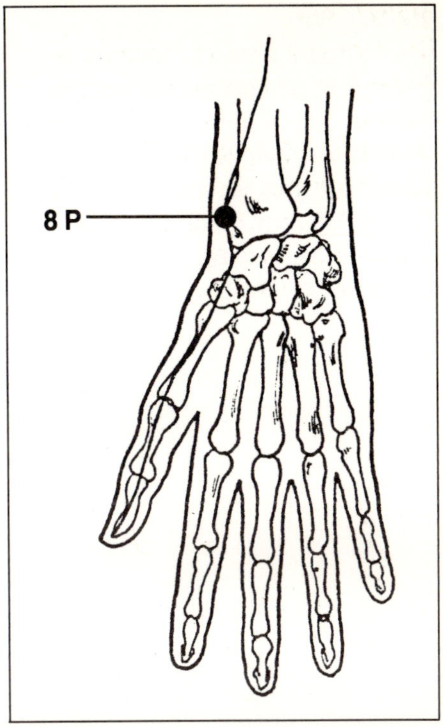

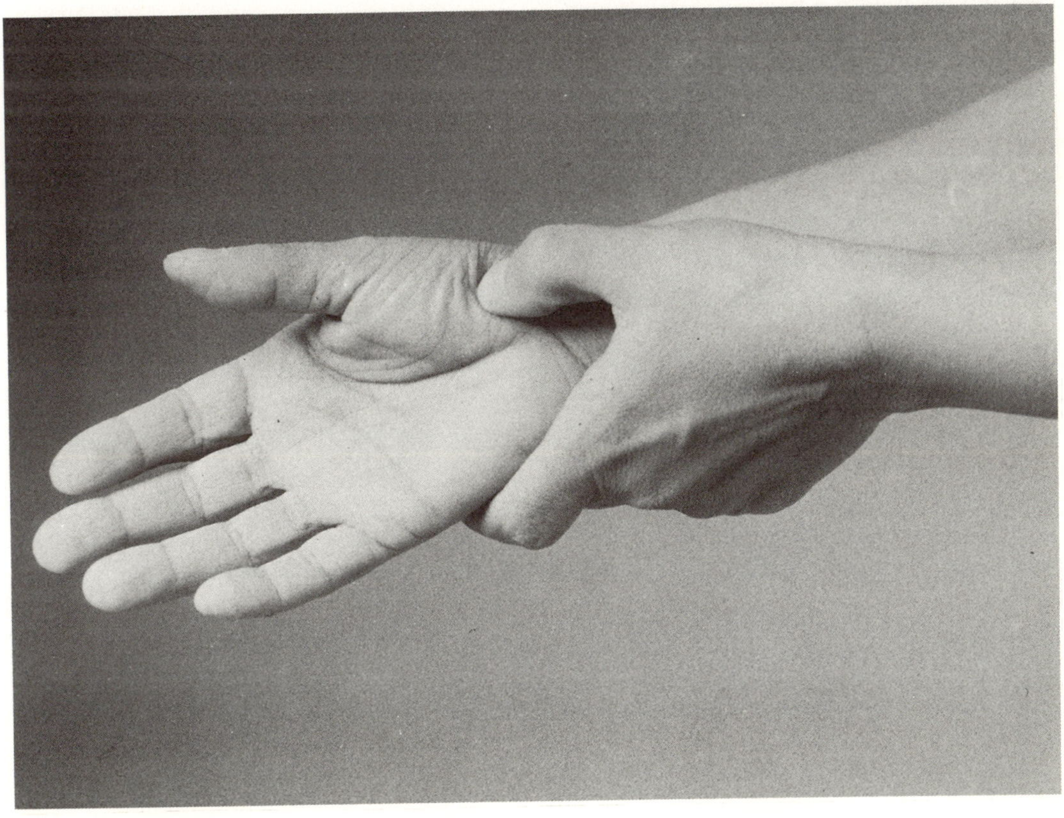

POINT 9 P

Il est situé à 3 cm au-dessous du point 7 B, à la hauteur du pli de flexion du poignet. On l'appelle le « point des grippés ».
Il agit sur tous les troubles veineux et artériels, sur les douleurs du thorax et sur les névralgies dentaires.

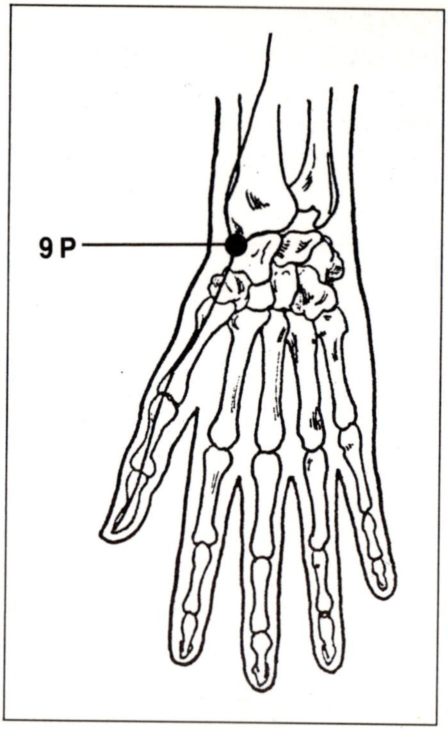

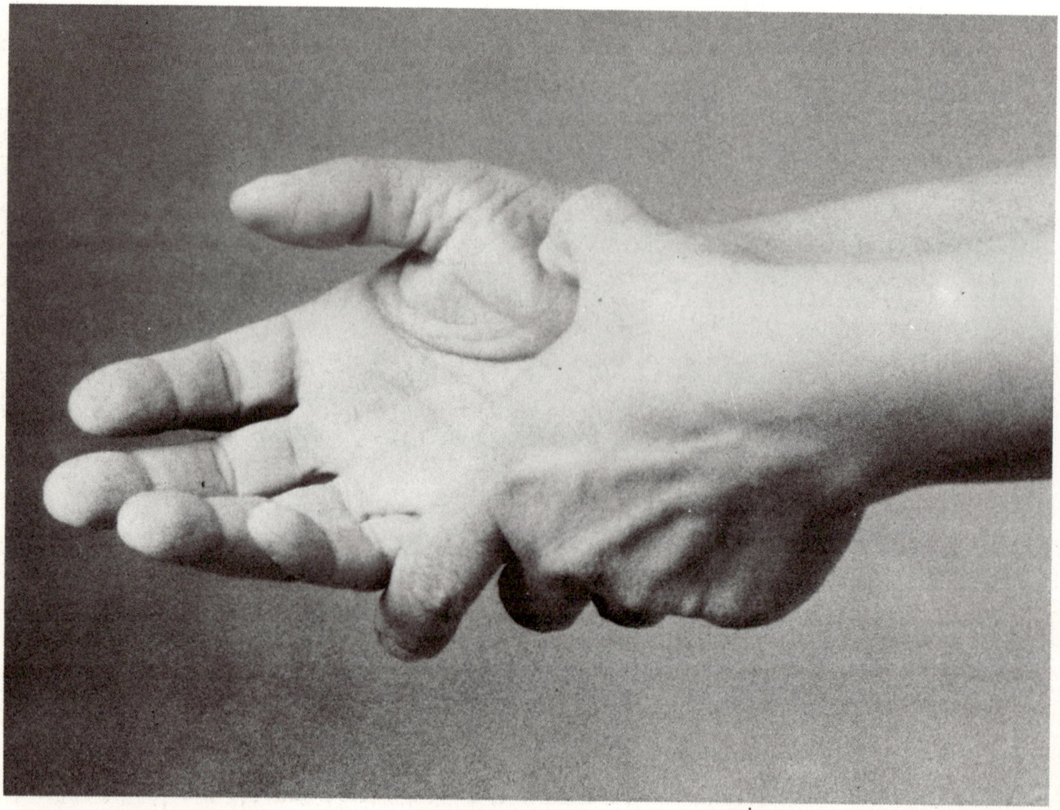

POINT 11 P

Il est situé sur le côté radial du poignet, à 2 mm de l'angle extérieur de l'ongle. A traiter dans le cas d'oreillons et de coqueluche.

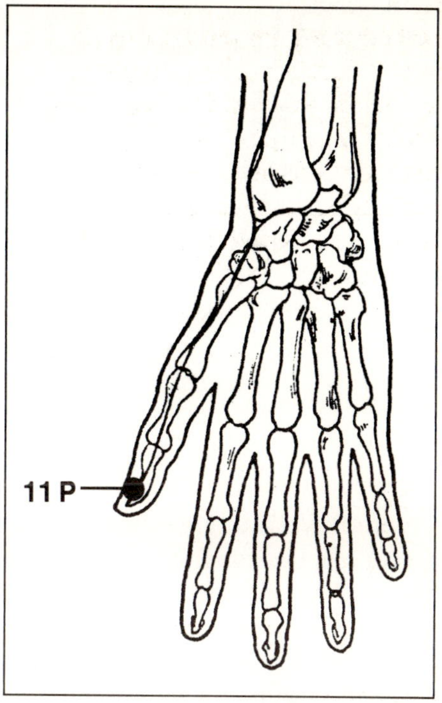

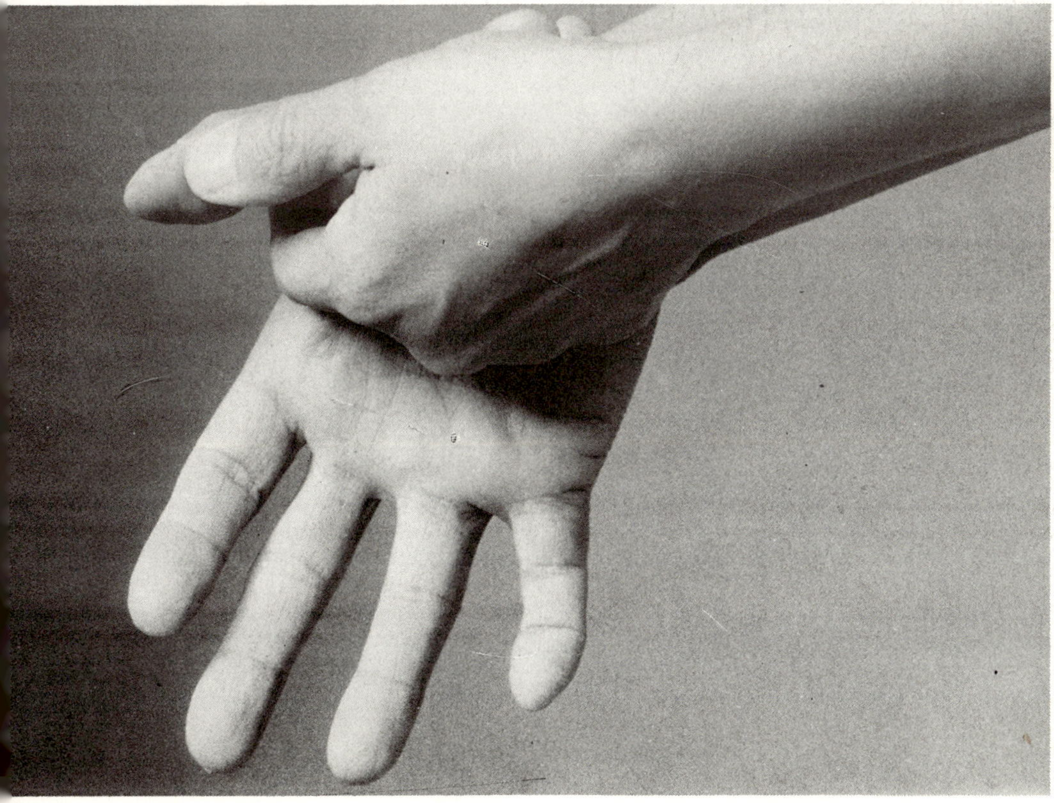

MERIDIEN DU COLON OU GROS INTESTIN (GI)

Il a un flux d'énergie ascendant qui s'écoule de l'extrémité de l'index jusqu'à la base de l'œil ; c'est un méridien yang. Il se trouve dans sa phase d'énergie maximale entre 5 et 7 heures du matin.
La fonction primaire de ce méridien concerne le transit du bol alimentaire. Il influence en outre, la zone du nez, de la gorge et des dents. Ce méridien étant accouplé à celui des poumons, certaines maladies pulmonaires chroniques peuvent dériver de son mauvais fonctionnement. Il est également en rapport avec le méridien rate-pancréas et avec celui de l'intestin grêle.

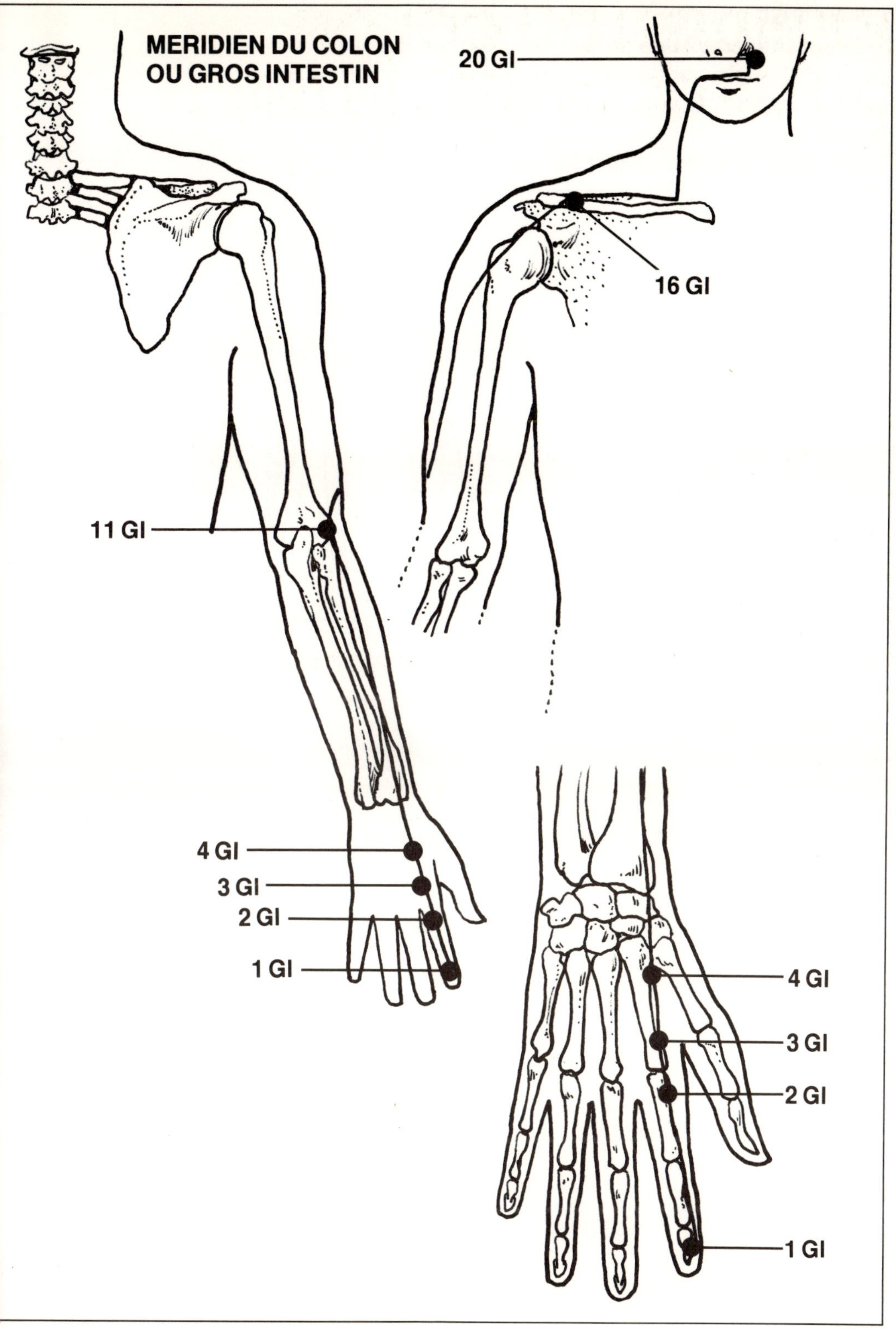
MERIDIEN DU COLON
OU GROS INTESTIN
20 GI
16 GI
11 GI
4 GI
3 GI
2 GI
1 GI
4 GI
3 GI
2 GI
1 GI

POINT 1 GI

Situé sur l'index à 2 mm de la racine de l'ongle, sur l'angle unguéal externe (du côté du pouce).

Point spécifique pour calmer les maux de dents.

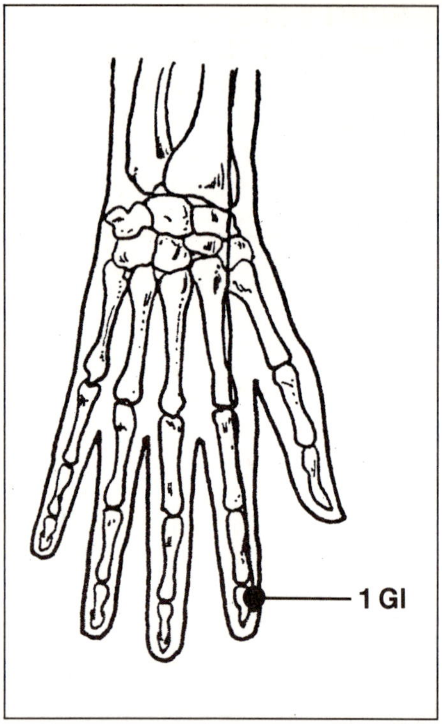

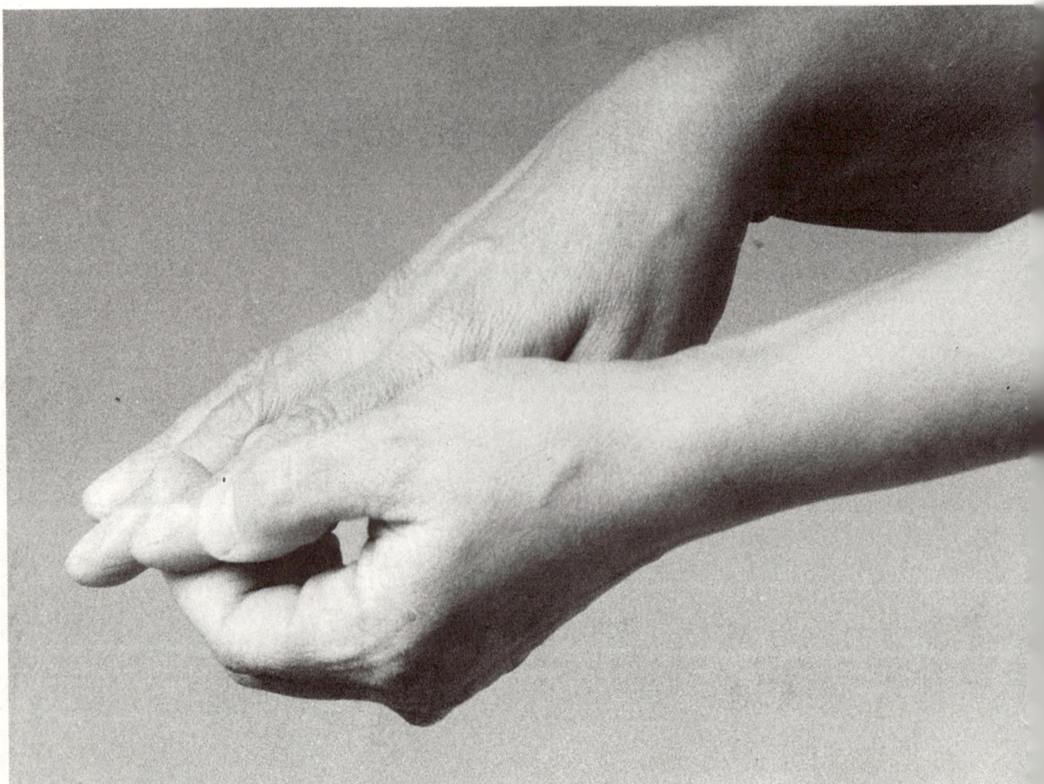

POINT 2 GI

Il est situé sur la face externe radiale de l'index, sous la tête de la phalange proximale. Son traitement est utile aussi bien dans le cas de diarrhée que de constipation.

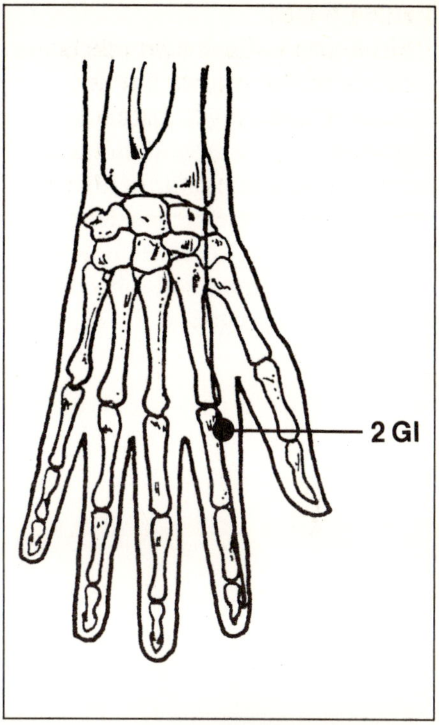

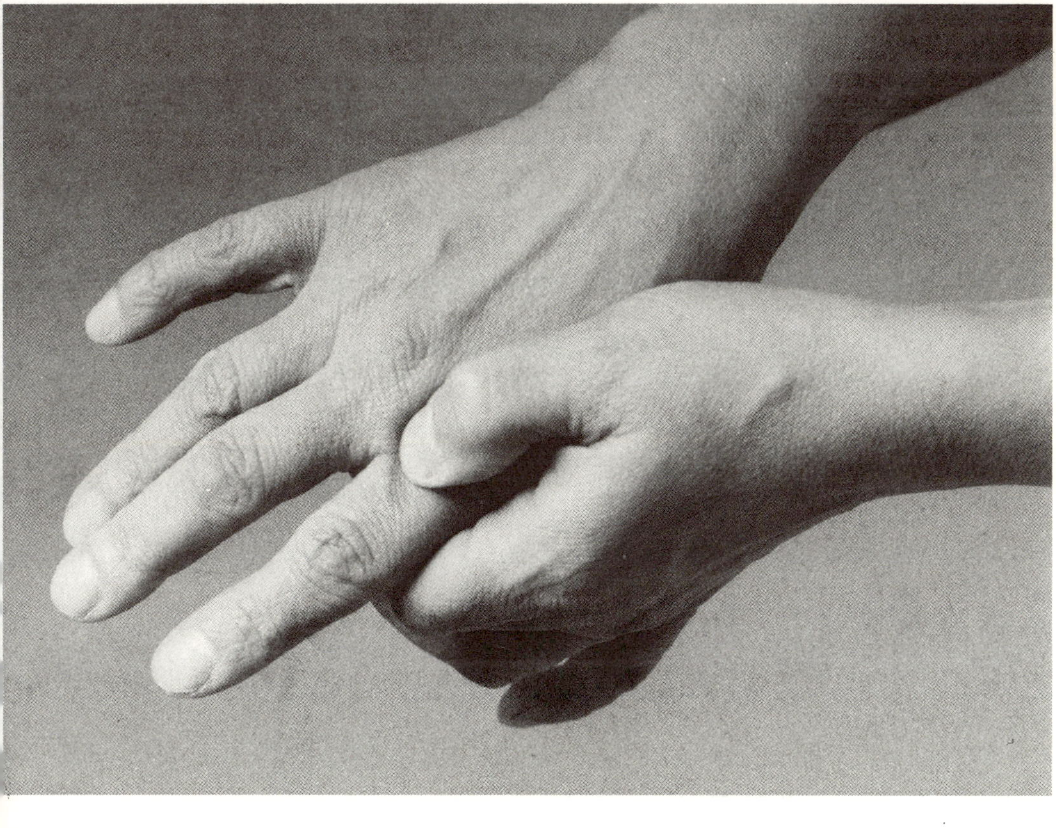

POINT 3 GI

Il se trouve au-dessus du précédent, sur le côté extérieur radial de l'index, à l'extrémité distale de l'articulation du second métacarpe avec la première phalange. Il est particulièrement efficace dans les cas de torticolis, surtout chez les enfants. Egalement valable contre l'arthrite des doigts.

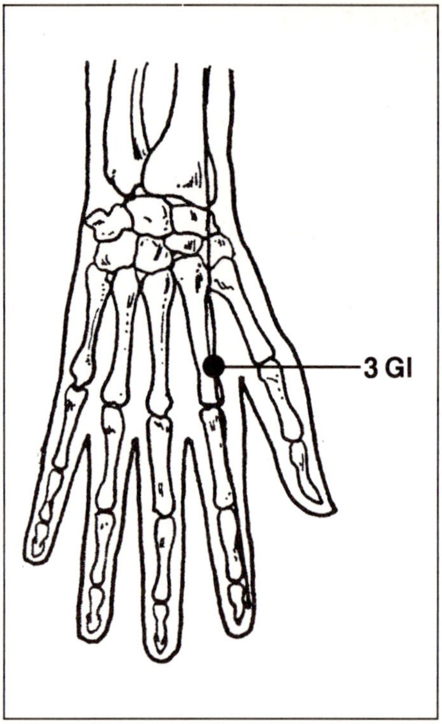

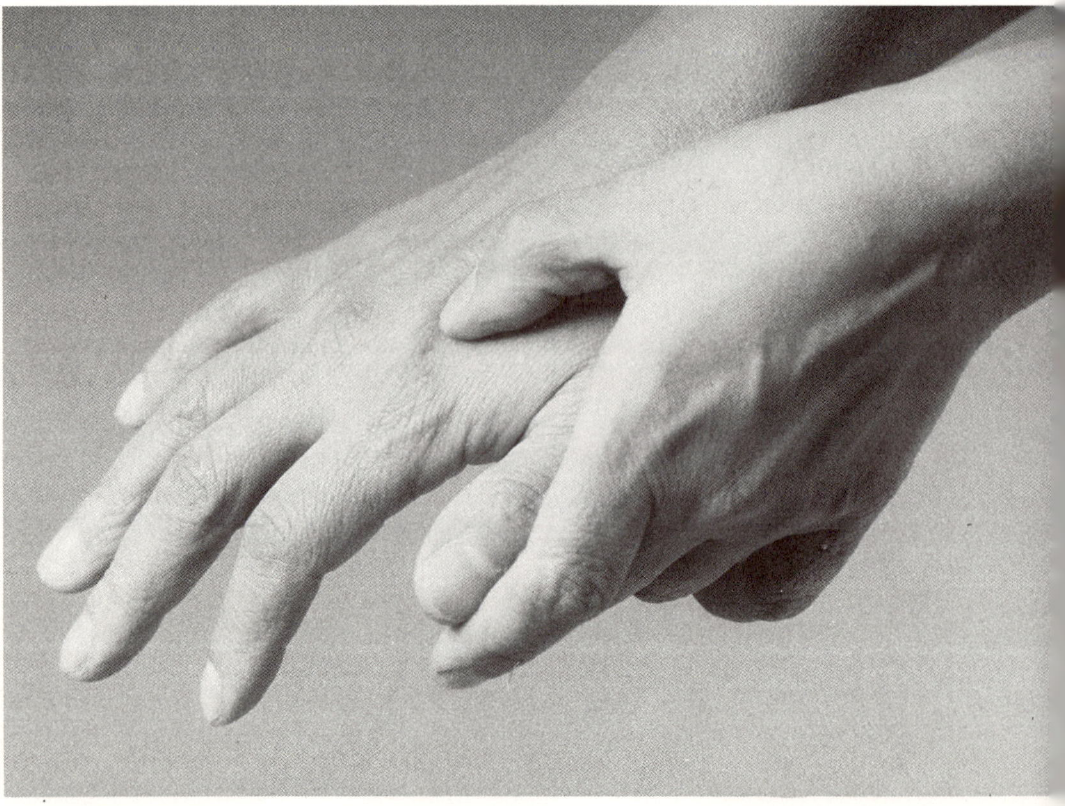

POINT 4 GI

Il est situé à l'angle entre le premier et le second métacarpe, dans la partie distale du premier métacarpe. Il est utilisé dans le cas d'affections oto-rhino-pharyngées. **A ne jamais stimuler chez les femmes enceintes**, en raison du risque de provoquer un avortement.

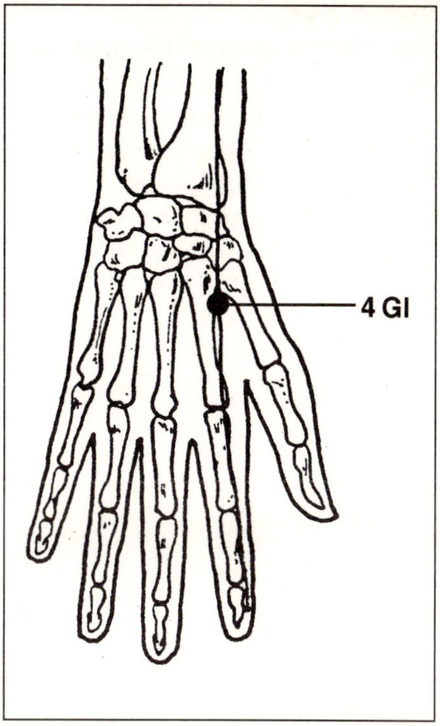

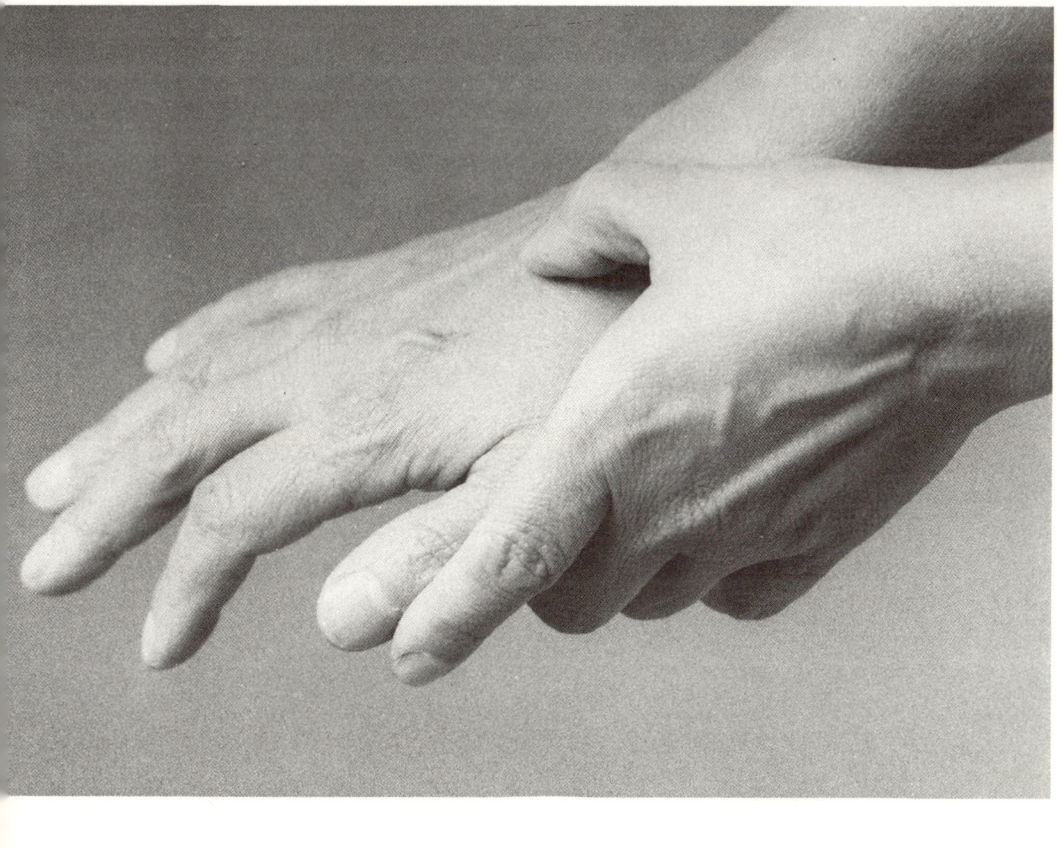

POINT 11 GI

On le trouve dans le creux qui se forme lorsqu'on replie le bras à angle droit, à l'extrémité externe du pli du coude. La pression est le plus souvent douloureuse.
Il agit sur les fonctions intestinales, dans le cas de constipation atonique et de diarrhée.

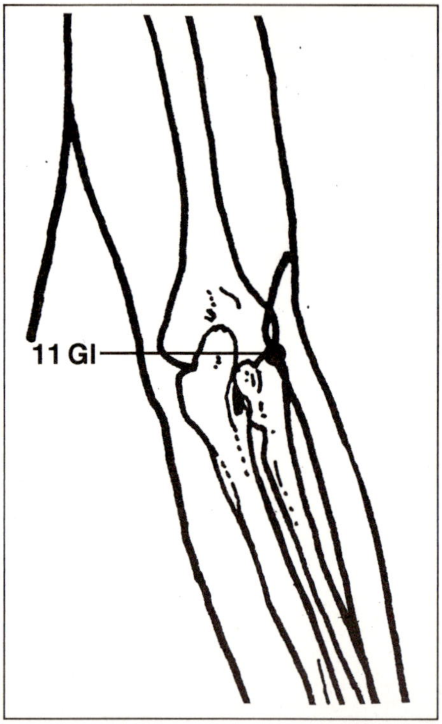

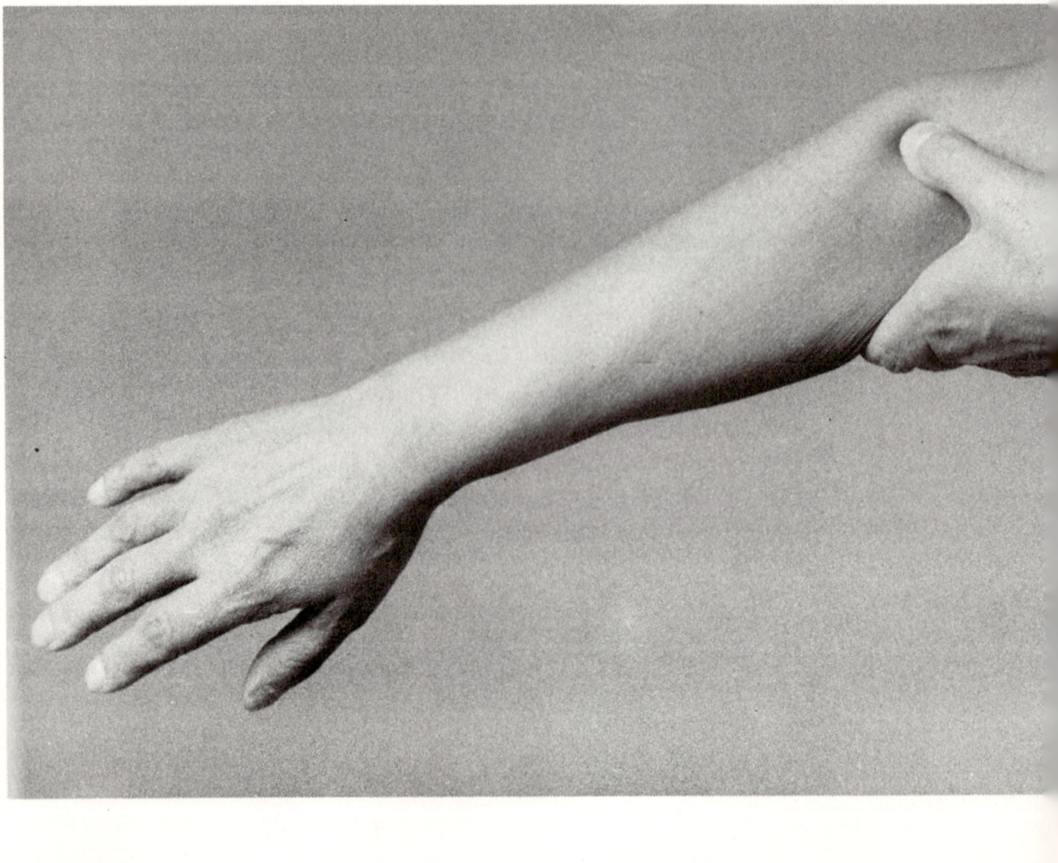

POINT 16 GI

Il est situé sur l'épaule, plus précisément à l'extrémité de l'omoplate, au point de jonction de la clavicule et de l'acromion de l'omoplate.

A traiter dans le cas de maux de dents et de contractures des mâchoires (trisme).

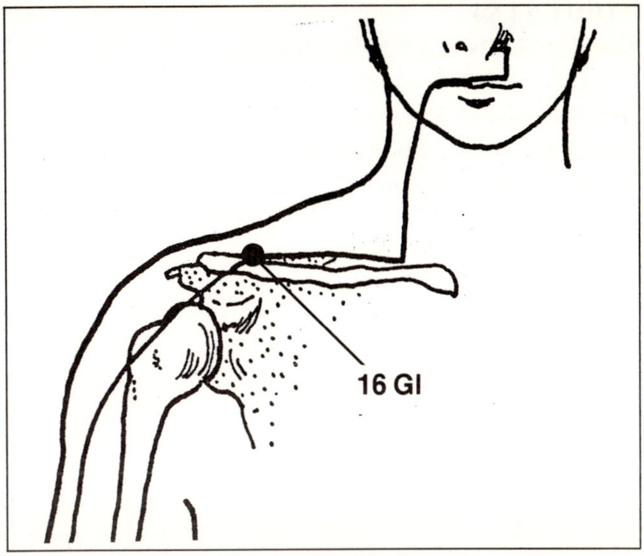

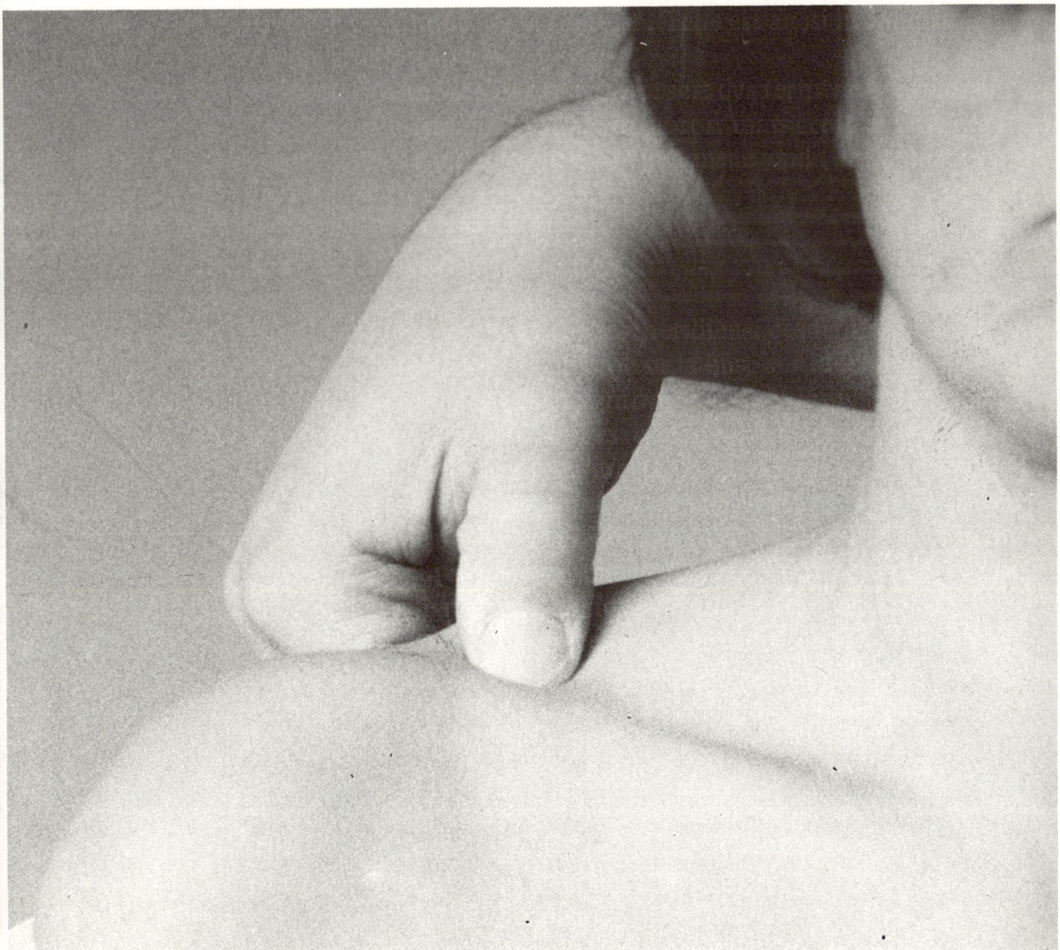

POINT 20 GI

Il est situé à la base du nez, le long du pli naso-labial. Il sert contre les démangeaisons du visage, l'obstruction du nez, la rhinorrhée, la sinusite maxillaire.

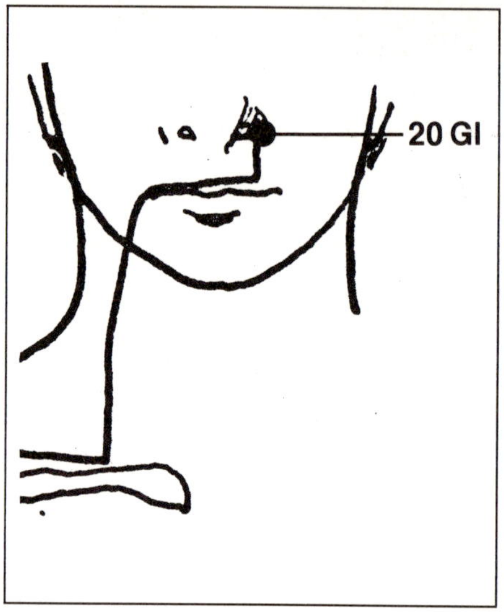

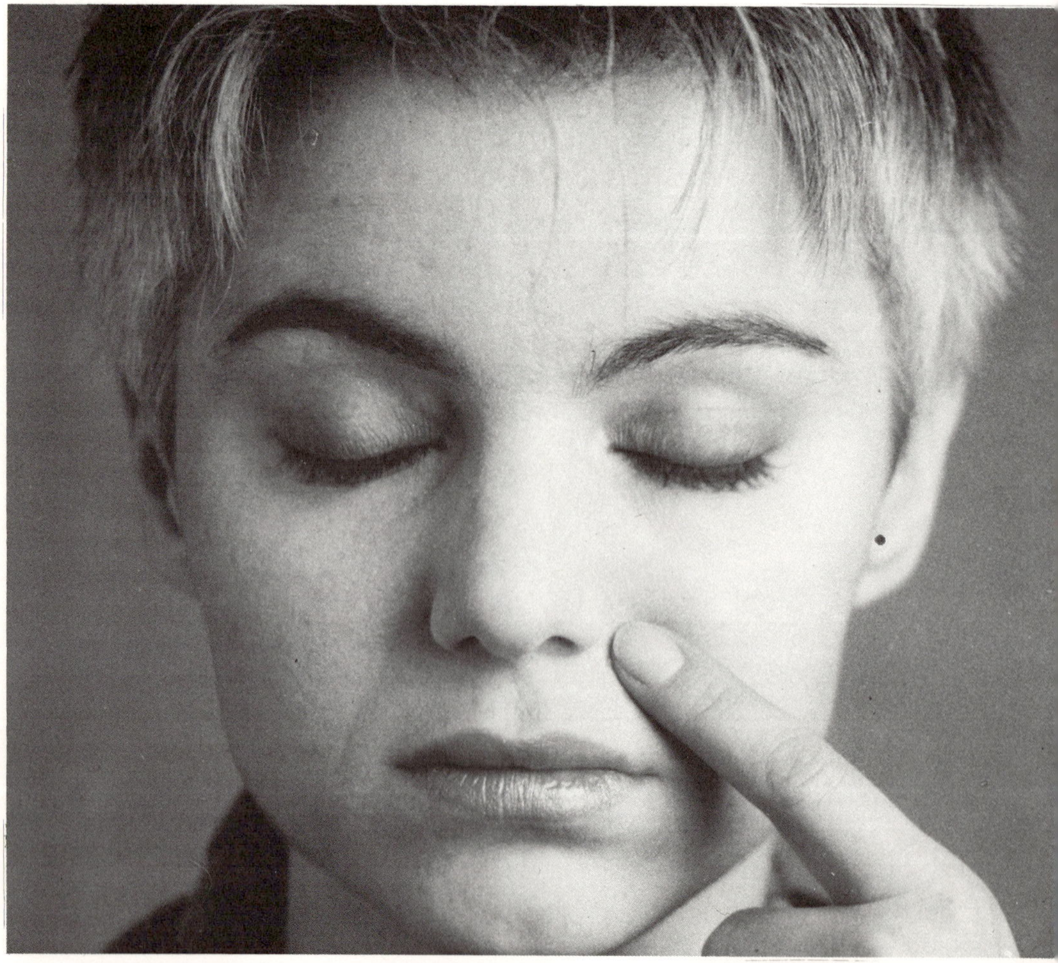

MERIDIEN DE L'ESTOMAC (E)

Il a un flux d'énergie descendant qui s'écoule de la tête vers le pied. C'est un méridien yang qui se trouve dans sa phase d'énergie maximale entre 7 et 9 heures du matin. Une carence énergétique de ce méridien peut être à la source d'une digestion lente, d'une atonie gastrique ou d'un ulcère et, sur le plan psychique, de timidité, de manque d'énergie, de mélancolie et de dépression. Un excès d'énergie, en revanche, peut provoquer une gastrite, des crampes d'estomac, et des désordres psychiques tels que boulimie, surexcitation et autres débordements en tous genres. Il favorise en outre le rhumatisme aigu de type arthritique.

MERIDIEN DE L'ESTOMAC

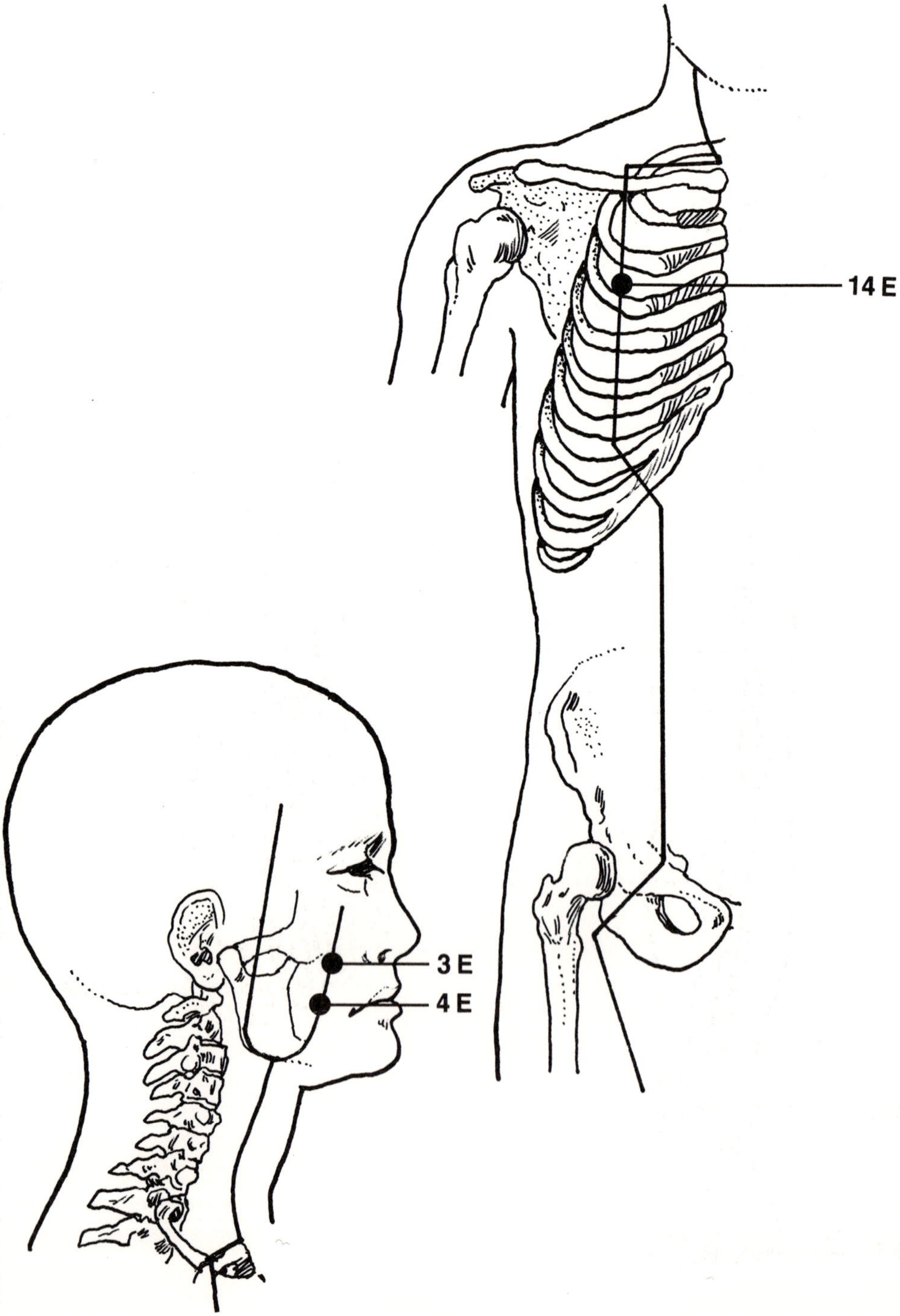

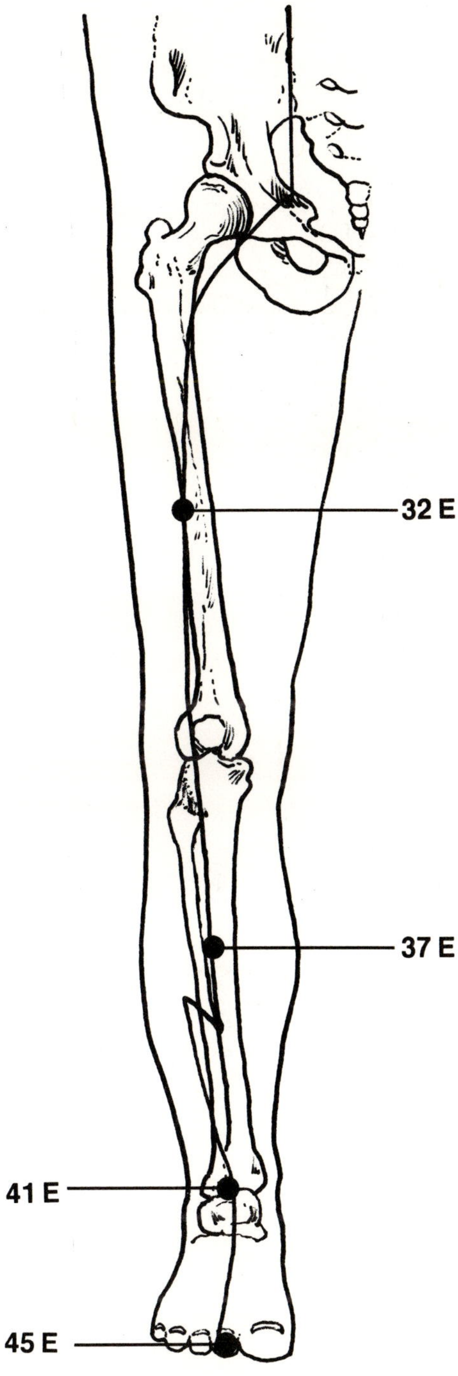
32 E
37 E
41 E
45 E

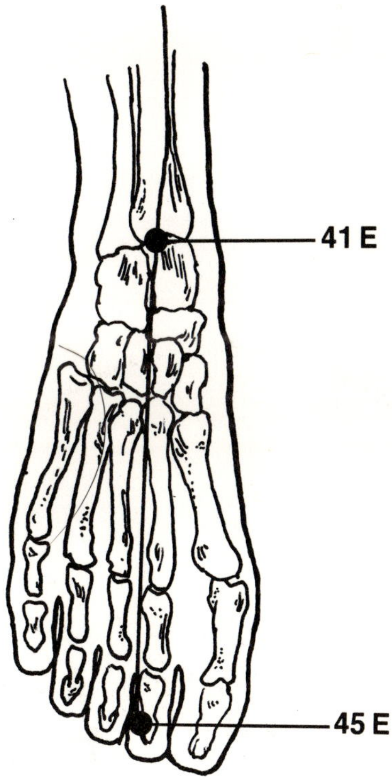
41 E
45 E

POINT 3 E

Il est situé à l'angle inférieur de la mâchoire, dans la petite dépression qui se forme lorsque l'on sert les dents avec force. Utile contre les maux de dents. C'est également le point de départ du micromassage utilisé contre les paralysies faciales provoquées par le froid.

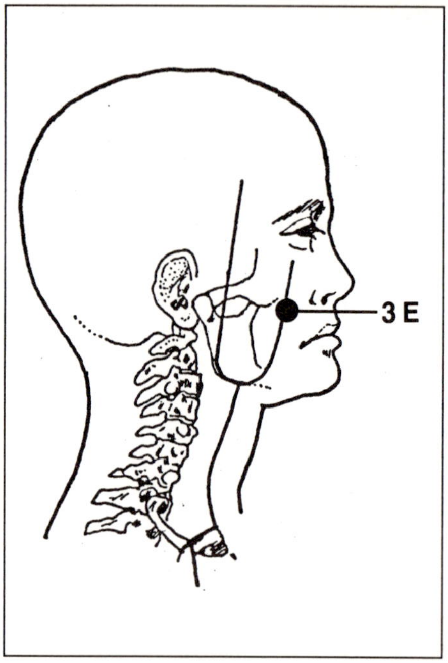

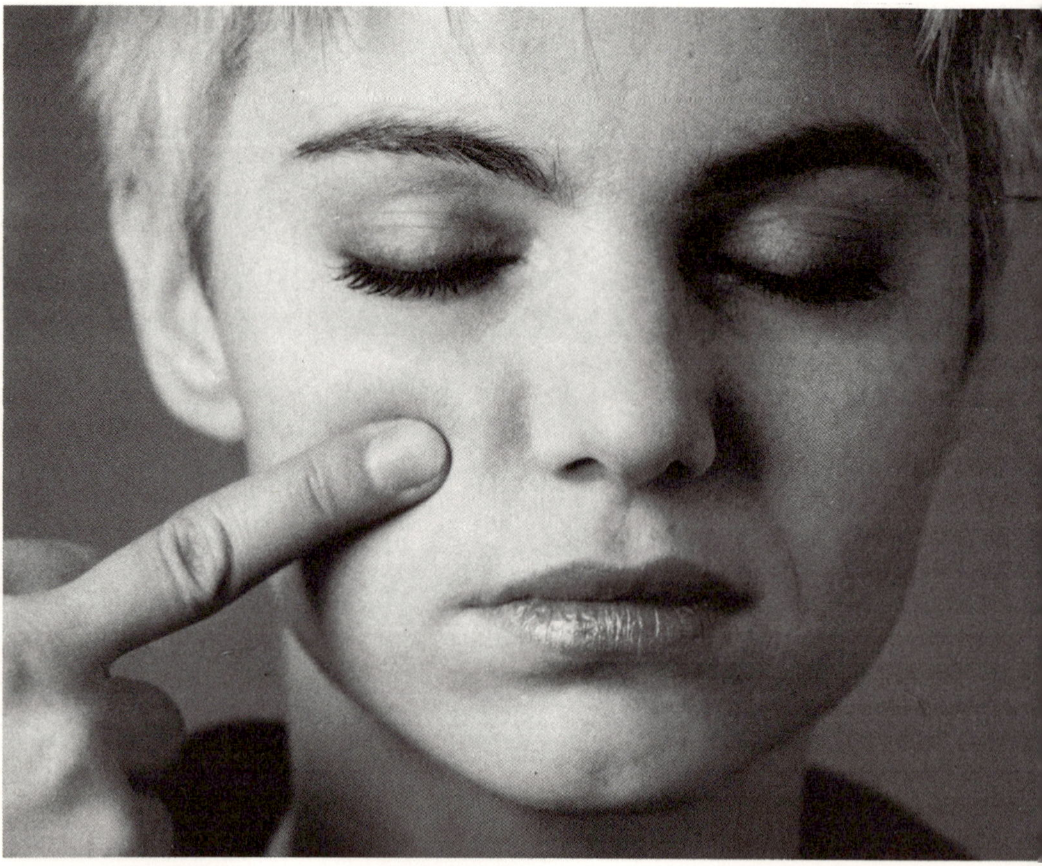

POINT 4 E

Il se trouve dans l'angle de la bouche, à 1 cm de la commissure labiale. C'est un point spécifique de traitement contre le mal de dents, qui est également utile contre la paralysie faciale.

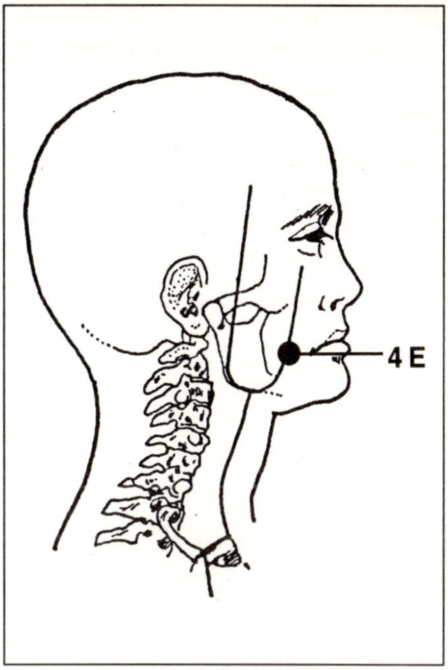

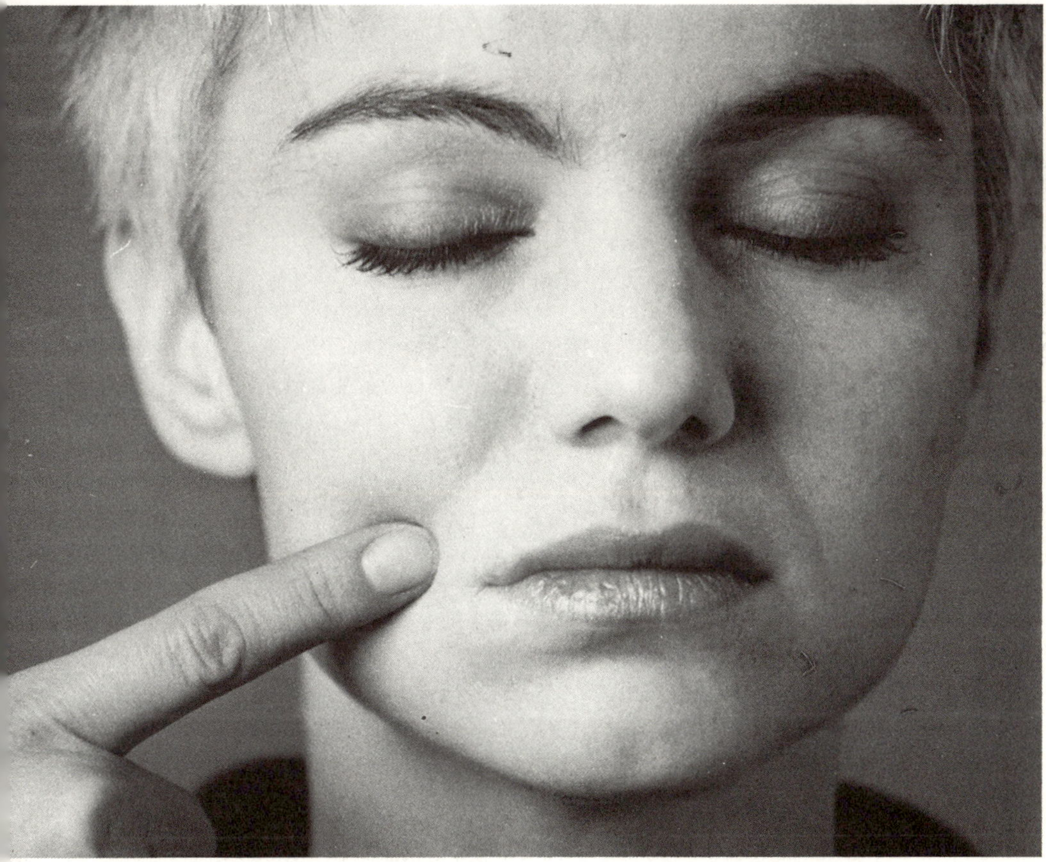

POINT 14 E

Il est situé sur le bord supérieur de la deuxième côte, un peu en arrière de la ligne verticale passant par le mamelon. Il sert à calmer les douleurs qui peuvent apparaître à la suite d'un stress émotif (problèmes psychosomatiques).

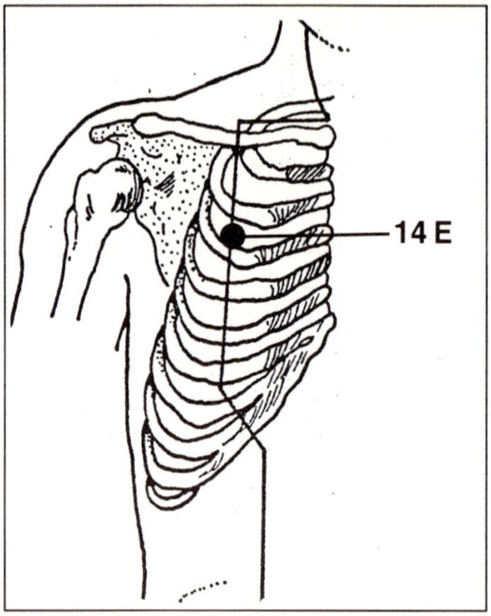

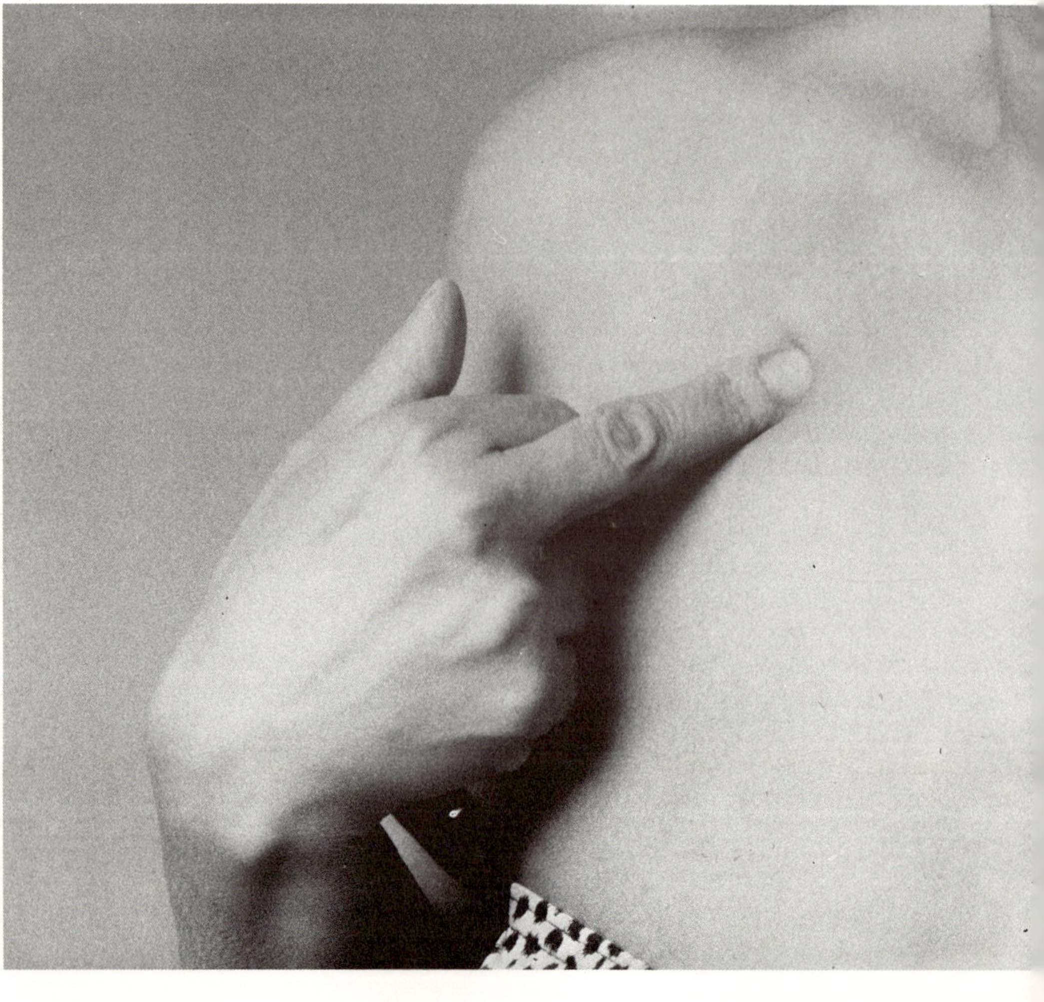

POINT 32 E

On le trouve sur la cuisse, à 1,5 cm de l'extérieur et au milieu d'une ligne imaginaire qui relierait le bord extérieur de la rotule et la symphyse pubienne.
Utile pour stimuler le système vasculaire de la jambe, on peut le presser également pour soigner les œdèmes du membre inférieur.

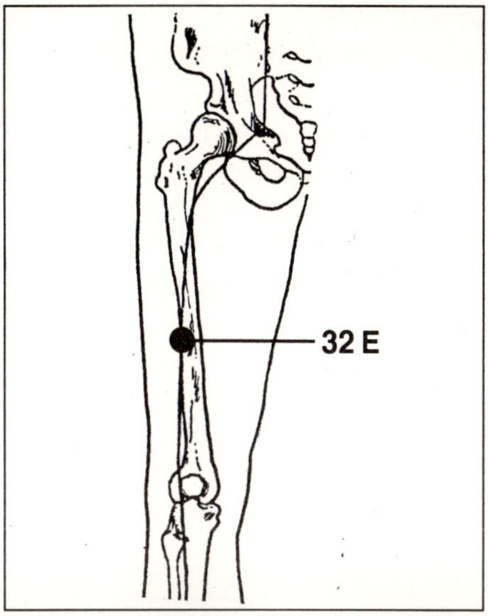

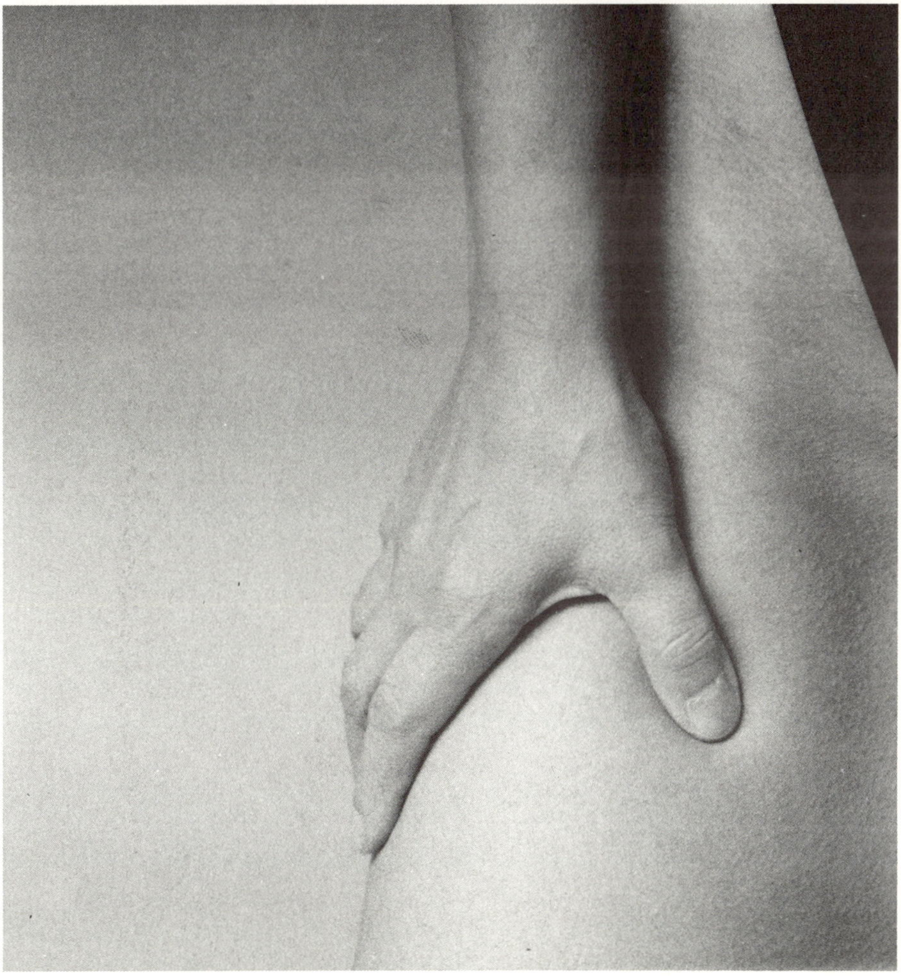

POINT 37 E

Il est situé à 17 cm de l'angle inférieur externe de la rotule, latéralement par rapport au ligament rotulien.
Il sert dans le cas de problèmes abdominaux, contre la dysenterie, la diarrhée, le météorisme et les crampes intestinales.

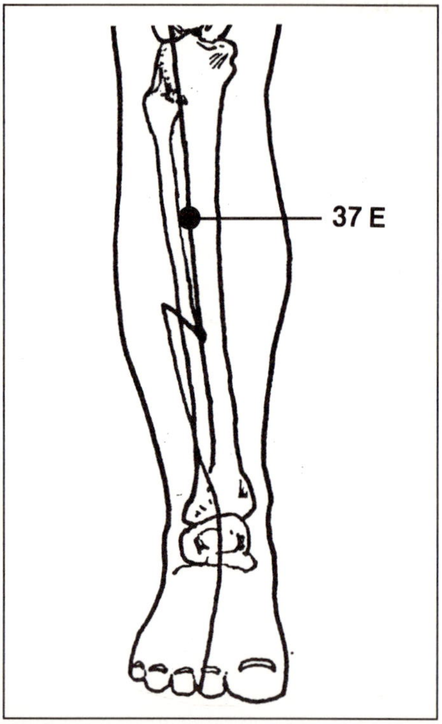

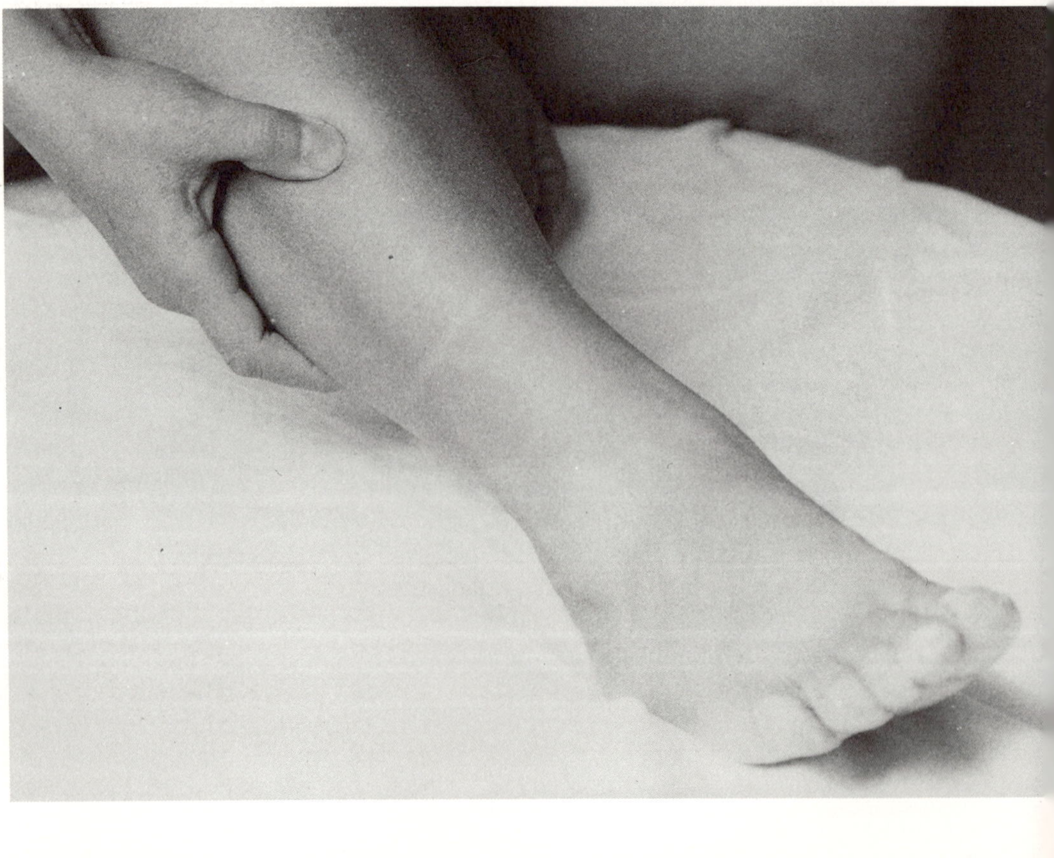

POINT 41 E

Il est situé sur le pied, dans une position médiane par rapport à l'angle de flexion, et en position axiale par rapport à une ligne imaginaire parcourant le deuxième orteil.

Il est utile contre l'anorexie et dans les cas d'atonie gastrique (digestion difficile, régurgitations, éructations).

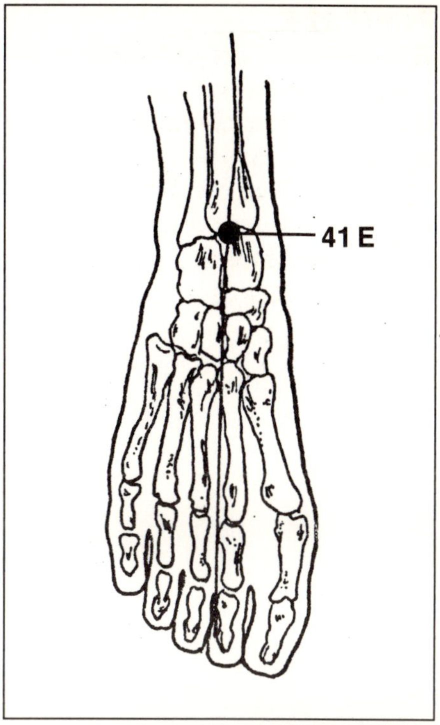

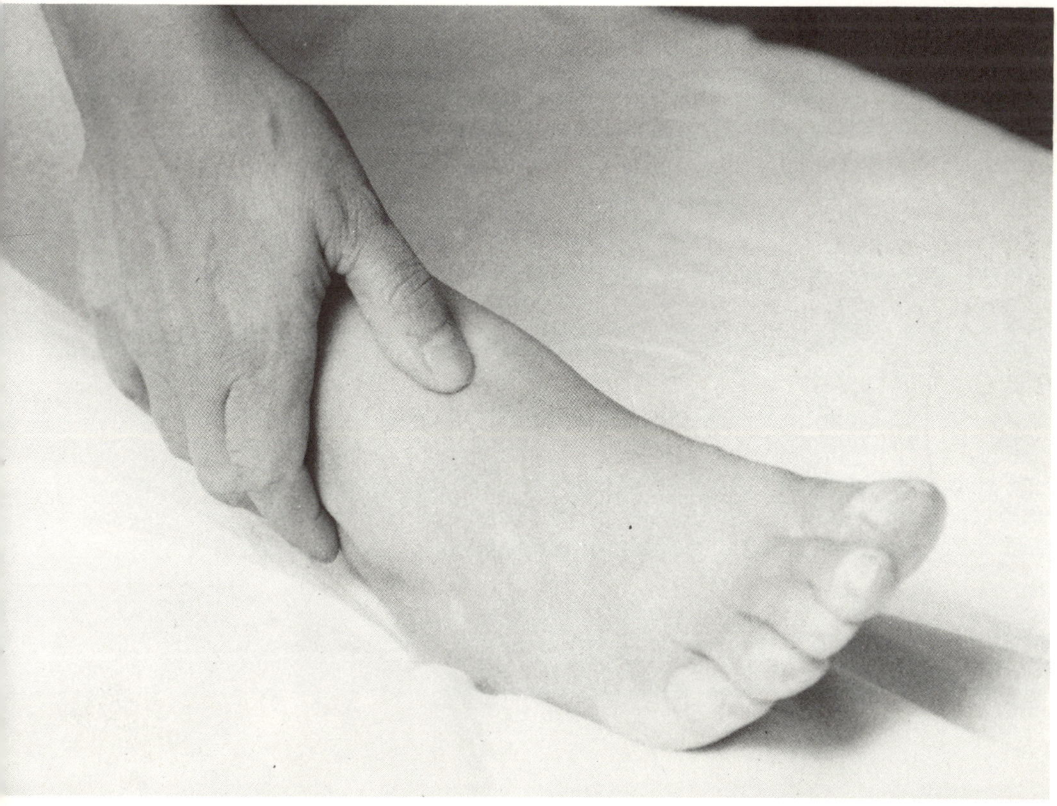

POINT 45 E

Il se trouve sur la face extérieure du deuxième orteil, sur l'angle unguéal, à 2 ou 2,5 mm de la racine de l'ongle.
On le stimule en cas d'indigestion, de gastrites aiguës et contre les œdèmes en général.

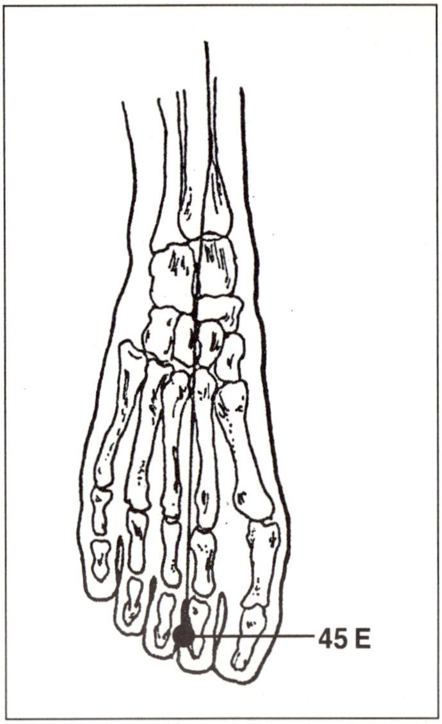

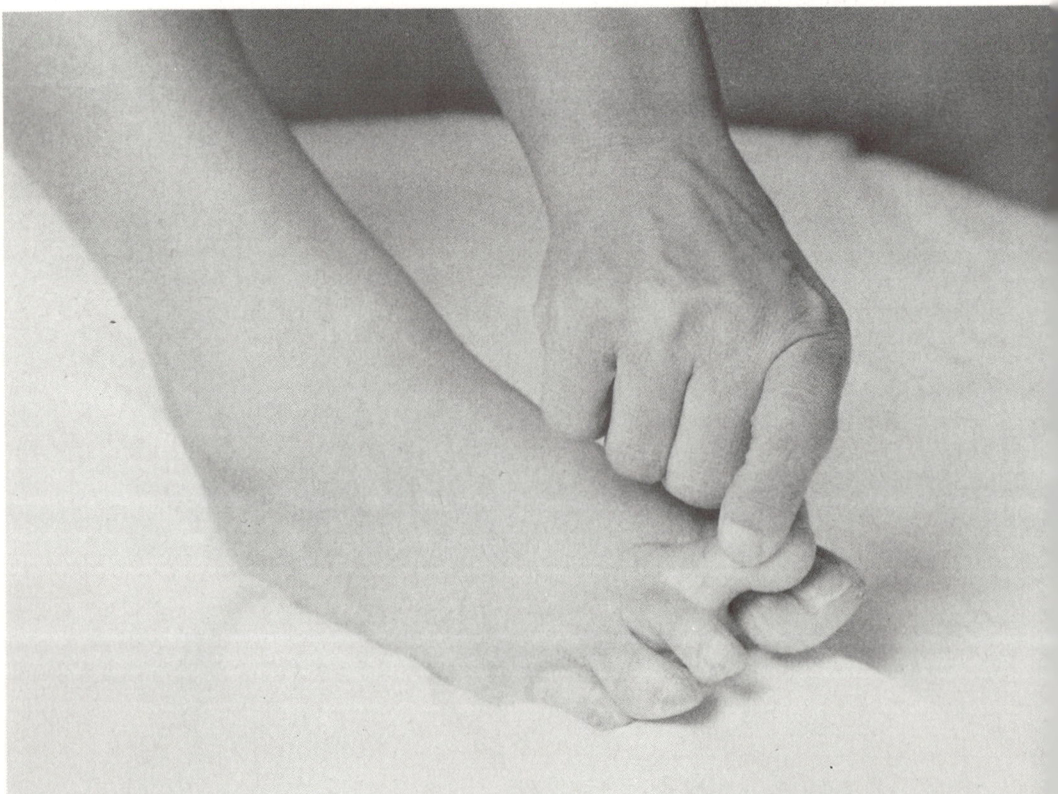

MERIDIEN RATE-PANCREAS (RP)

Il a un flux d'énergie qui s'écoule du pied à la poitrine. C'est un méridien yin, qui atteint son point d'énergie maximale entre 9 et 11 heures du matin.

Dans son cycle, ce méridien reçoit son énergie de l'estomac, avec lequel il entretient d'importants rapports physiologiques. Il fournit lui-même de l'énergie au cœur, contribuant ainsi à la fonction circulatoire. Du point de vue psychique et intellectuel, la rate joue un rôle déterminant dans la concentration de l'esprit et combat la fatigue mentale. Dans le cas d'insuffisance pancréatique, la régularisation de ce méridien permet de surveiller les cas de diabète simple.

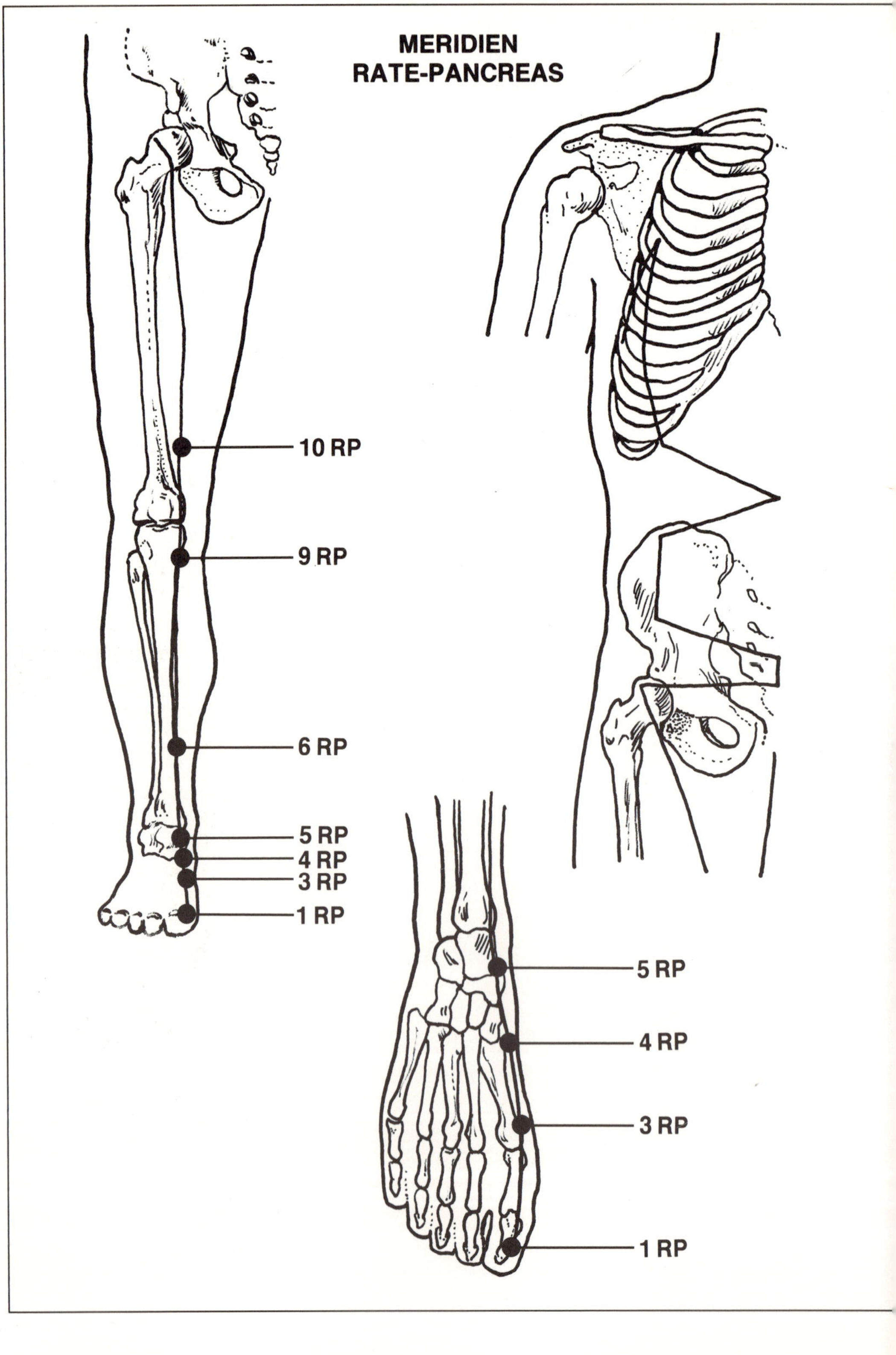
MERIDIEN
RATE-PANCREAS
10 RP
9 RP
6 RP
5 RP
4 RP
3 RP
1 RP
5 RP
4 RP
3 RP
1 RP

POINT 1 RP

On le trouve sur le gros orteil, dans la partie médiane, à 2 mm derrière l'angle interne unguéal.
On l'utilise en cas d'anémie. Il est également recommandé de le presser chez les sujets atteints de vertiges.

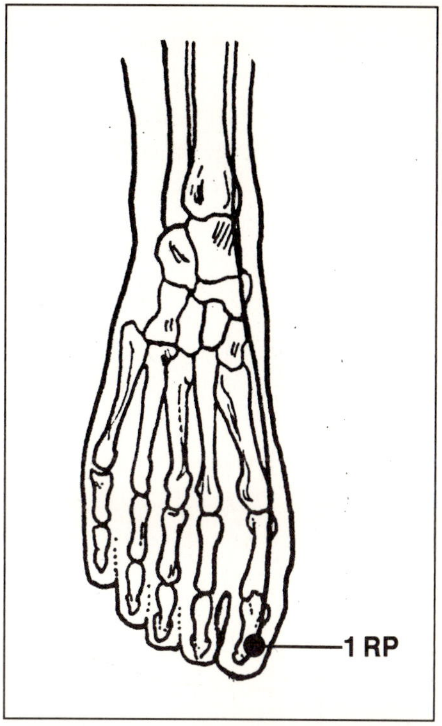

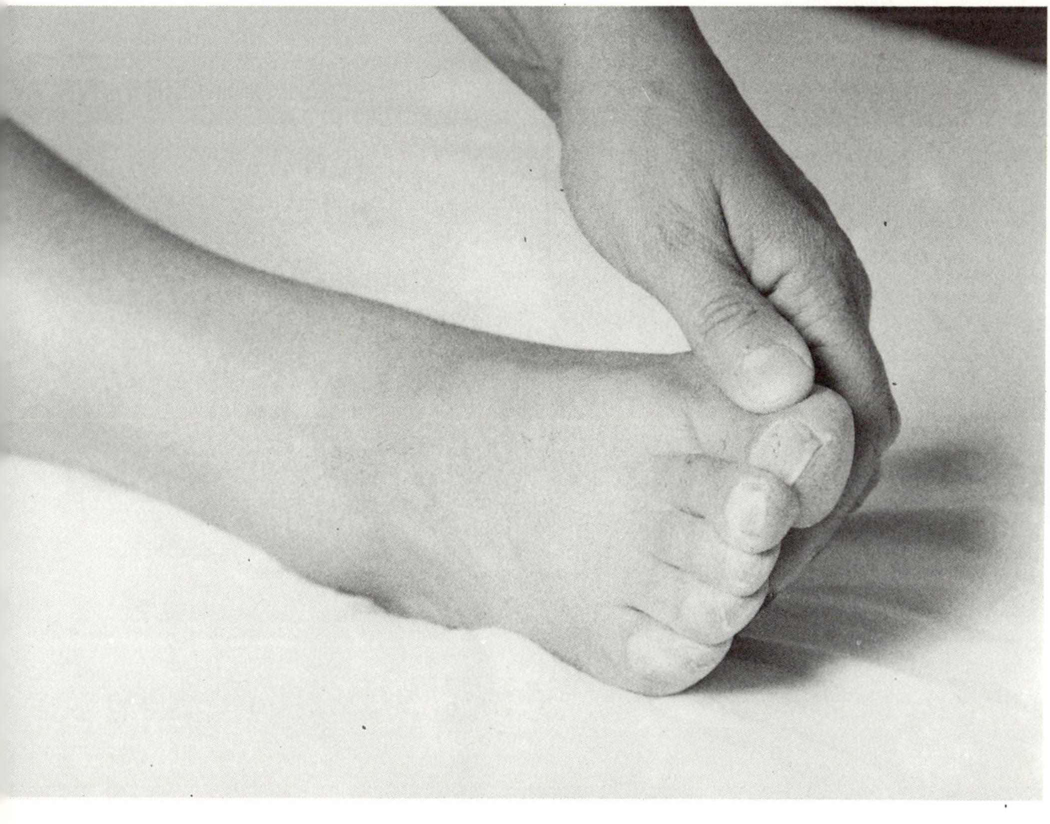

POINT 3 RP

Il est situé au fond d'une cavité sur le bord interne du pied, sous la base du premier métatarse. Utile contre les crampes, les contractures et les douleurs osseuses.

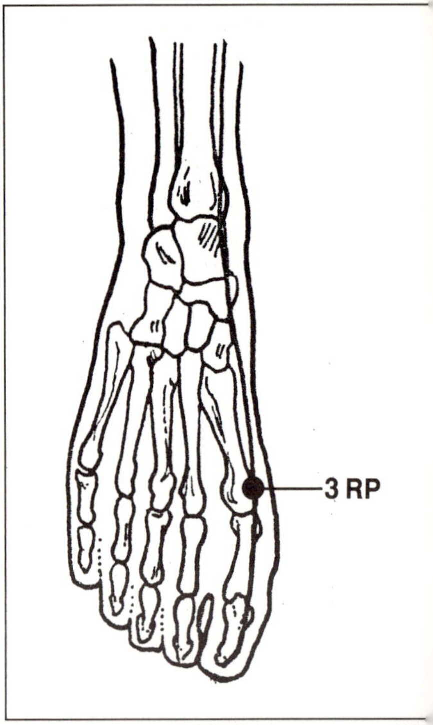

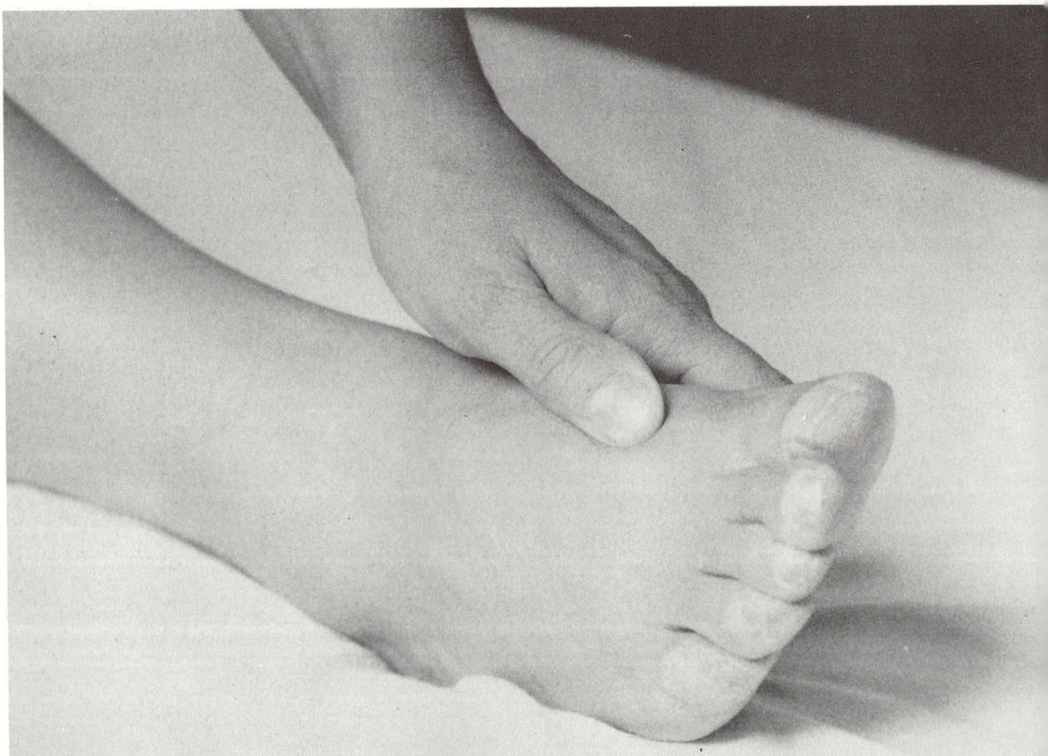

POINT 4 RP

Il se situe à la frontière entre la peau lisse du dos du pied et la peau plus granuleuse de la plante, dans une fossette sur la face médiane du premier métatarse.
A utiliser contre les problèmes digestifs, la nausée et les vomissements.

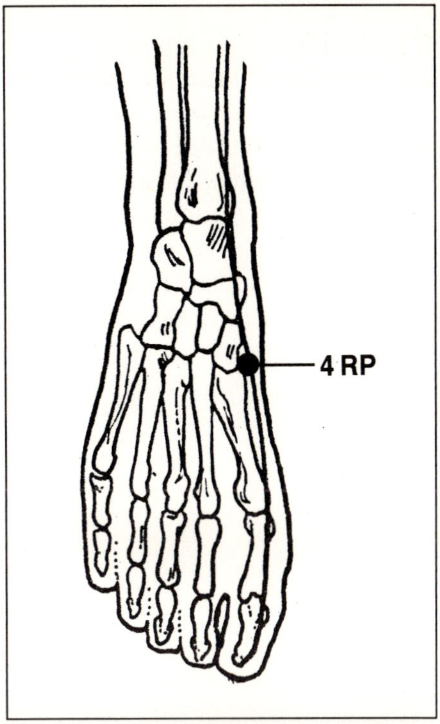

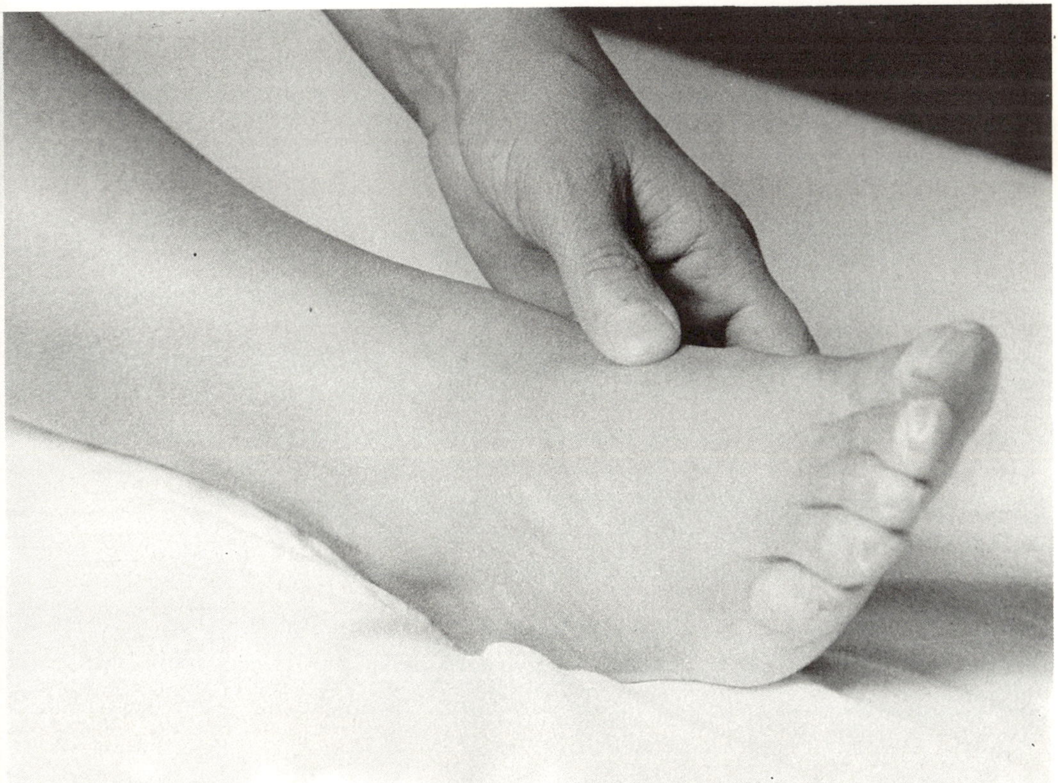

POINT 5 RP

Il est localisé au niveau du cou-de-pied sur le côté médian, au point de jonction de l'astragale et du scaphoïde, dans la fossette qui se forme en étendant le pied. Très efficace dans le traitement des hernies inguinales, et pour apaiser les douleurs hémorroïdales et variqueuses, il est également utile contre l'aérophagie.

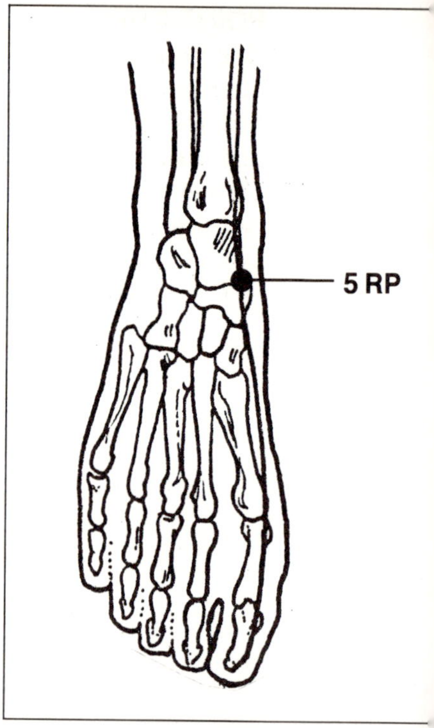

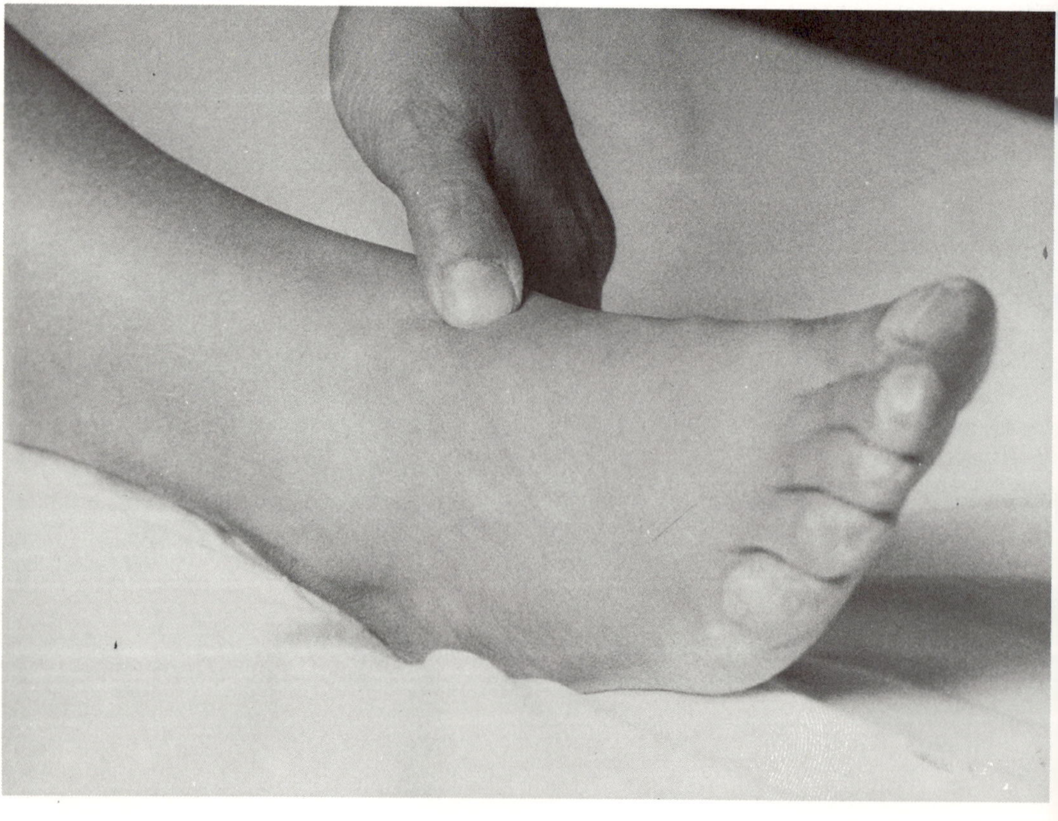

POINT 6 RP

Il se trouve à 6 cm environ au-dessus de la malléole interne, le long du bord postérieur du tibia. Il agit sur les menstruations.
Ce point ne doit **jamais être stimulé chez les femmes enceintes.**

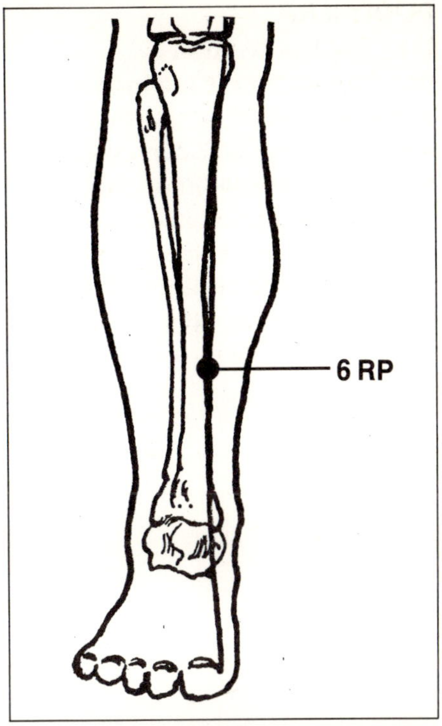

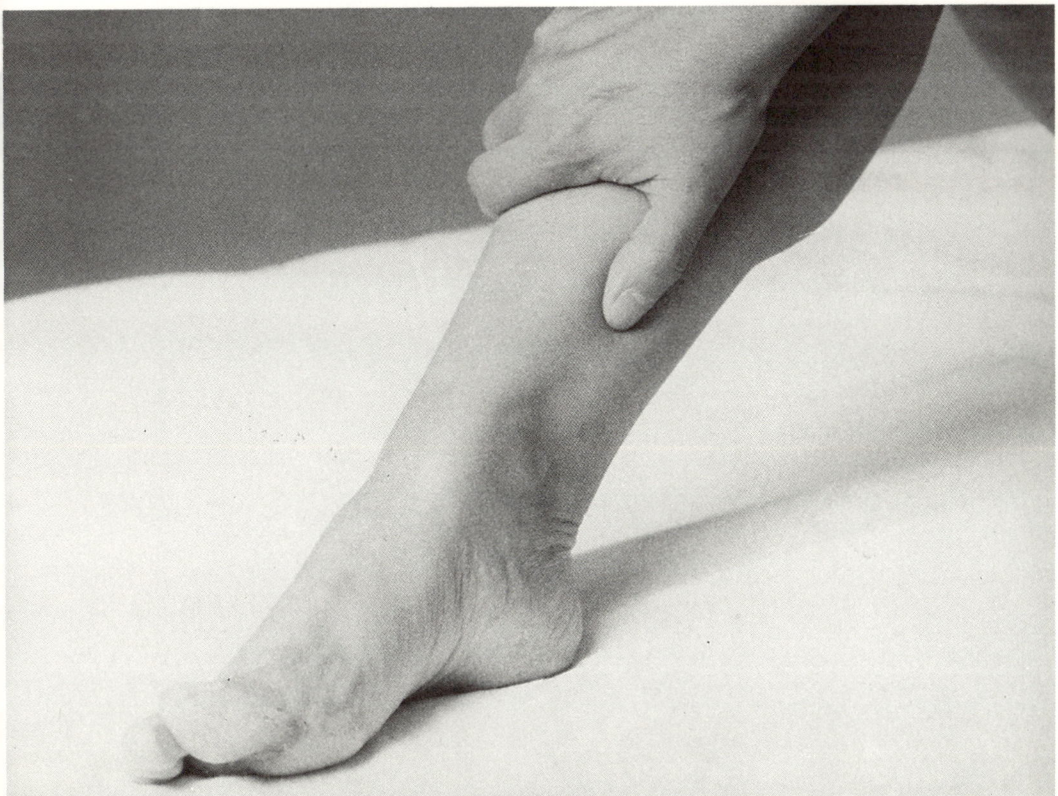

POINT 9 RP

Il est situé en position postérieure-interne par rapport à la grosse tubérosité interne du tibia, au fond d'une vaste dépression. Il s'agit d'un point important pour combattre la spasticité de tous les organes creux, comme l'intestin grêle et le gros intestin, l'estomac, la vessie, l'utérus, etc.

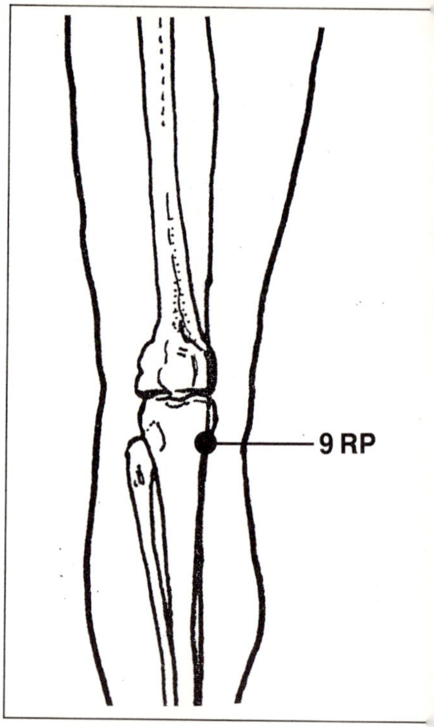

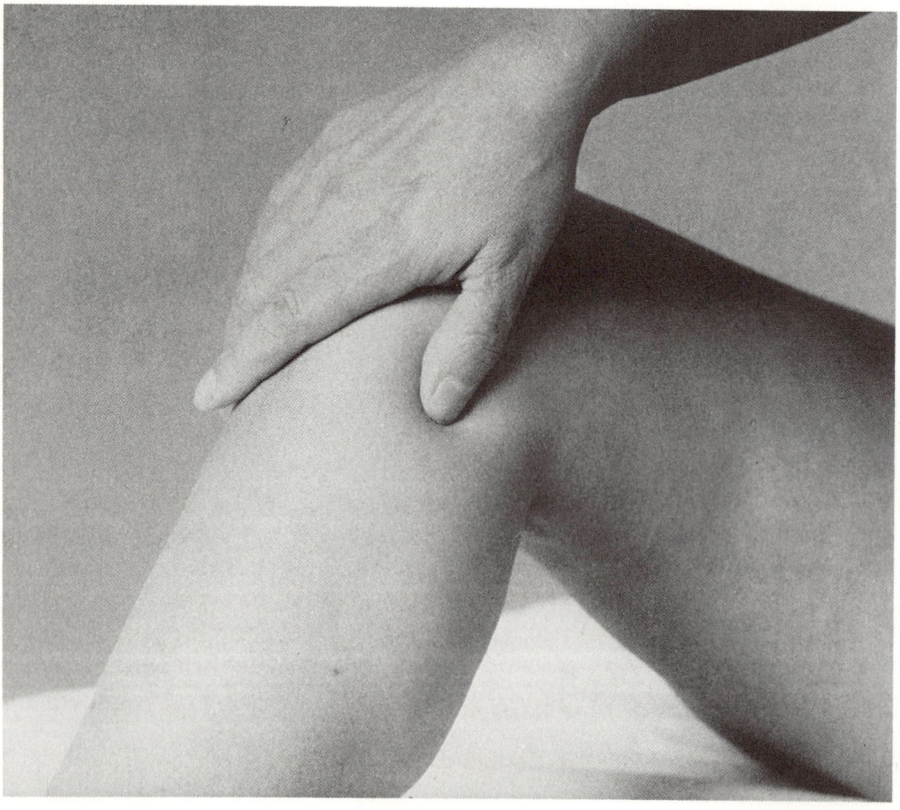

POINT 10 RP

Ce point est placé à 5 cm environ au-dessus de la rotule, avec un déplacement de 5 cm vers l'intérieur par rapport à la ligne médiane, sur la proéminence musculaire du muscle vaste médian du quadriceps.
On le stimule en cas de menstruations irrégulières et de douleurs et contractures de la cuisse.

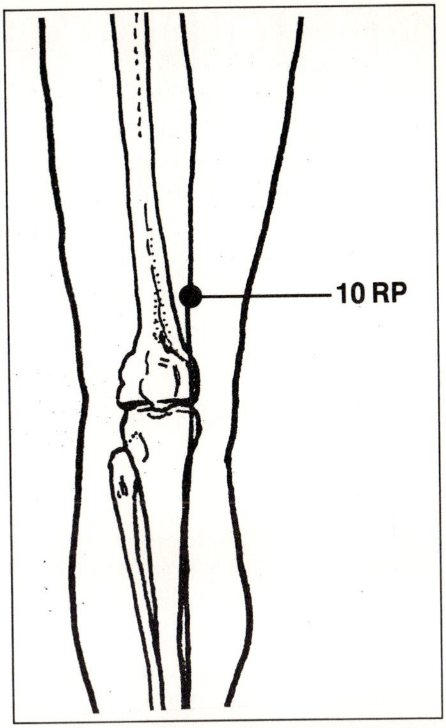

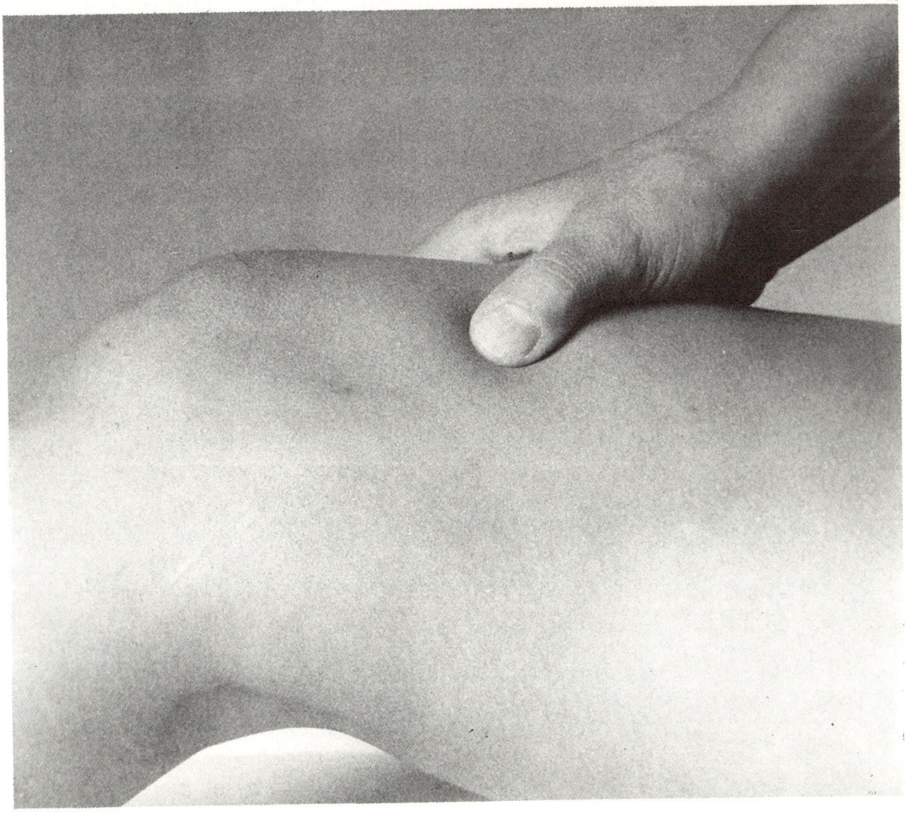

MERIDIEN DU CŒUR (C)

C'est un méridien yin qui transporte de l'énergie entre le thorax et l'auriculaire. Son activité principale se développe entre 11 et 13 heures. Au niveau de ce méridien, il est relativement délicat d'opérer des manipulations énergétiques. Nous conseillerons donc aux débutants de s'en abstenir, principalement s'ils sont en présence de graves maladies cardiaques et pulmonaires.
Dans le cas de troubles secondaires toutefois, on pourra stimuler ce méridien pour limiter ses conséquences néfastes sur d'autres organes, sous forme de troubles neuro-végétatifs.
Un exemple typique dans ce domaine est l'influence des maladies cardiaques sur le psychisme, dans la mesure où l'état général du patient dépend étroitement du rapport entre l'organisme et la psyché.

MERIDIEN DU CŒUR

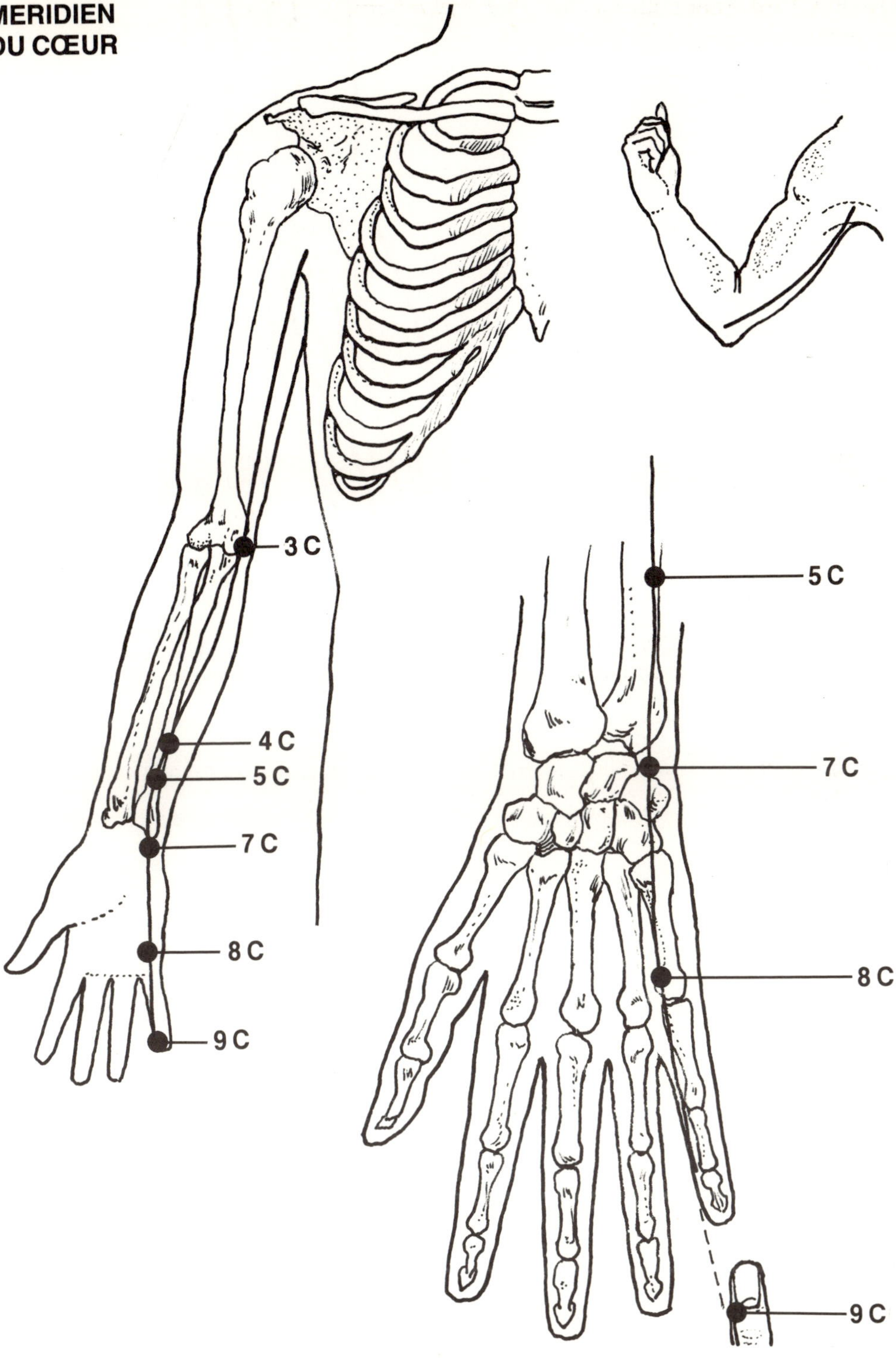

POINT 3 C

Il est situé à l'extrémité interne du pli de flexion du coude. On le traite dans les cas de dépression, pour redonner la joie de vivre.

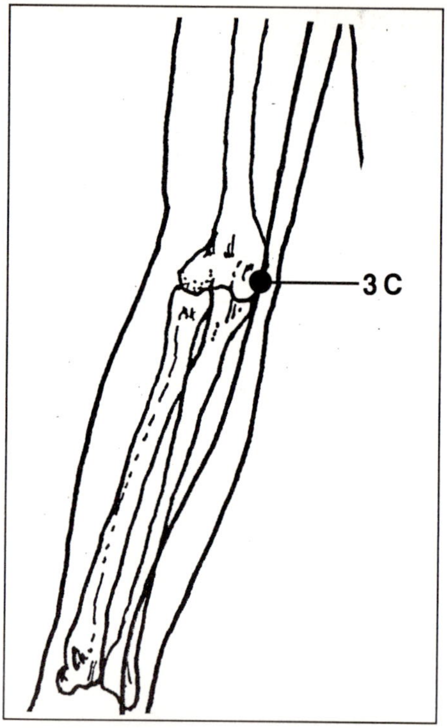

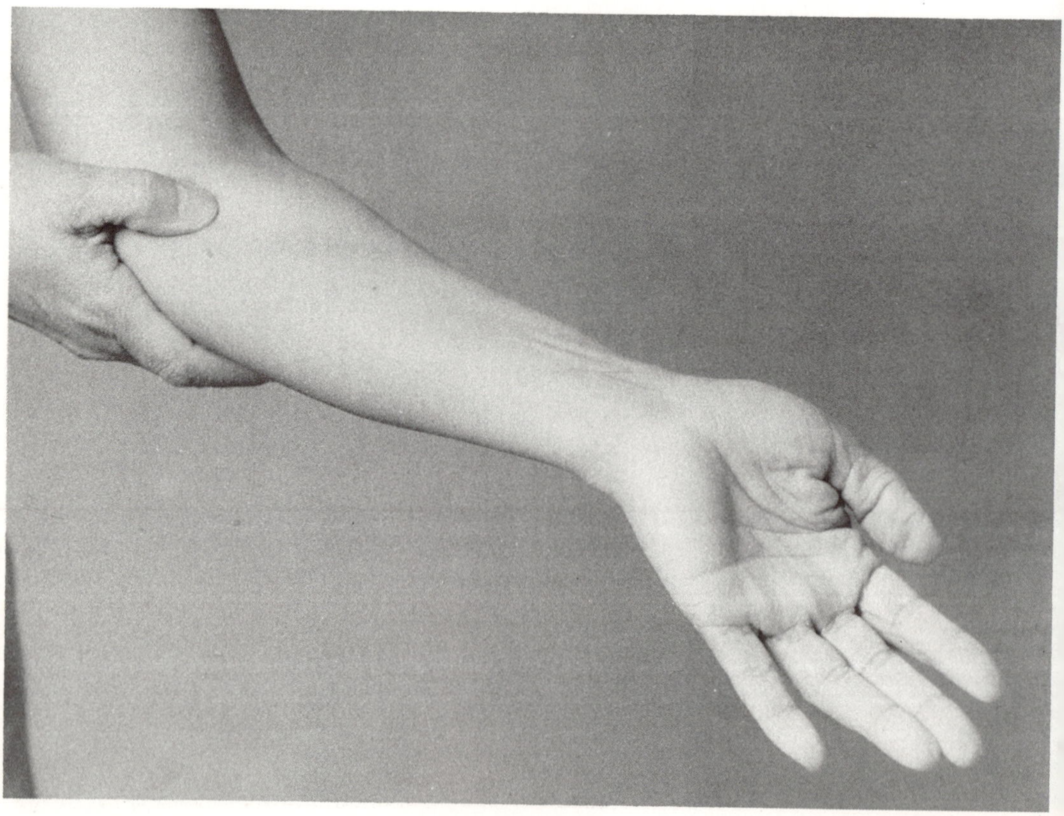

POINT 4 C

Il est situé dans la gouttière cubitale, sur la face antérieure du bord extérieur du muscle, dans une fossette située à un pouce et demi au-dessous du pli de flexion du poignet.
A presser contre toutes les formes d'angoisse.

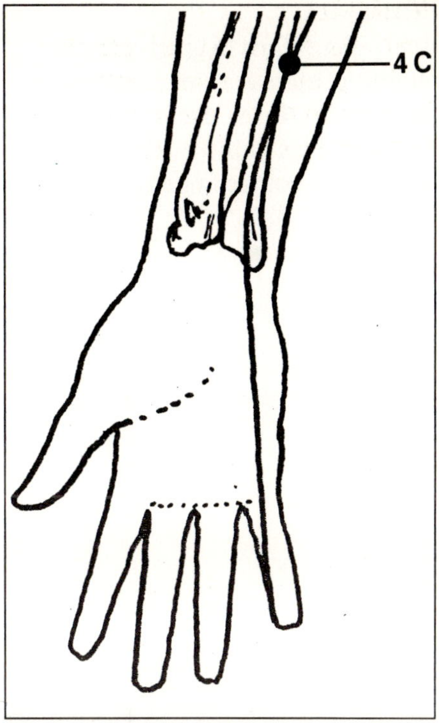

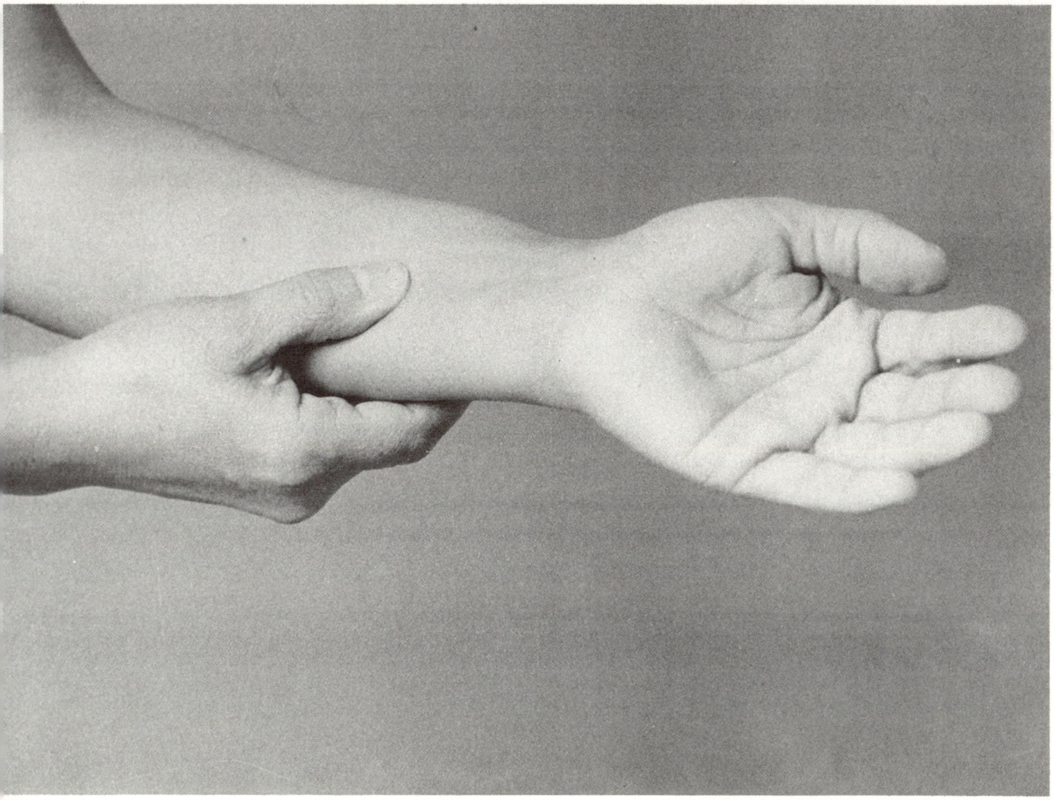

POINT 5 C

Il est placé dans la gouttière cubitale, au niveau de la partie la plus saillante de l'extrémité inférieure du cubitus. Point spécifique contre la peur panique : redonne la maîtrise de soi-même et la confiance en soi.

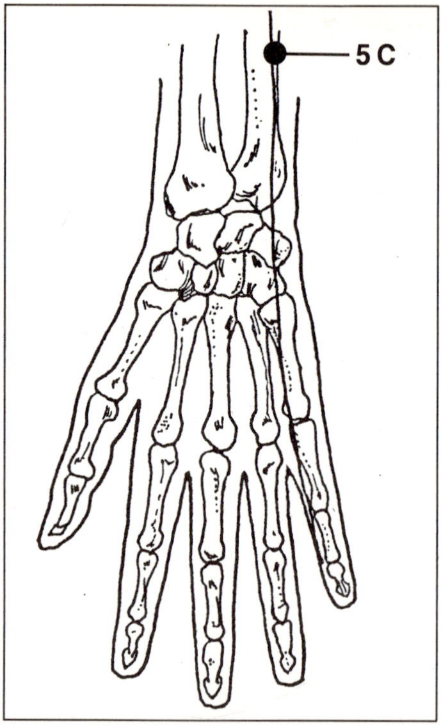

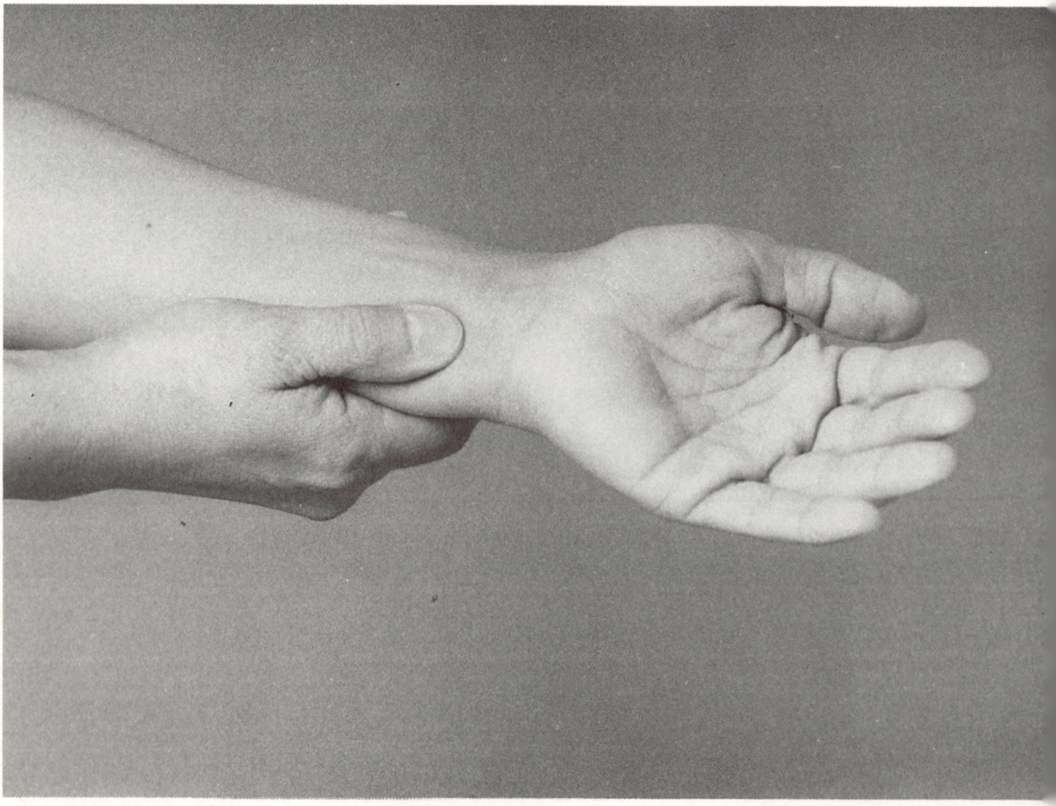

POINT 7 C

Il est situé dans la partie inférieure interne de l'articulation du poignet, entre l'os pisiforme de la main et l'éminence hypothénar. A traiter en cas d'insomnie, d'états d'excitation et d'agitation et de nycturie.

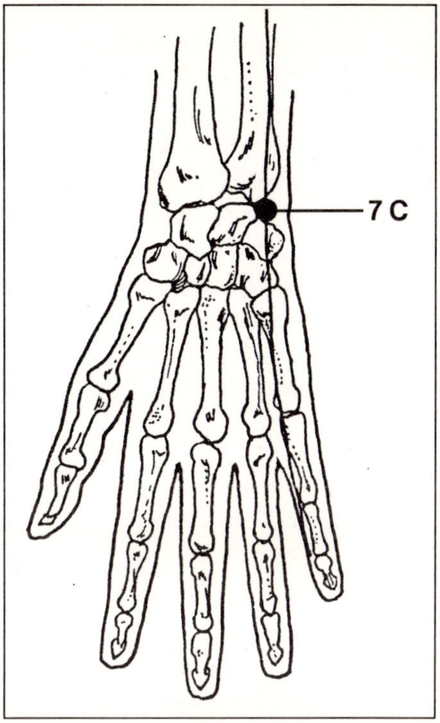

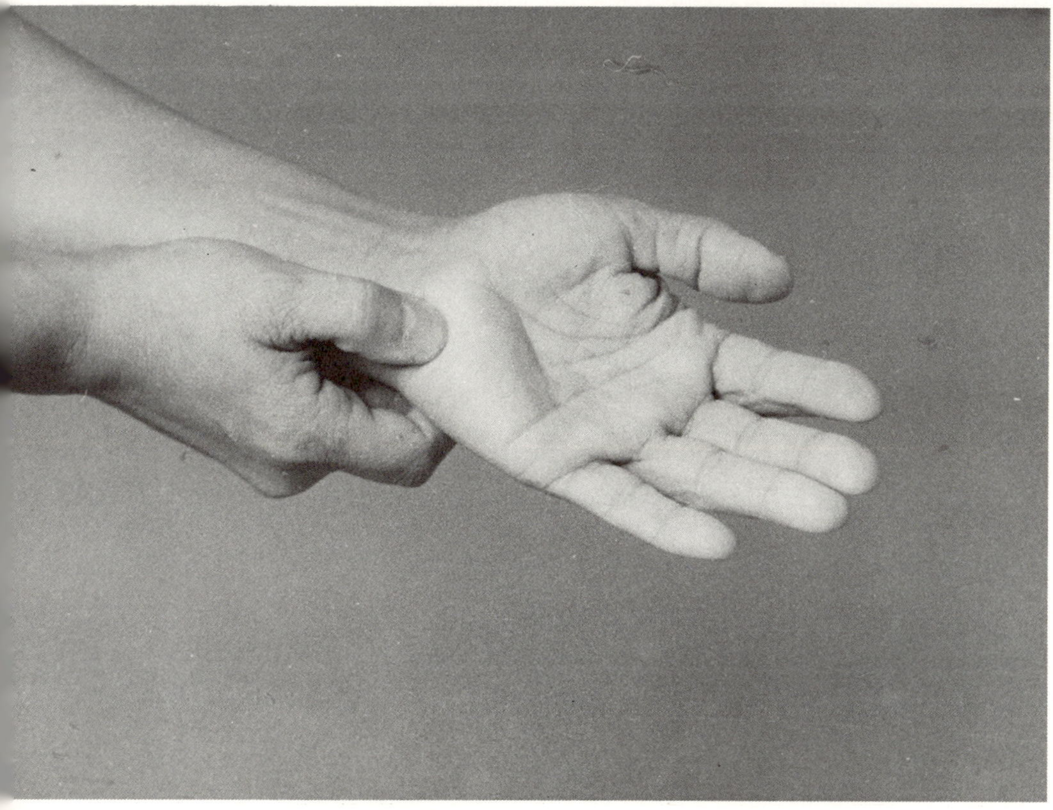

POINT 8 C

Il se trouve sur la paume de la main, entre le quatrième et le cinquième métacarpe, dans une fossette qui se trouve à l'endroit où l'auriculaire replié vient toucher la main. Utilisé en cas de troubles de nature sexuelle et endocrinienne, il est également efficace pour stimuler les patients atteints du mal de Dupuytren (rétraction de l'aponévrose palmaire).

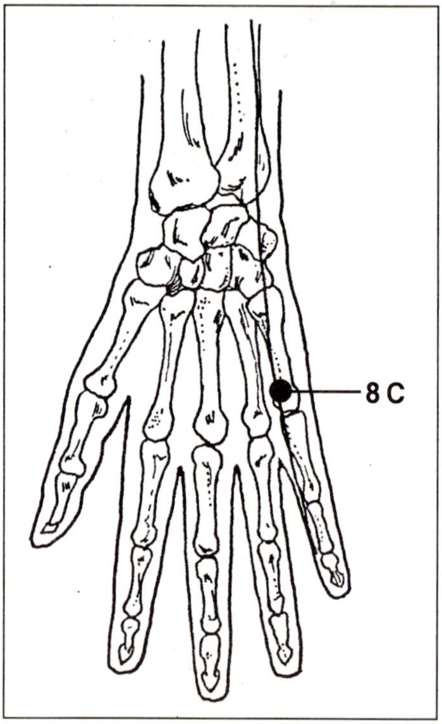

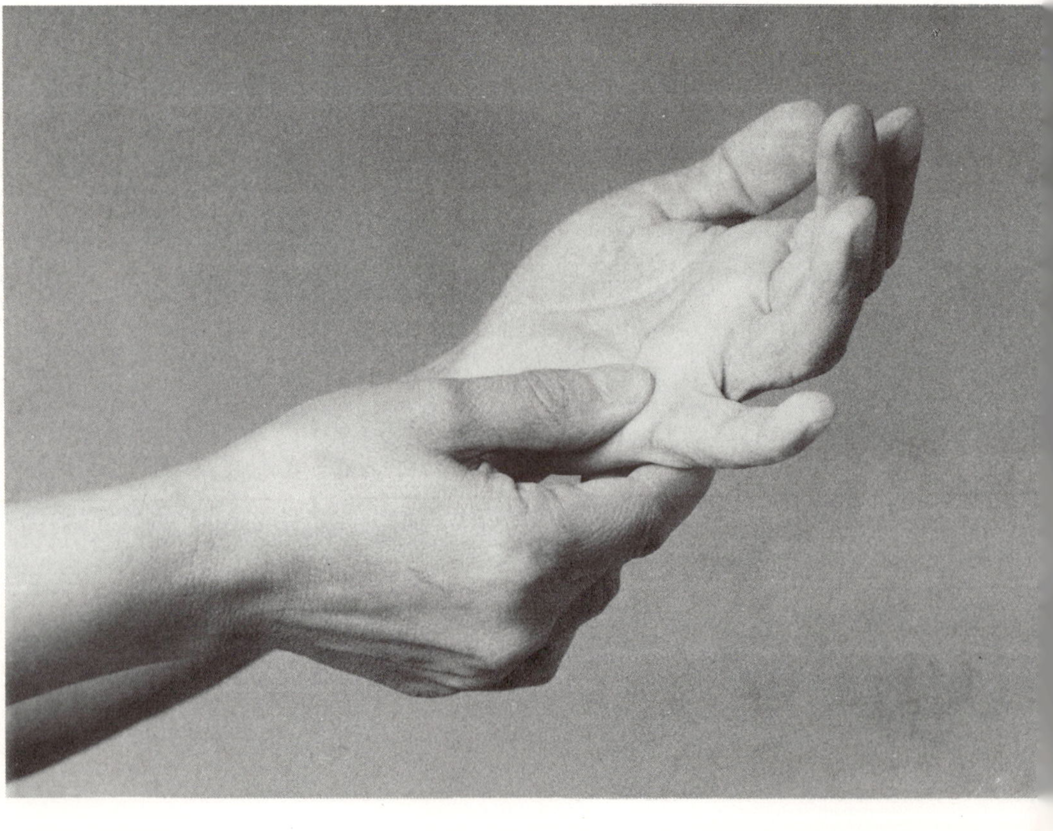

POINT 9 C

Il est situé à 2 mm de l'angle unguéal. On s'en sert pour réanimer des patients atteints de syncopes ou de lipothymie. Egalement utile en cas d'hypotension.

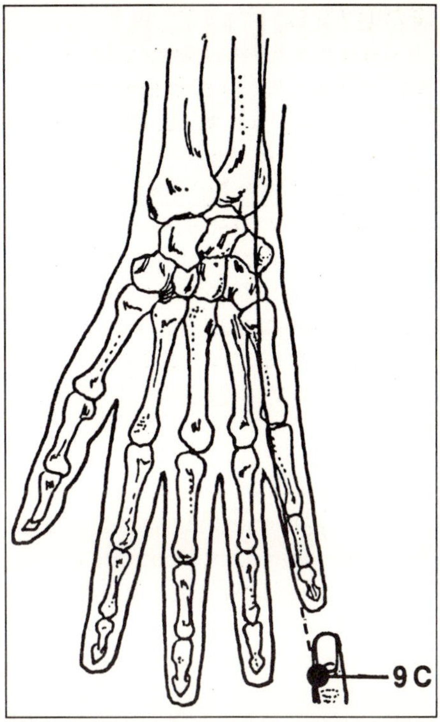

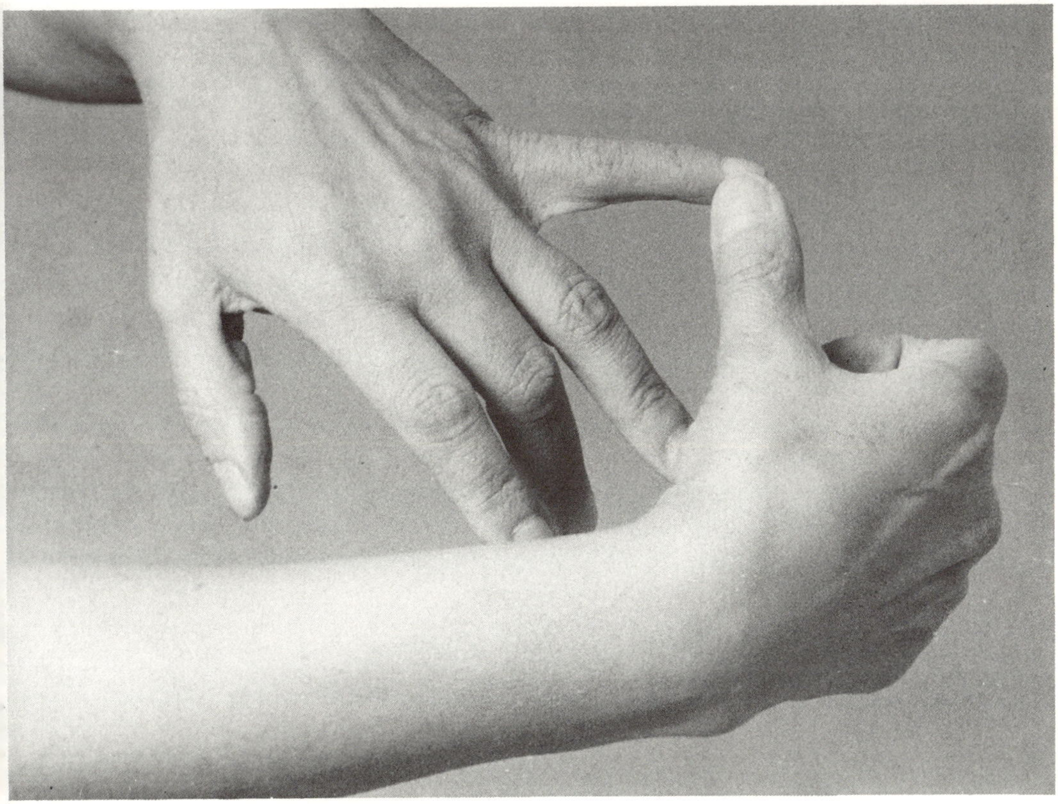

MERIDIEN DE L'INTESTIN GRELE (IG)

Il a un flux d'énergie ascendante qui s'écoule de la main à la tête. C'est un méridien yang dont l'énergie maximum se développe entre 13 et 15 heures. Selon la science occidentale, l'intestin grêle revêt une double fonction, assimilatrice et péristaltique. Suivant la médecine chinoise, il existe une corrélation entre cet organe et son méridien et différents autres organes, comme le cœur, l'estomac, la vésicule biliaire, le gros intestin et la vessie. Autrement dit, en plus d'avoir une fonction spécifique, l'intestin grêle agit sur tout un ensemble de fonctions bien différenciées.

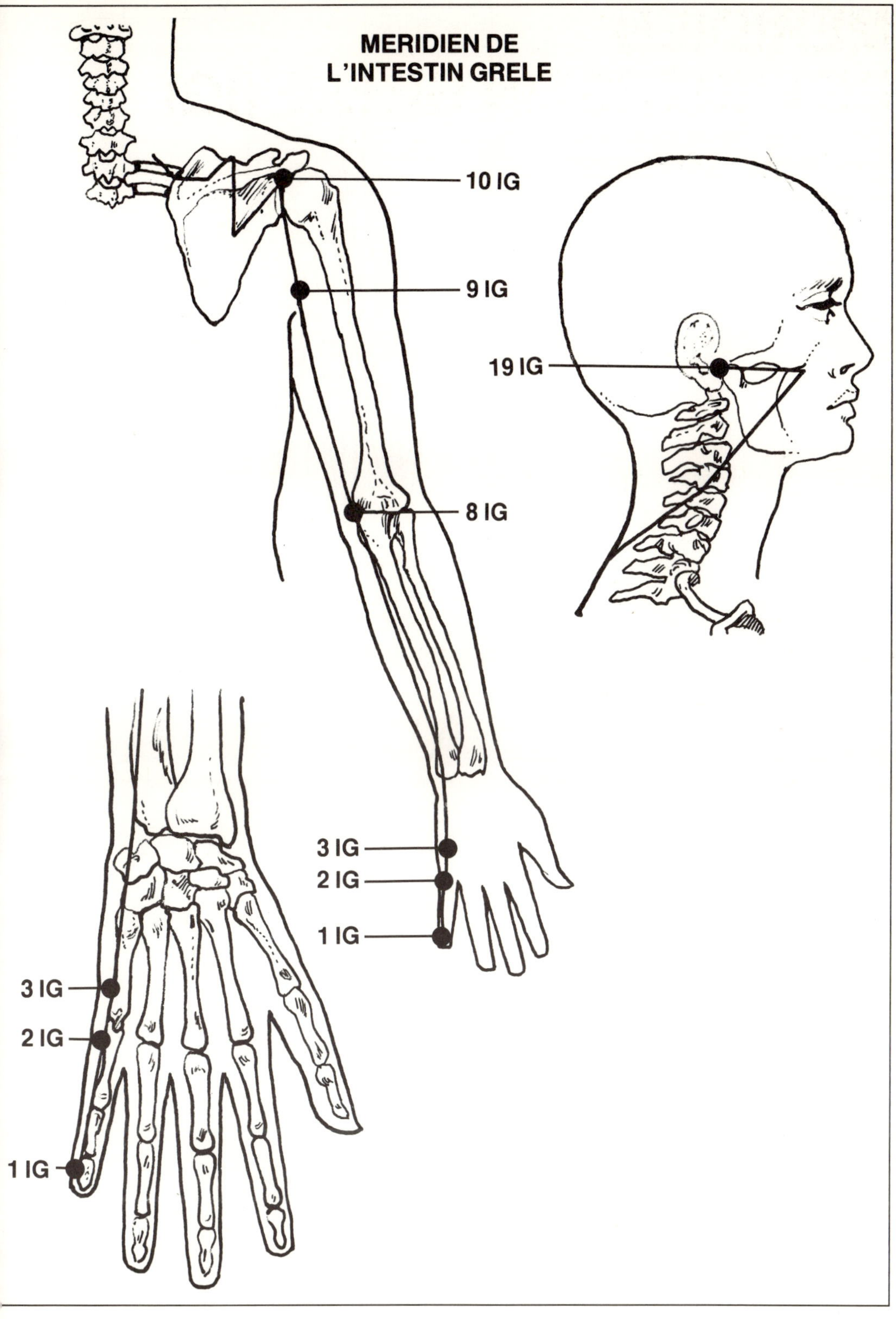
MERIDIEN DE
L'INTESTIN GRELE
10 IG
9 IG
19 IG
8 IG
3 IG
2 IG
1 IG
3 IG
2 IG
1 IG

POINT 1 IG

Il est situé 2 mm au-dessus et 2 mm à l'extérieur de l'angle externe unguéal de l'auriculaire. Il agit sur toutes les sécrétions organiques : sueur, salive, lait, menstruations, sébum, etc.

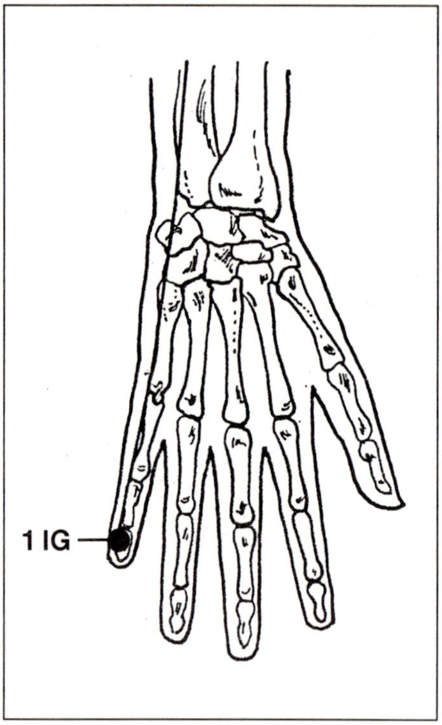

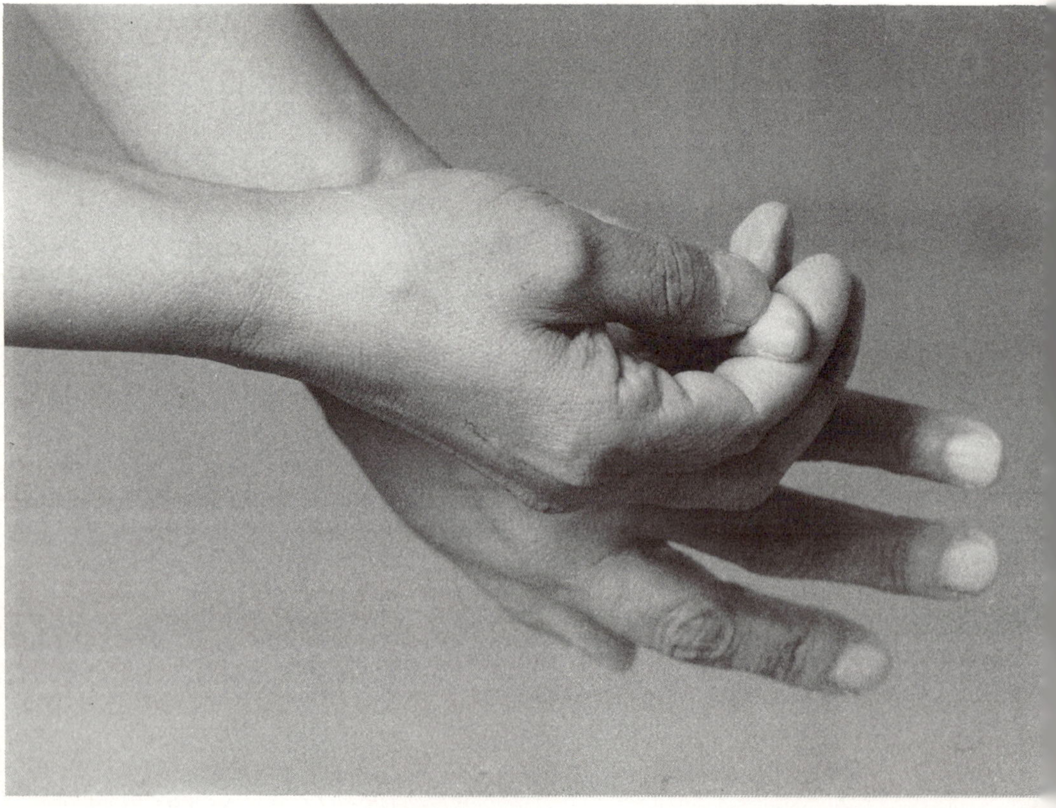

POINT 2 IG

Il se trouve sur le dos de la main, dans une fossette placée sur l'articulation entre le métacarpe et la phalange du petit doigt. Ce point a les mêmes indications que le précédent. Il favorise la sécrétion lactée, et agit très favorablement sur les sinusites maxillaires, en régularisant les sécrétions.

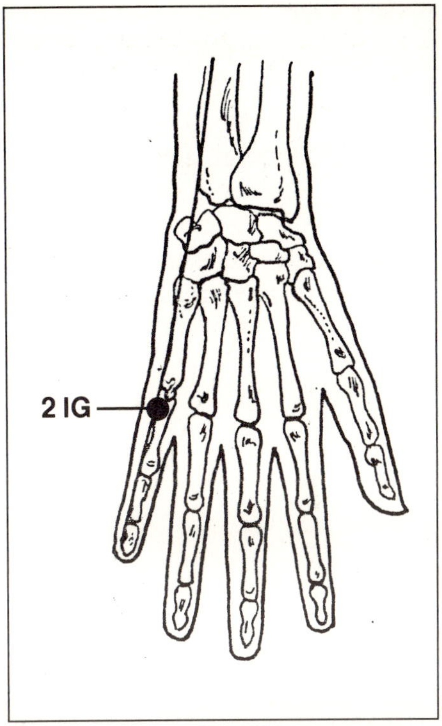

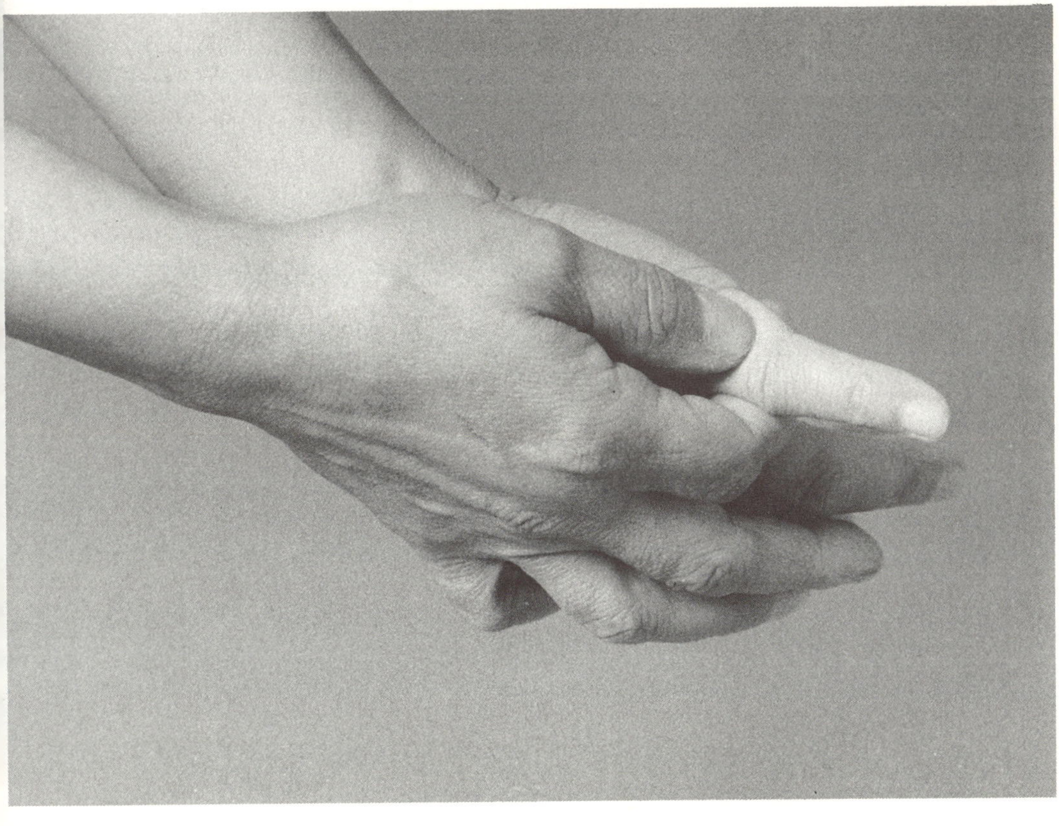

POINT 3 IG

Il est placé sur le bord ulnaire (cubital) de la main, à l'endroit où, lorsqu'on la ferme, il apparaît un pli derrière l'auriculaire.
Utile pour soigner la rigidité du cou et le torticolis. Favorable aux sportifs, dans la mesure où il permet de récupérer les énergies perdues lors d'efforts prolongés.

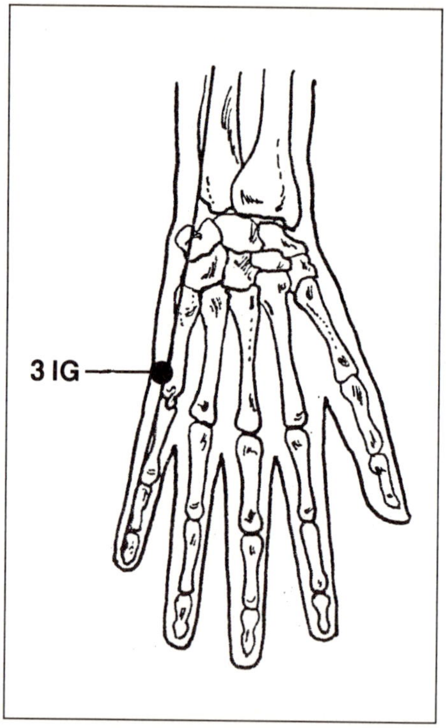

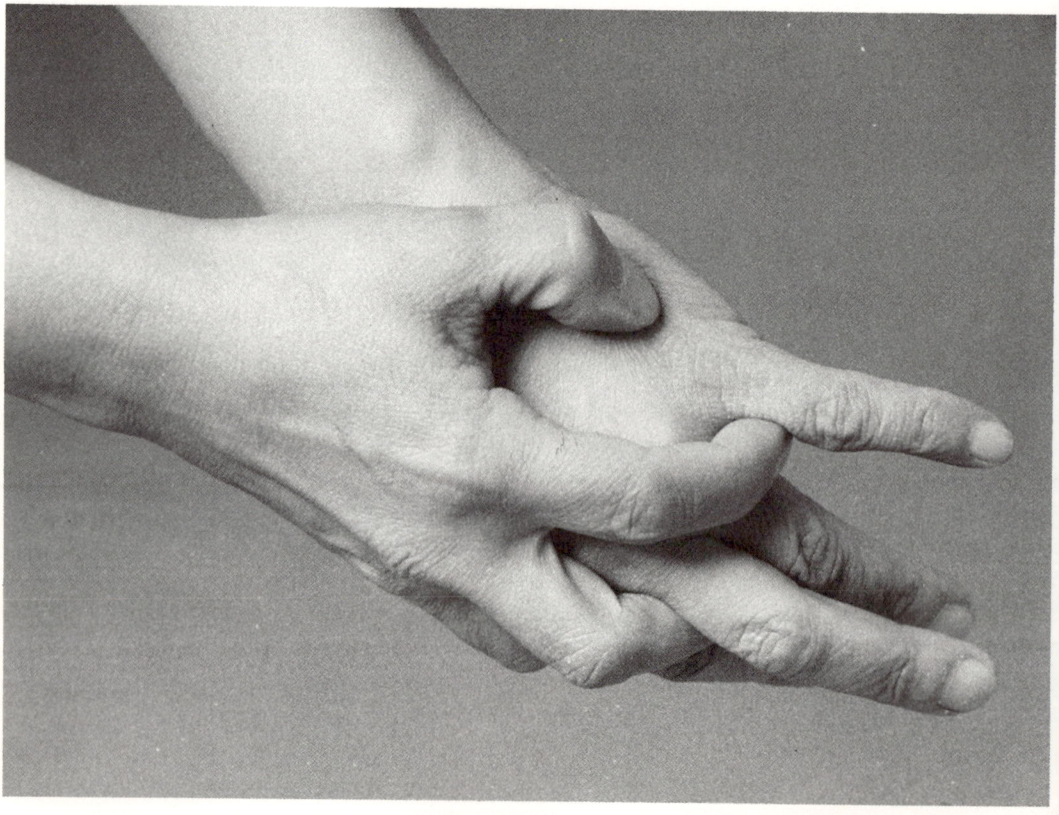

POINT 8 IG

Il est situé entre deux saillies de la face médiane postérieure du coude, c'est-à-dire entre l'épitrocléa et l'olécrane, dans la gouttière du nerf ulnaire.

On le traite dans le cas d'épicondylite et d'œdème axillaire.

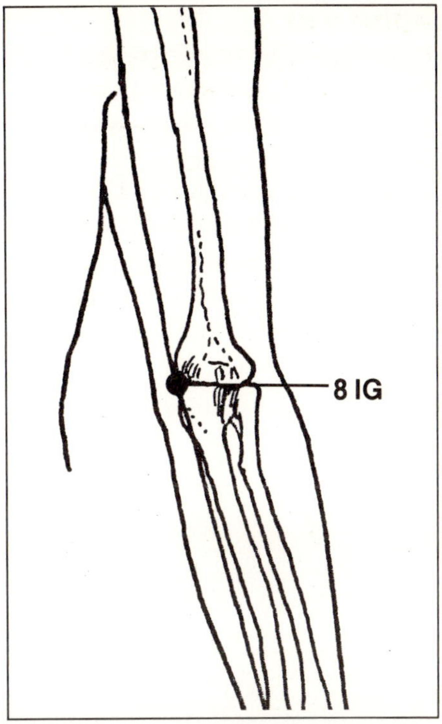

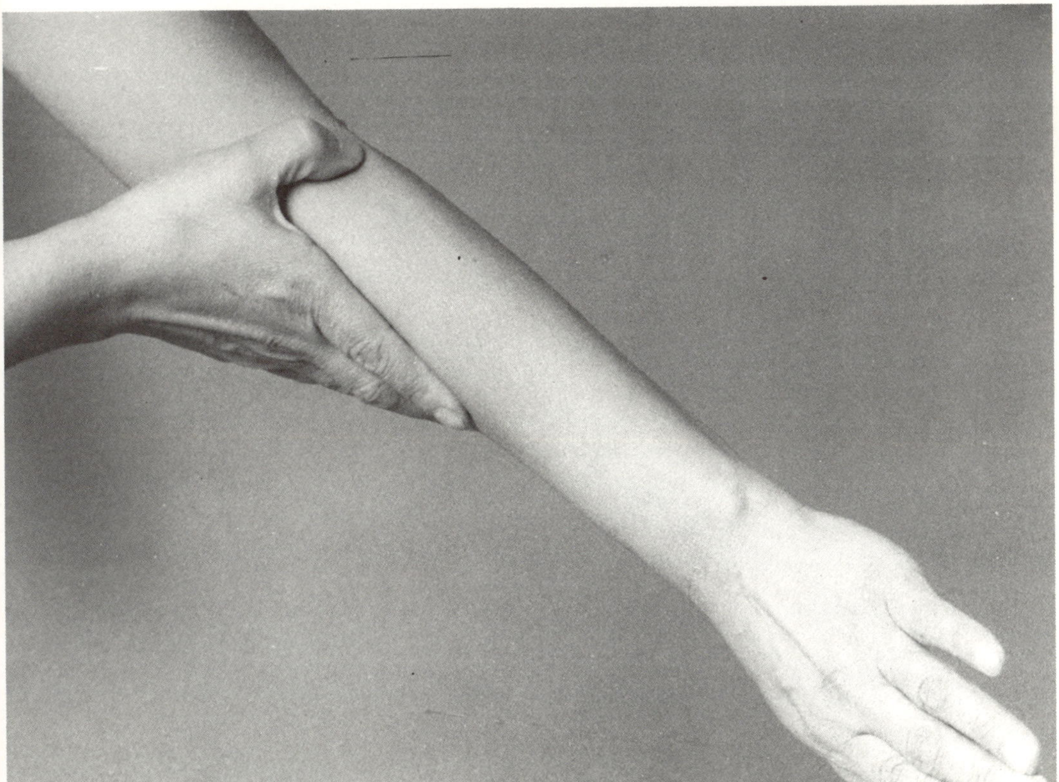

POINT 9 IG

Il se trouve derrière l'épaule, à environ 3 cm au-dessus du pli de l'aisselle, lorsque le bras pend relâché.

Il agit sur les douleurs de l'épaule, mais peut être aussi utilisé contre les névralgies faciales avec foyer d'infection dentaire.

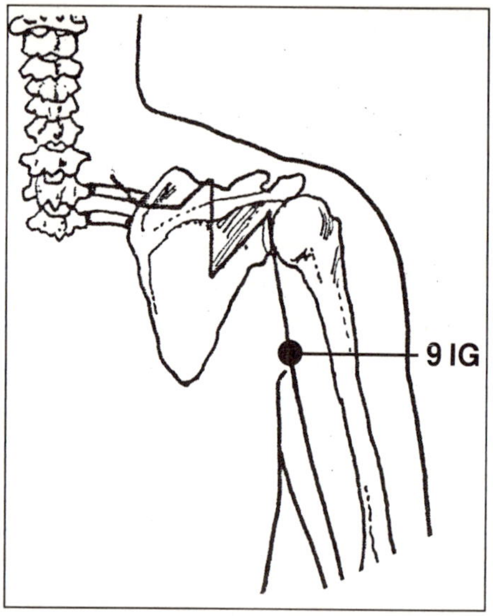

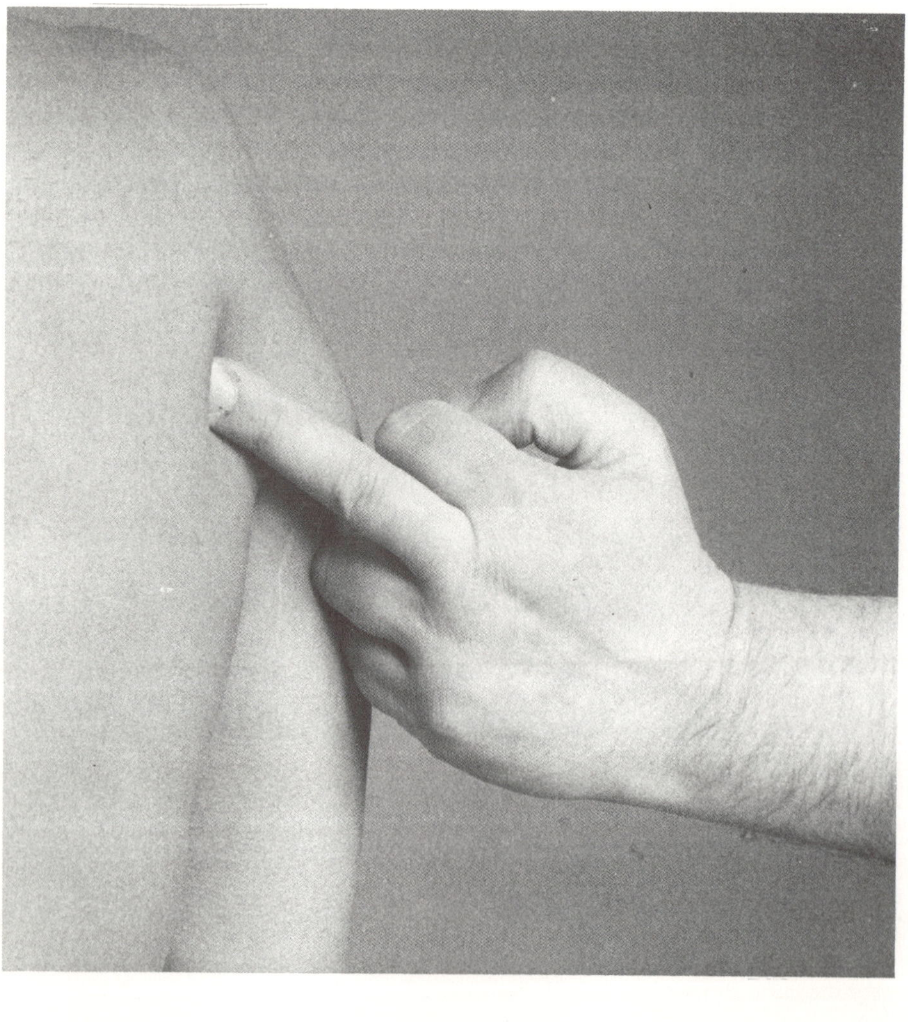

POINT 10 IG

Il est situé à environ 6 cm du point 9 IG sur la partie postérieure haute de l'épaule, dans la zone de l'apophyse épineuse, 4 cm sous l'épine scapulaire.

Il permet un traitement efficace des douleurs postérieures de l'épaule et du muscle deltoïde.

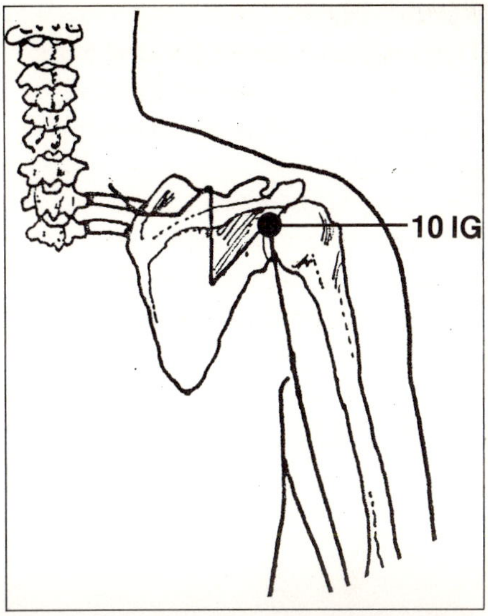

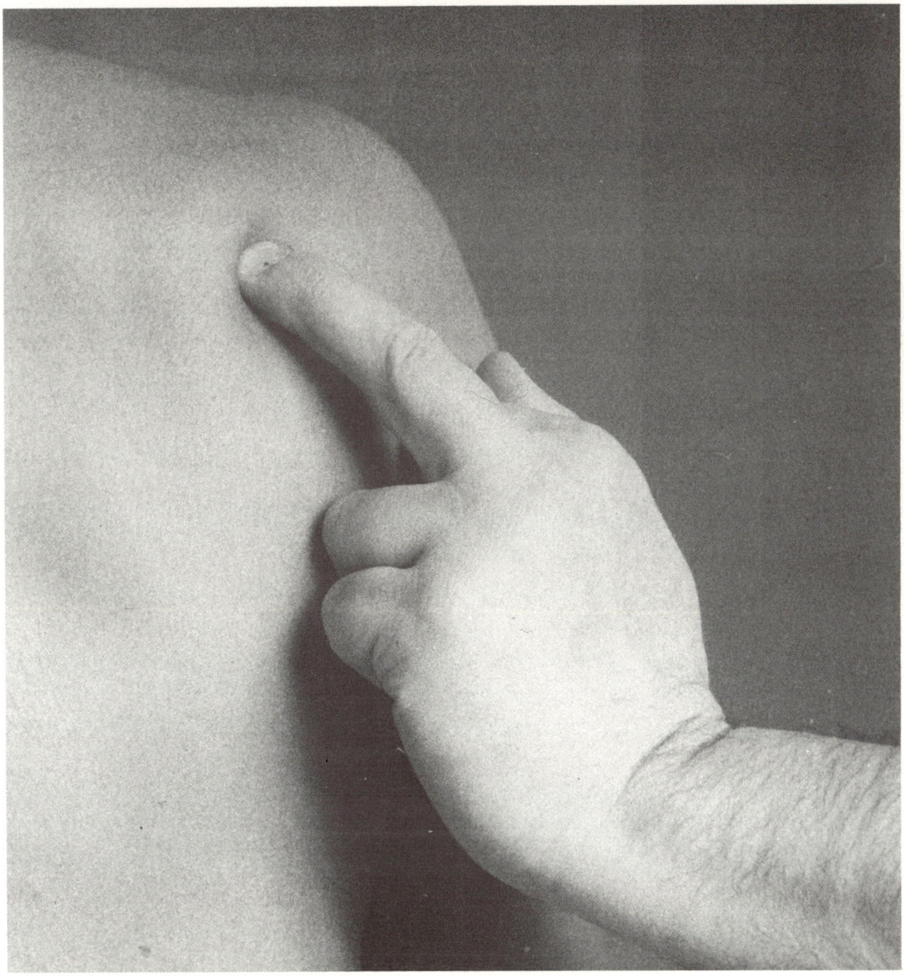

POINT 19 IG

Il se trouve en avant du tragus de l'oreille, dans la fossette qui se forme lorsqu'on ouvre légèrement la bouche.

On peut le presser en cas de douleurs et névralgies faciales, de surdité et de sifflements ou bourdonnements d'oreilles.

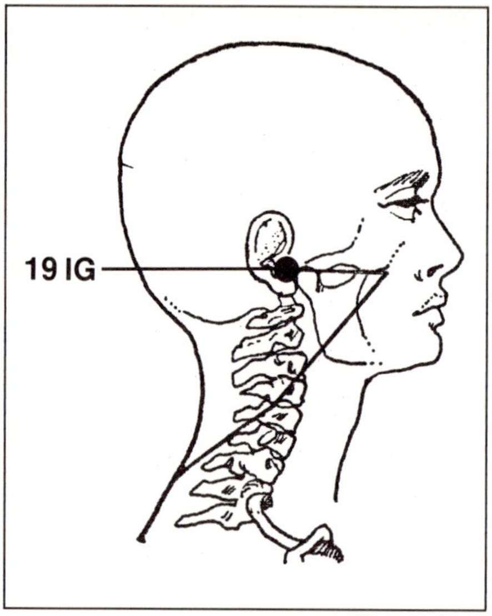

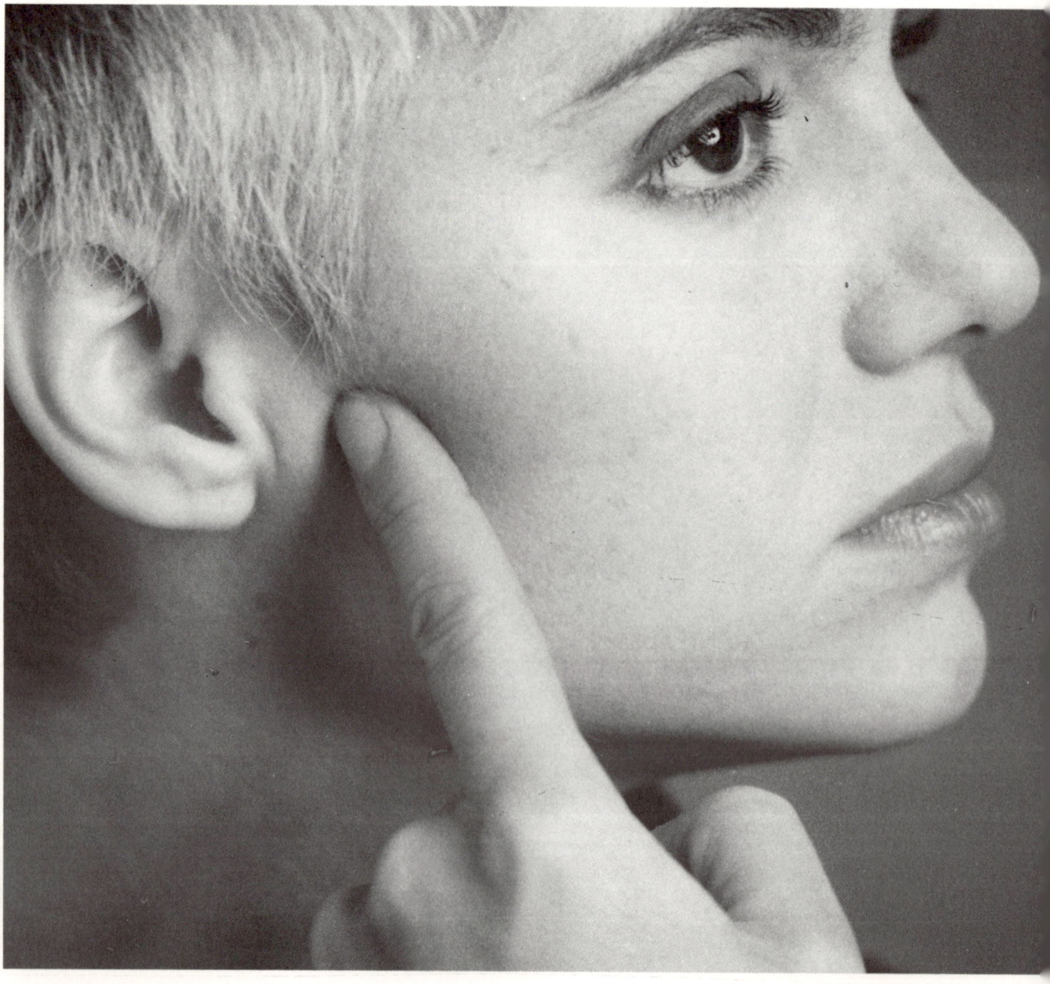

MERIDIEN DE LA VESSIE (V)

Il a un flux d'énergie descendante qui s'écoule de la tête au pied. Le méridien de la vessie est yang, et son activité principale se manifeste entre 15 et 17 heures.
En principe, ce méridien est en rapport avec tous les symptômes pathologiques de la colonne vertébrale et est concerné en particulier par tous les dérèglements organiques provoqués, entre autres, par des maladies des disques vertébraux.

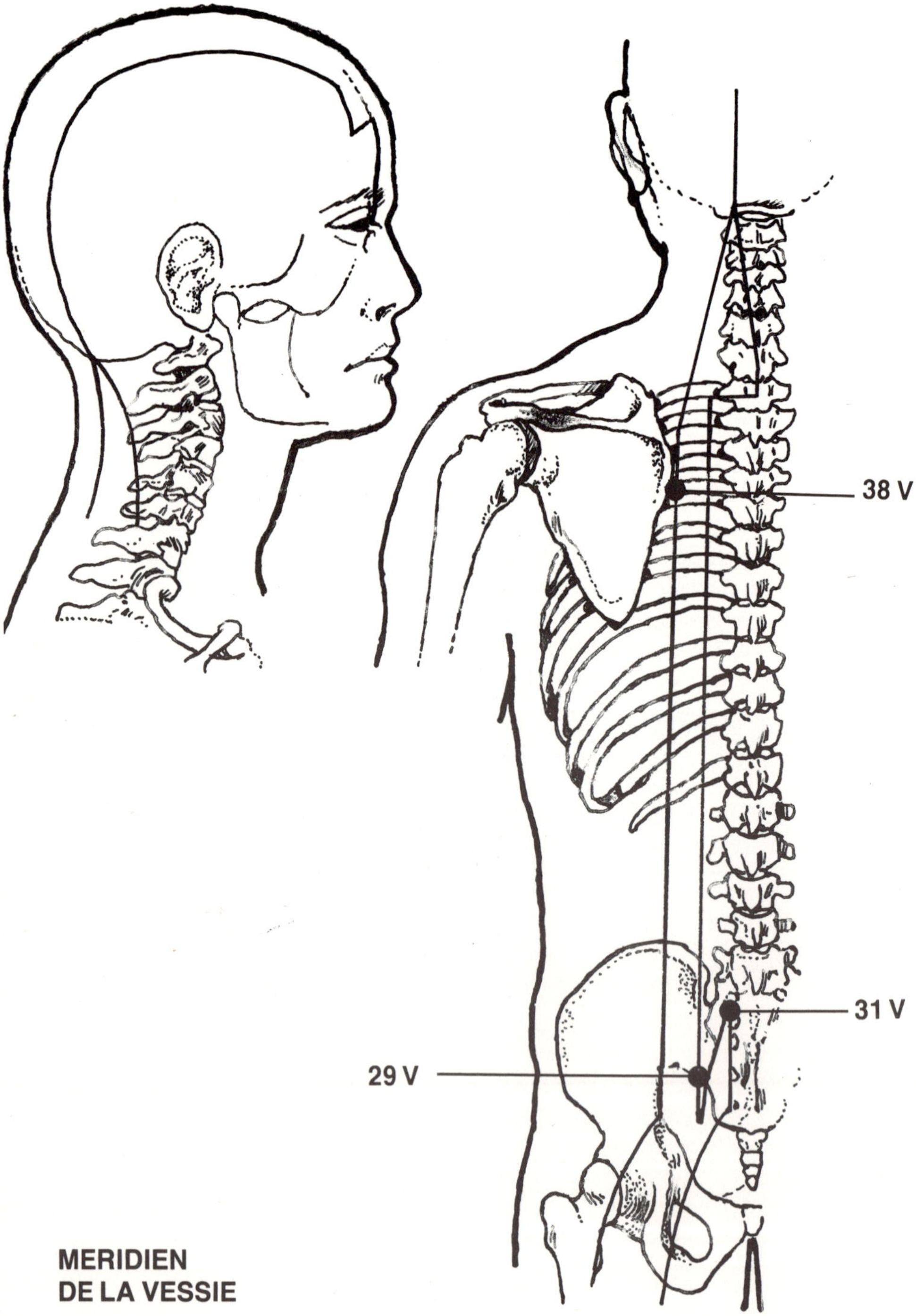

MERIDIEN
DE LA VESSIE

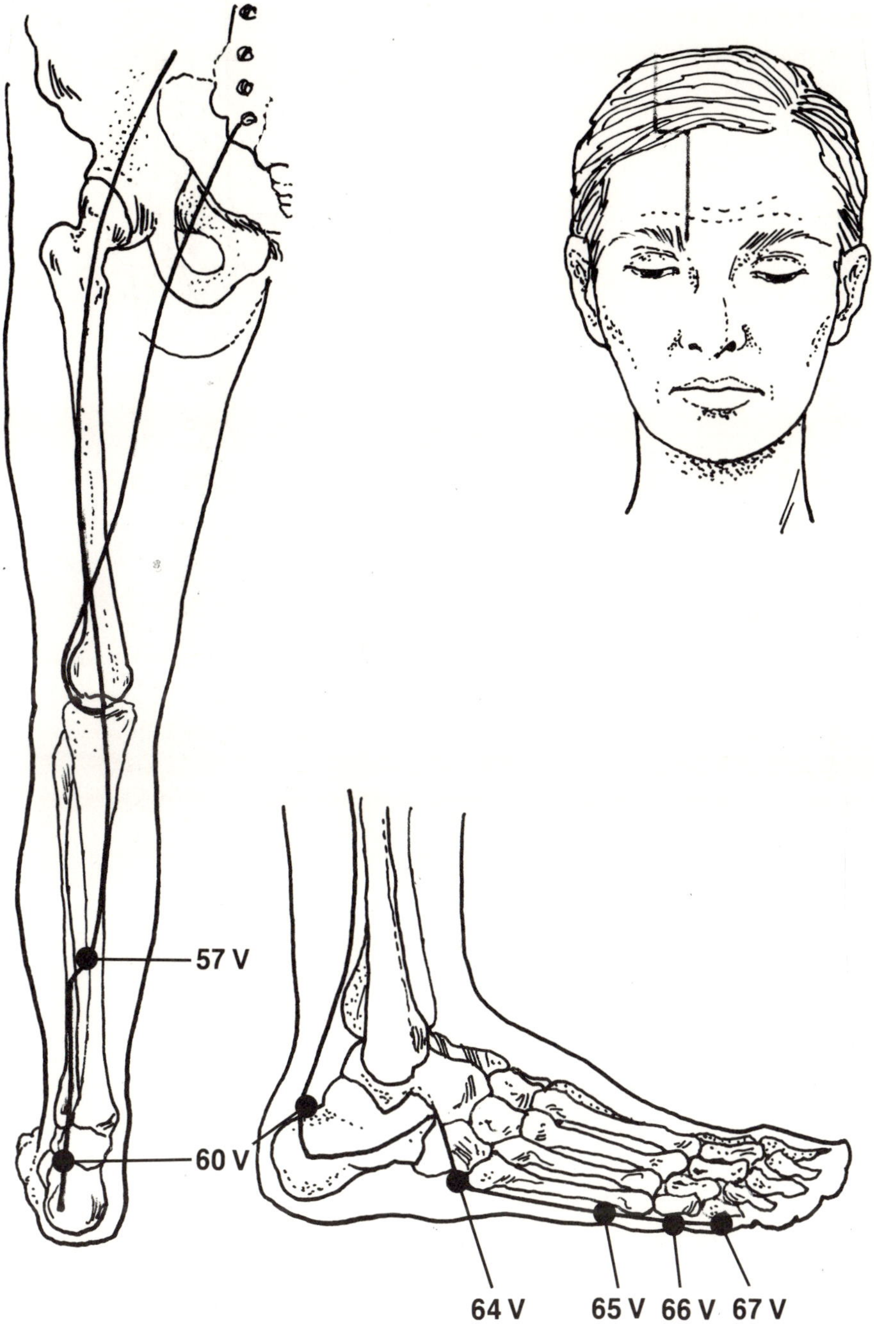
57 V
60 V
64 V
65 V
66 V
67 V

POINT 29 V

Il est situé dans l'articulation sacro-iliaque, au niveau du troisième orifice sacré. Il est utile pour éliminer les douleurs restées après une sciatique.

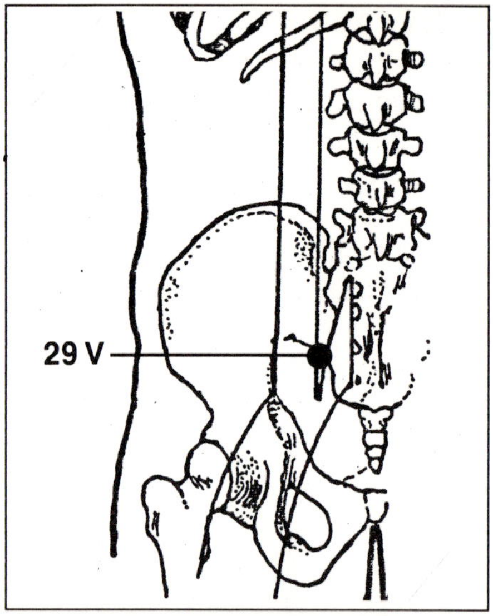

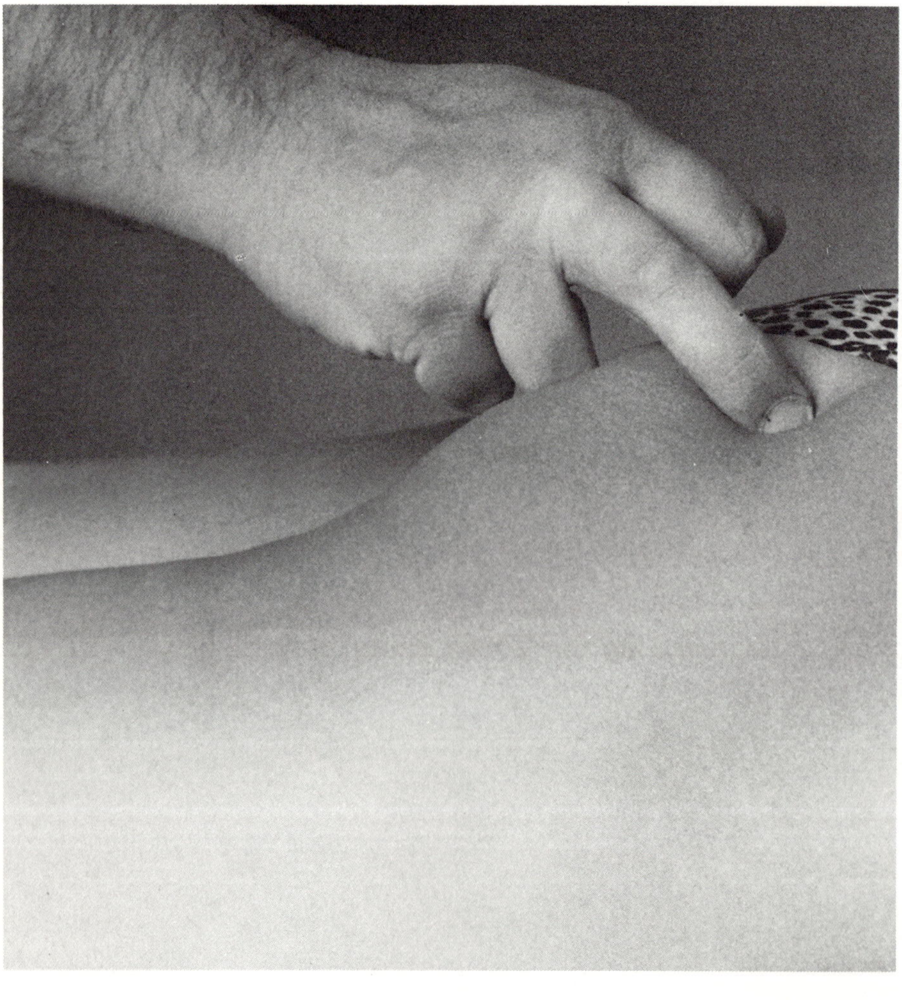

POINT 31 V

Il est situé sur le bord externe du premier orifice de l'os sacré, à environ 2 mm de la ligne médiane de symétrie.

On le stimule dans le cas de douleurs liées à une lombo-sciatique.

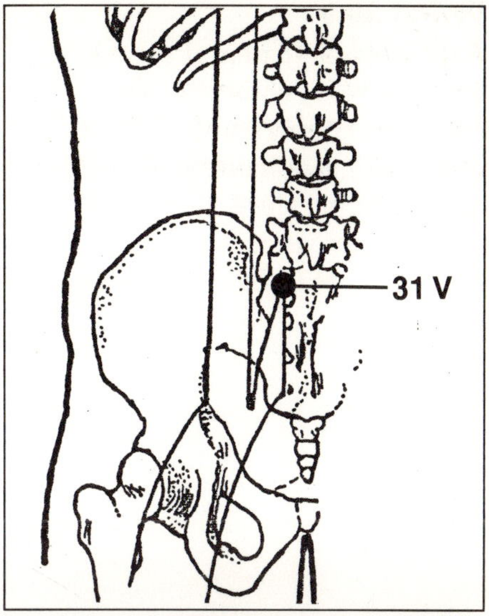

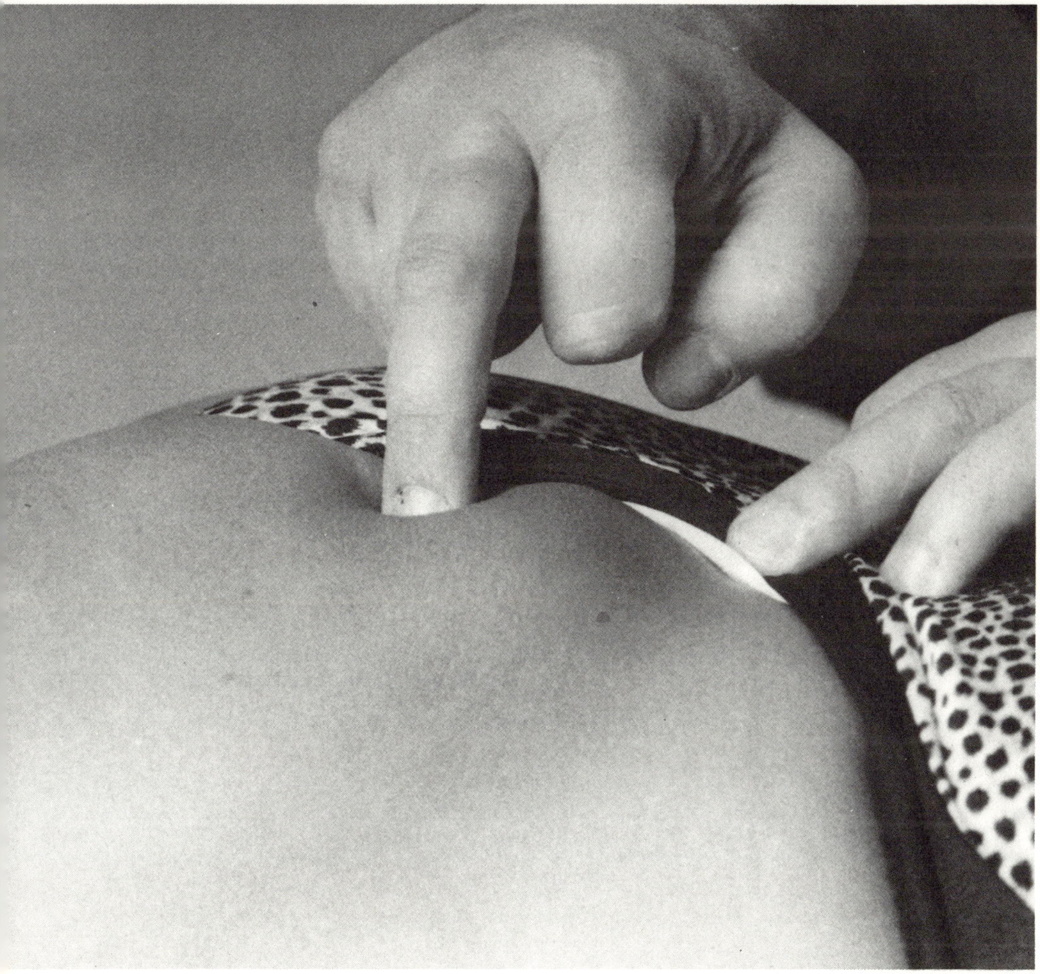

POINT 38 V

Avec un mouvement d'extension des bras vers l'extérieur, on cherche ce point contre le bord scapulaire, à la hauteur de la quatrième vertèbre thoracique. A traiter en cas de hoquet, d'anémie, de toux, de douleurs aux épaules.

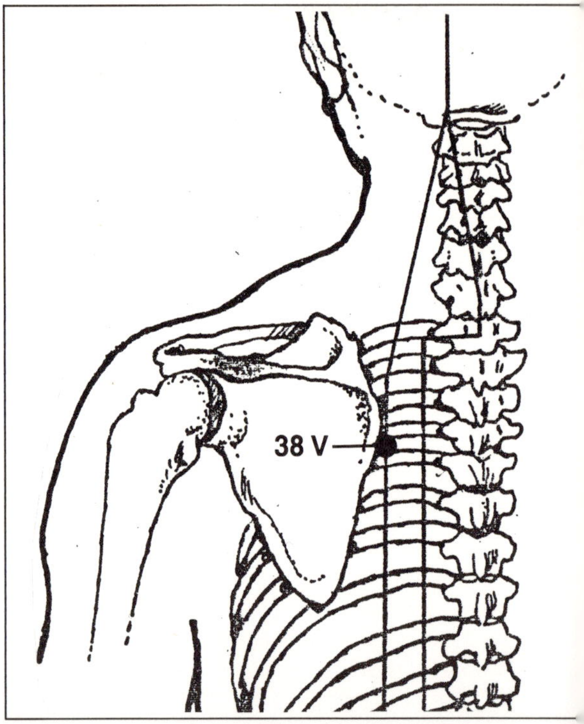

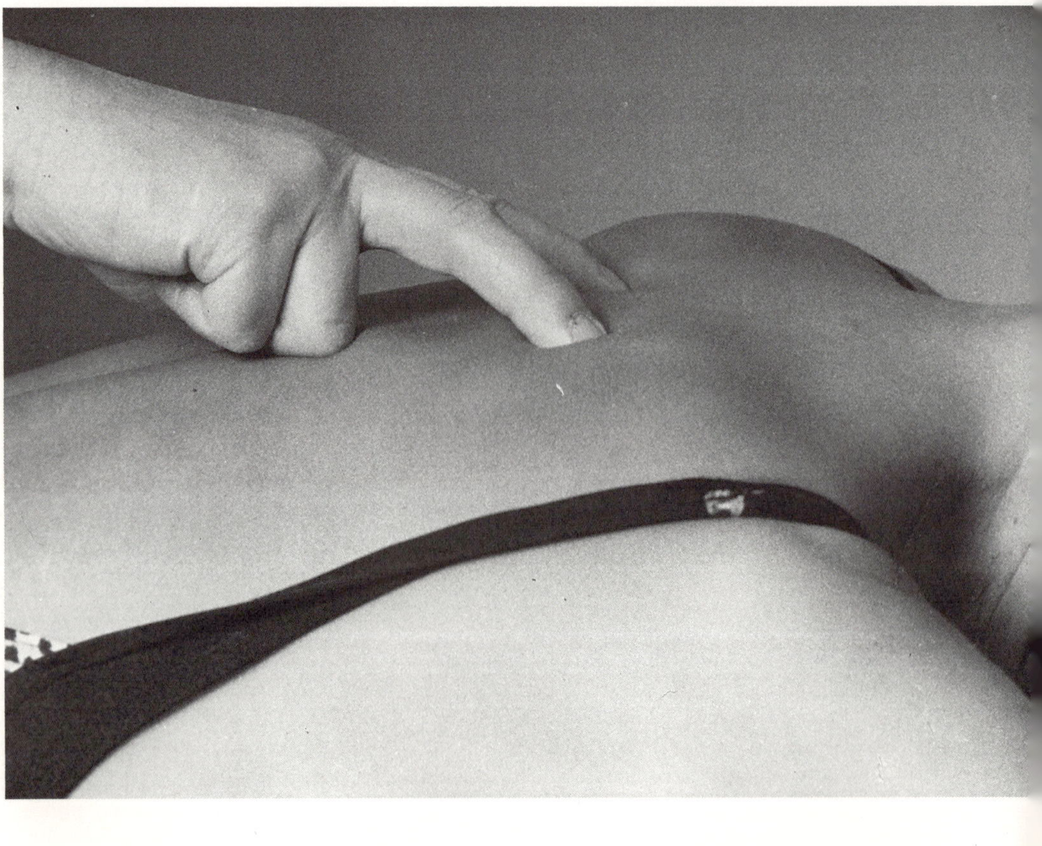

POINT 57 V

On le trouve en descendant de 12 à 15 cm à partir du centre du pli poplité, en suivant la verticale. Il est utile contre la sciatique et l'engourdissement des membres inférieurs. On le stimule également pour enrayer les hémorragies.

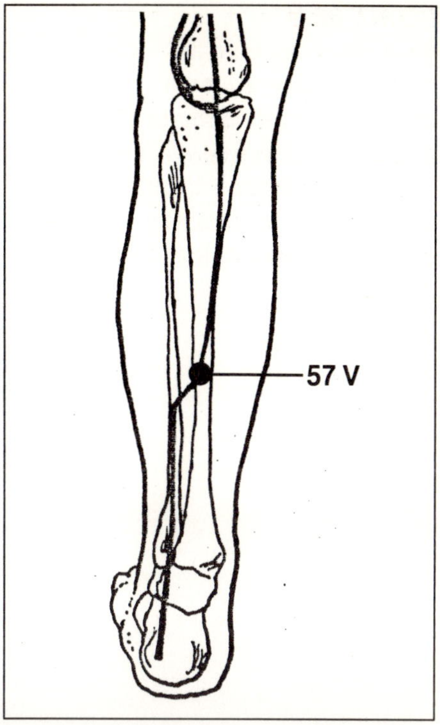

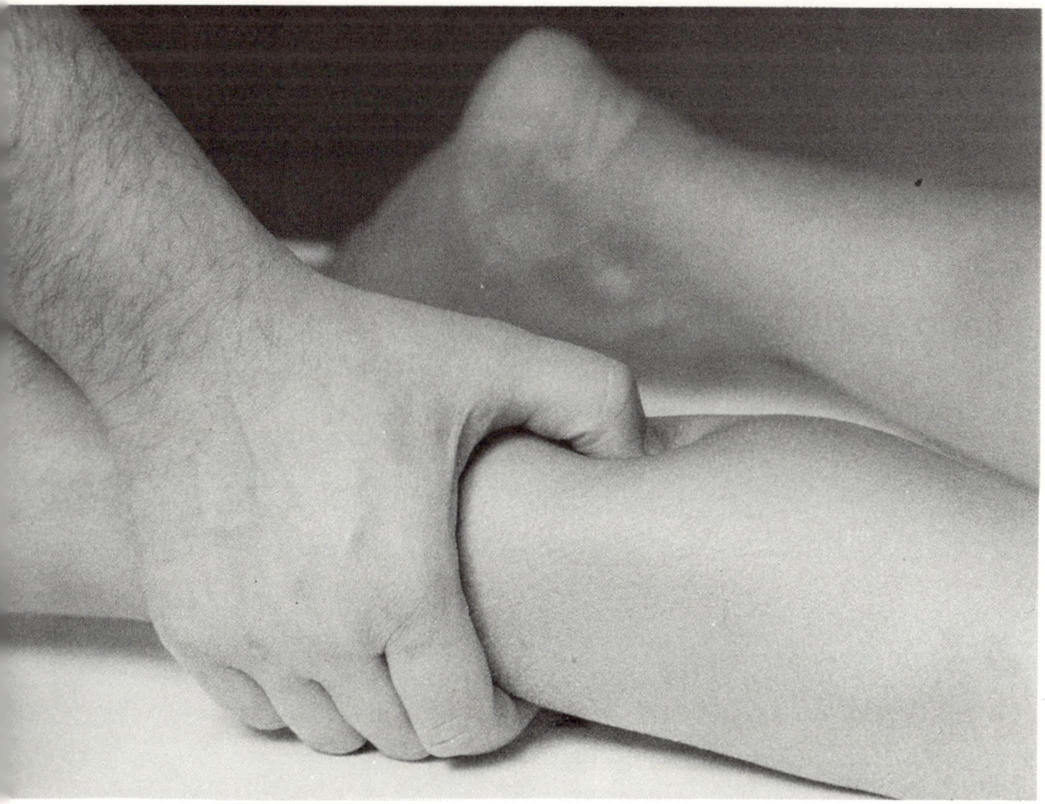

POINT 60 V

Il est placé derrière la malléole externe, entre cette dernière et le tendon d'Achille, dans une fossette douloureuse à la pression. Utile contre les douleurs en général.

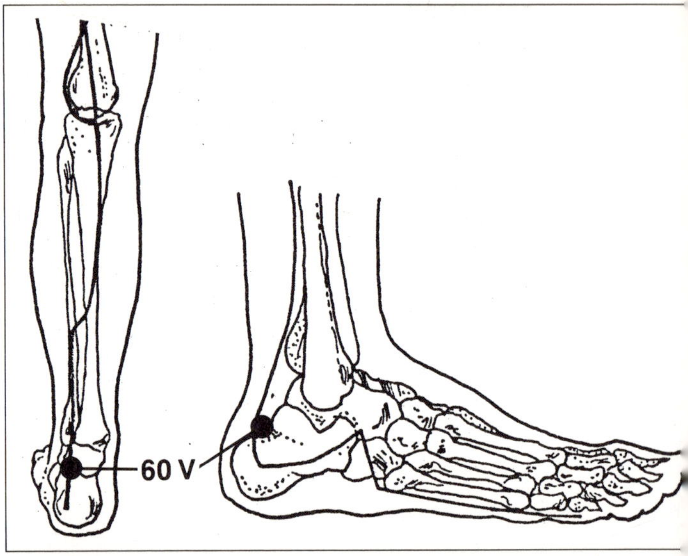

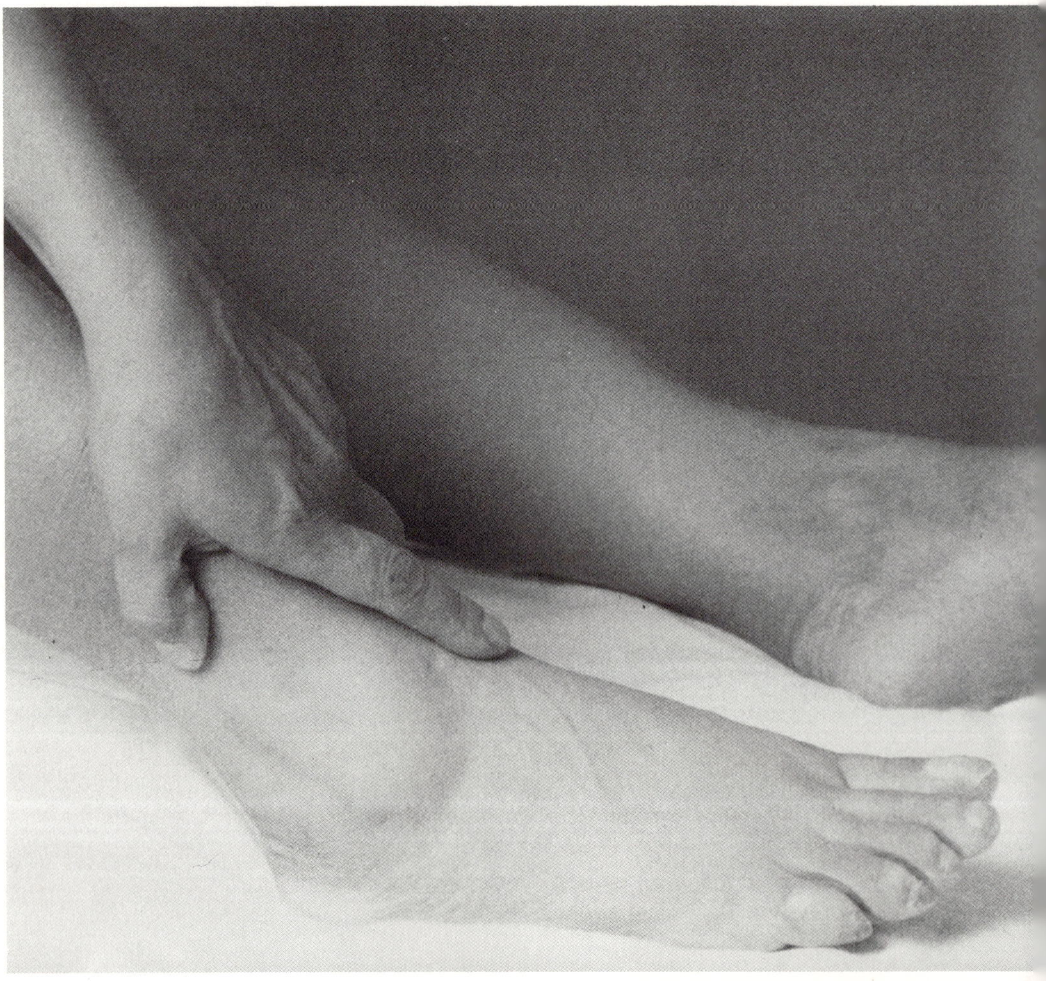

POINT 64 V

Il est situé sur le côté extérieur du pied, sur l'apophyse du cinquième métatarse. Il est utile contre le torticolis, les vertiges et les douleurs au coude.

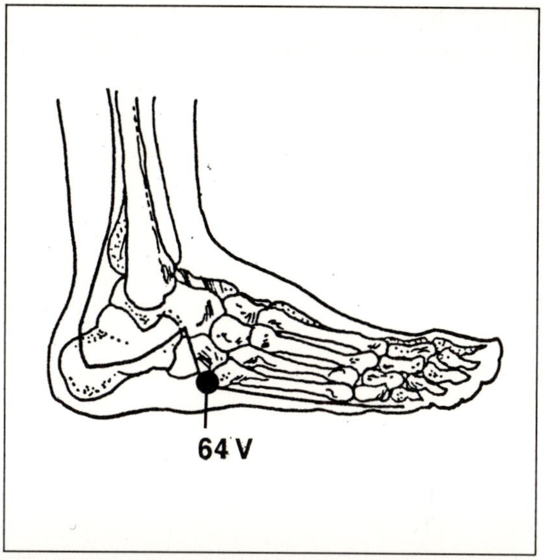

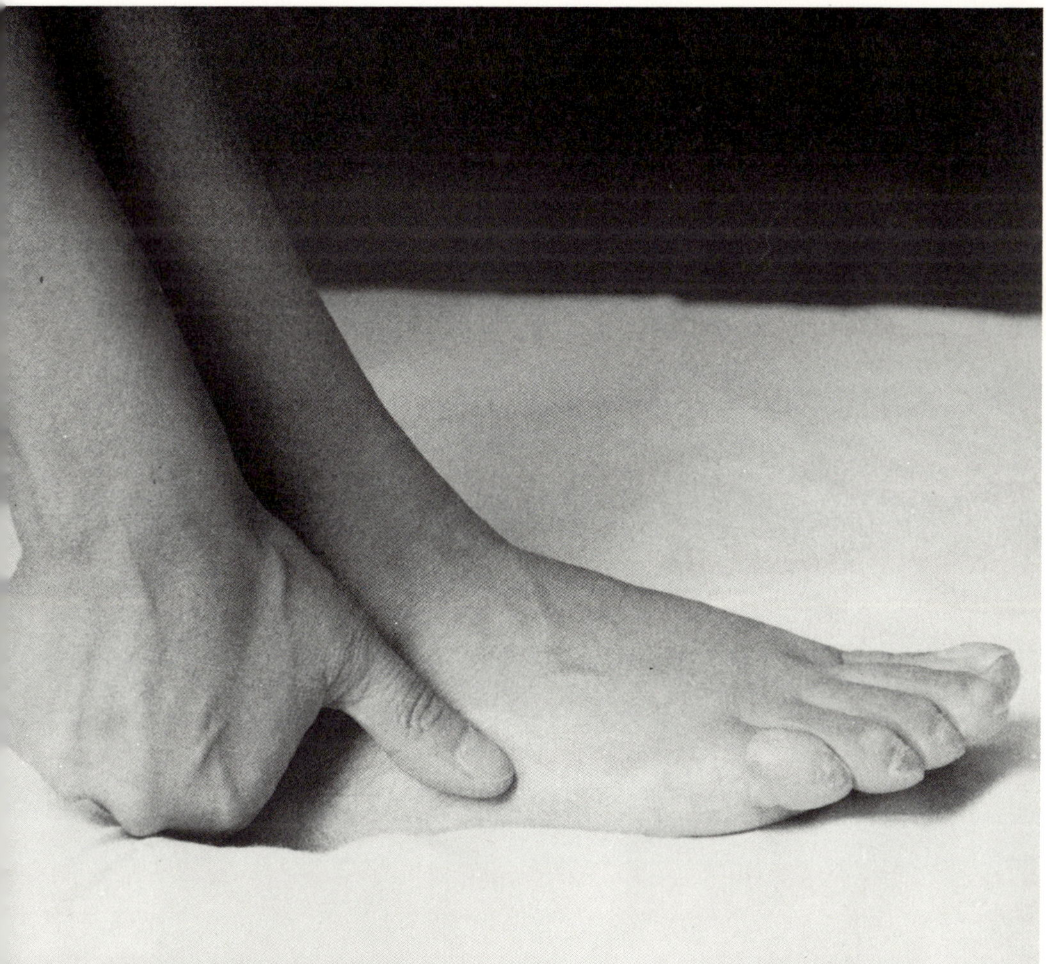

POINT 65 V

On le trouve sur le bord externe du pied, sous la tête du cinquième métatarse. A presser contre les douleurs de la hanche et la surdité.

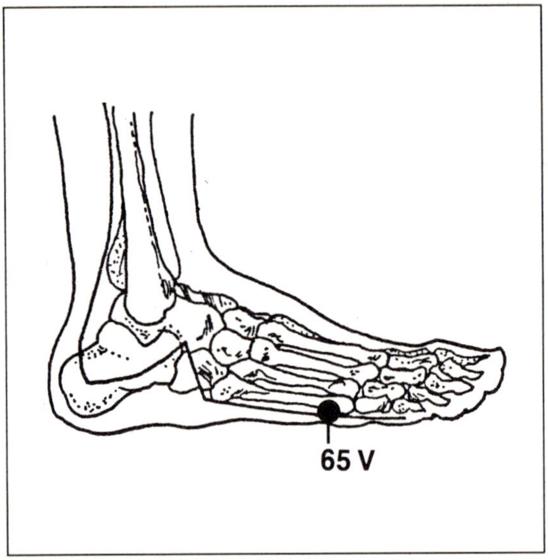

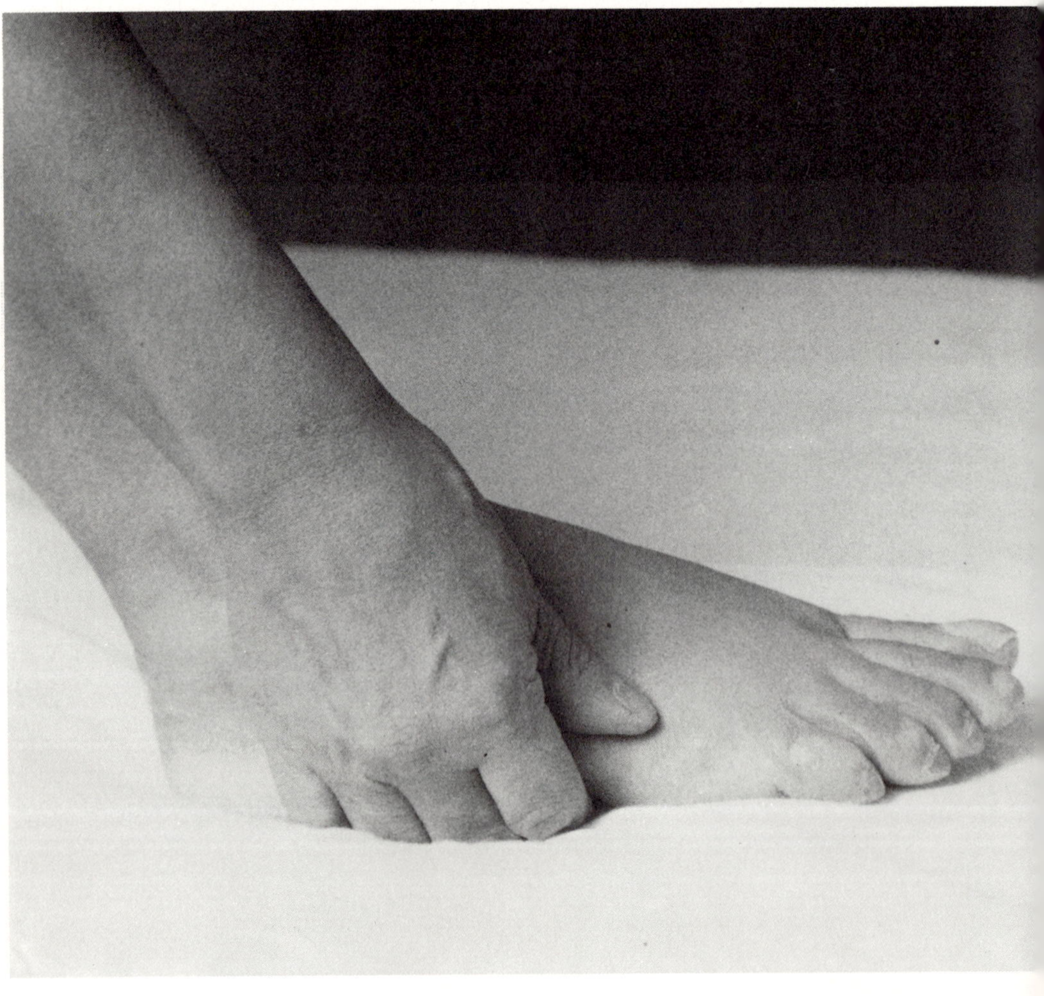

POINT 66 V

Il est placé sur la partie extérieure du cinquième orteil, au creux d'une fossette proche de l'articulation entre le cinquième métatarse et la phalange proximale. Utile contre les vertiges.

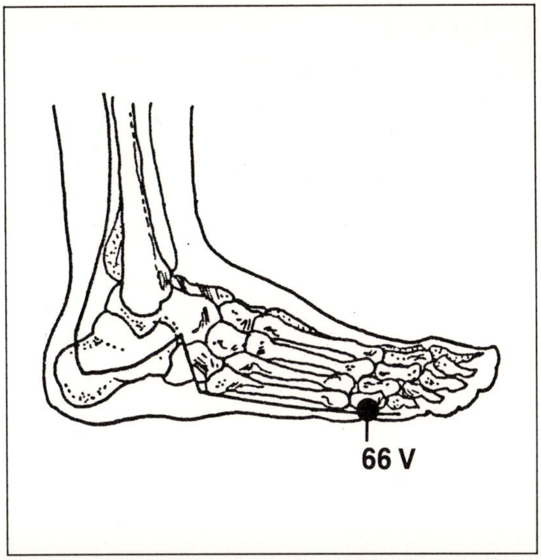

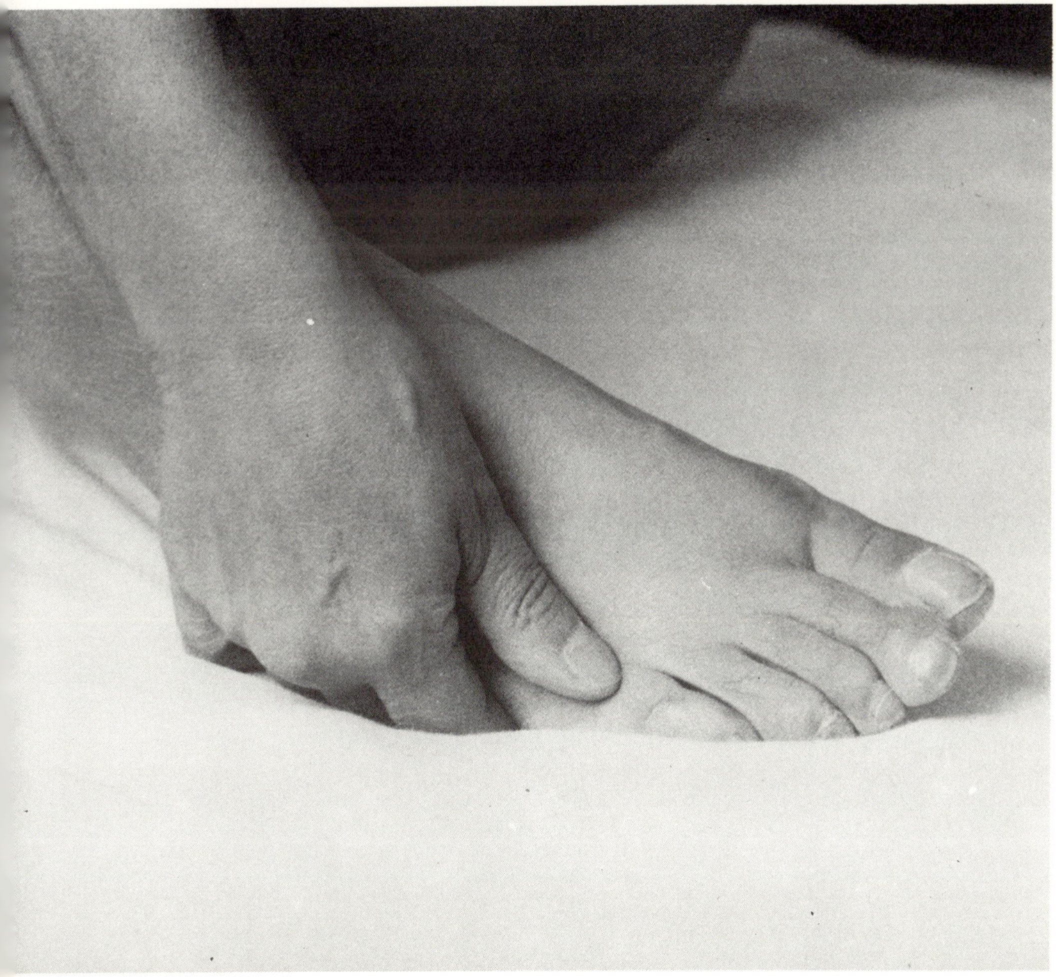

POINT 67 V

Il est placé sur le cinquième orteil, légèrement en arrière par rapport à l'angle externe unguéal. Très efficace contre l'incontinence urinaire des personnes âgées.

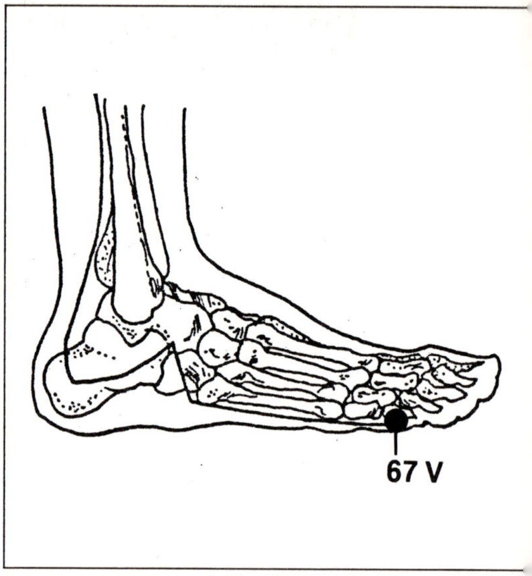

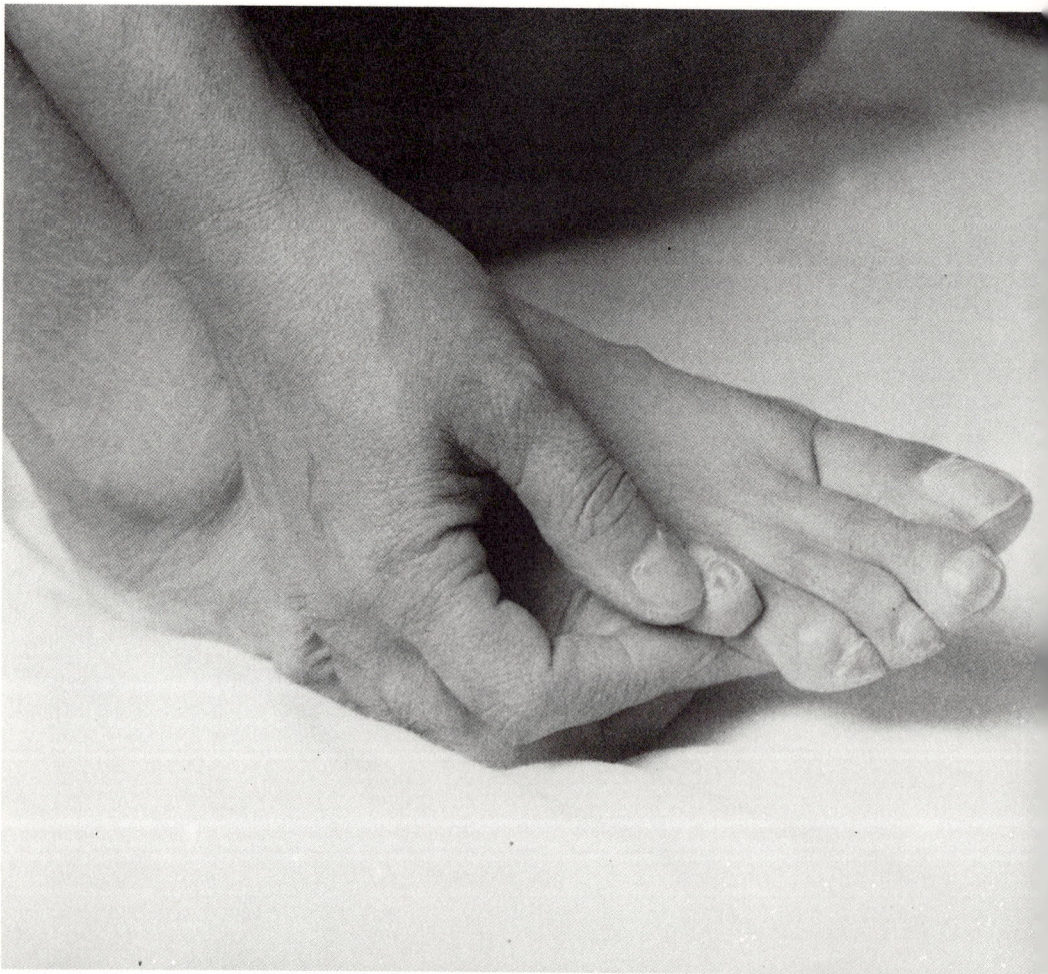

MERIDIEN DES REINS (R)

Il a un flux d'énergie ascendante qui s'écoule du pied à la poitrine. C'est un méridien yin dont l'efficacité maximum se situe entre 17 et 19 heures. Comme son parcours le met en évidence, le méridien des reins est en rapport avec les fonctions hépatiques, cardiaques, pulmonaires et digestives. Ceci vient confirmer ce qui a été établi par la physiologie contemporaine, à savoir l'action de dépuration exercée par les reins et la corrélation de leur action avec les maladies affectant les diverses fonctions citées plus haut.
Il est intéressant de souligner l'influence de ce méridien sur les néphrites et sur les répercussions rénales de maladie de nature cardiaque, pulmonaire ou gynécologique.

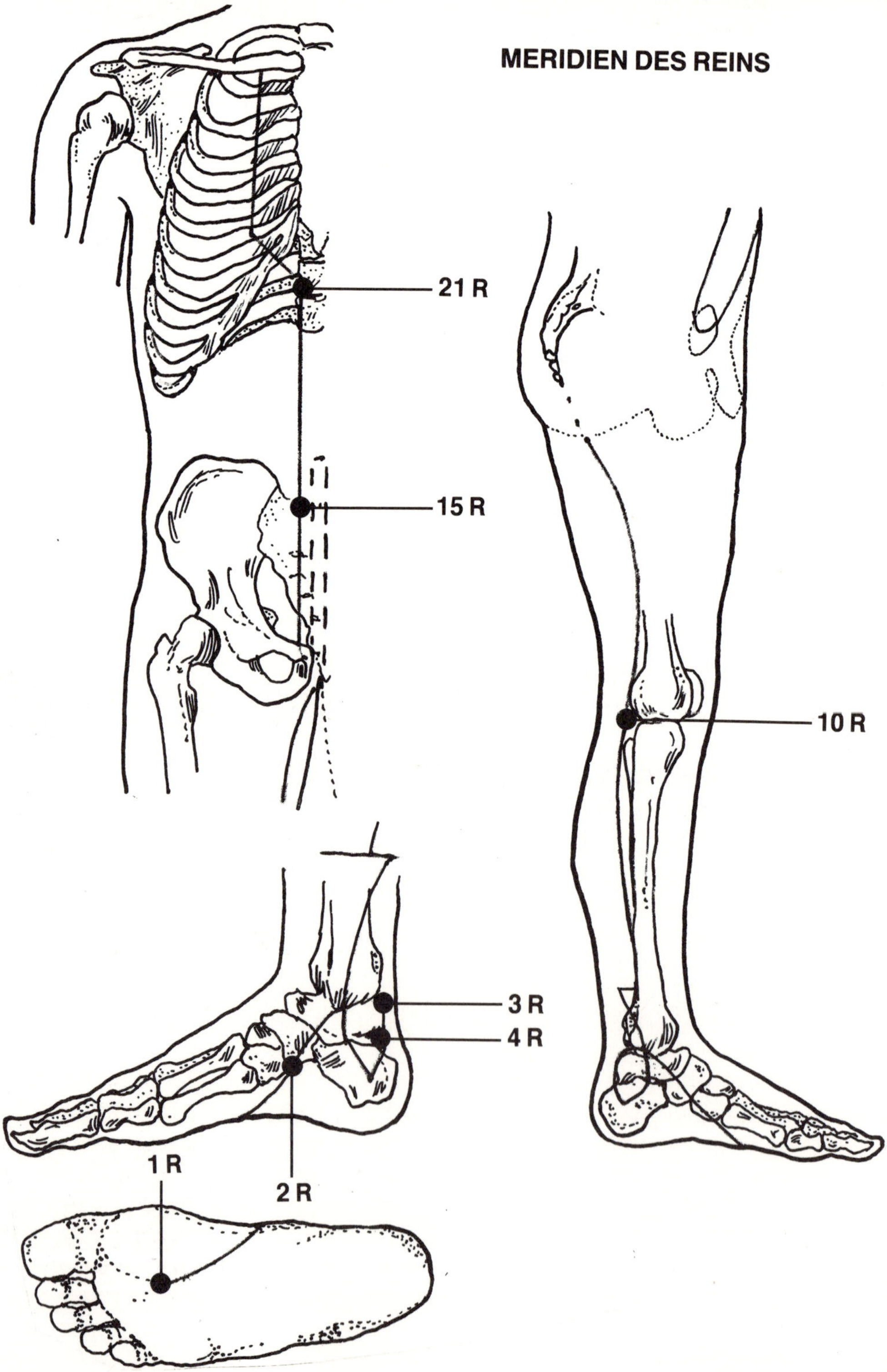
MERIDIEN DES REINS
21 R
15 R
10 R
3 R
4 R
1 R
2 R

POINT 1 R

Il est situé dans la zone plantaire, à un tiers de la distance qui sépare l'extrémité du troisième orteil et le bord du talon. A traiter dans le cas de problèmes rénaux et de douleurs hémorroïdales. On le presse en outre pour toutes les pathologies fébriles de type exanthémateux.

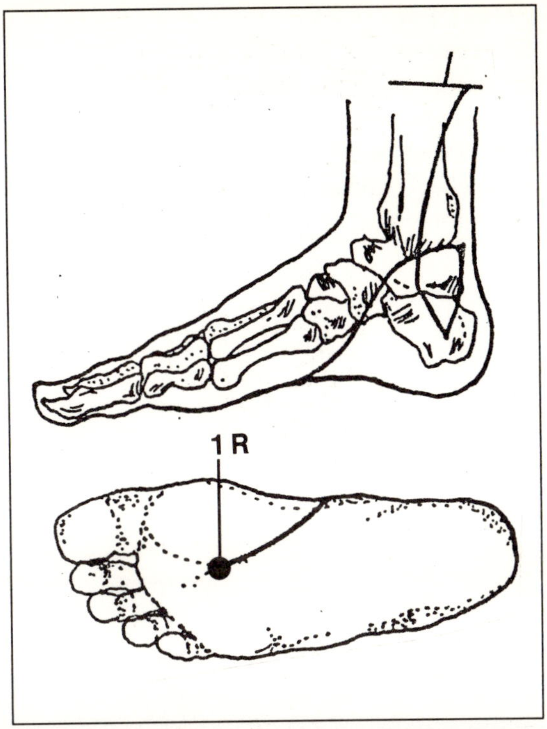

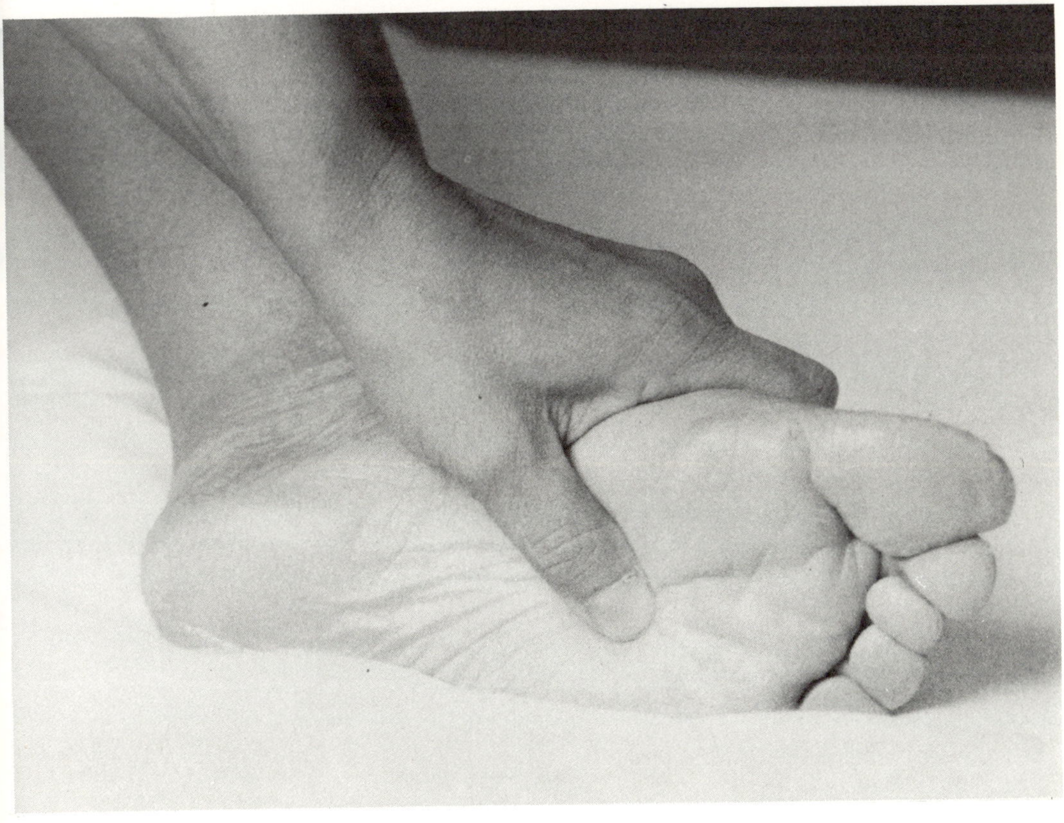

POINT 2 R

Il se trouve sous la saillie en arrière du scaphoïde, sur la face médiane du pied. Point spécifique contre les œdèmes et la rétention d'eau.

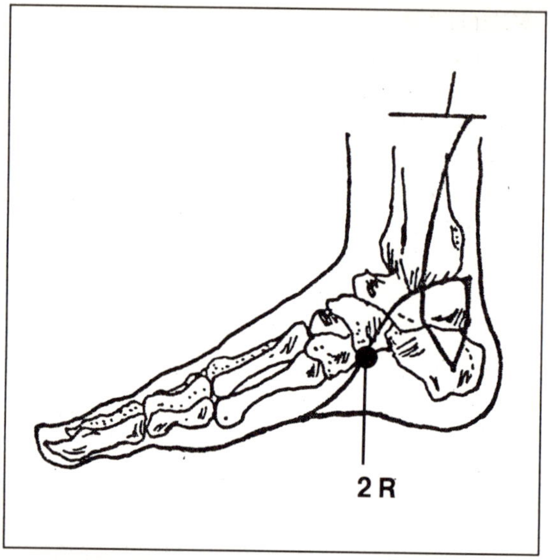

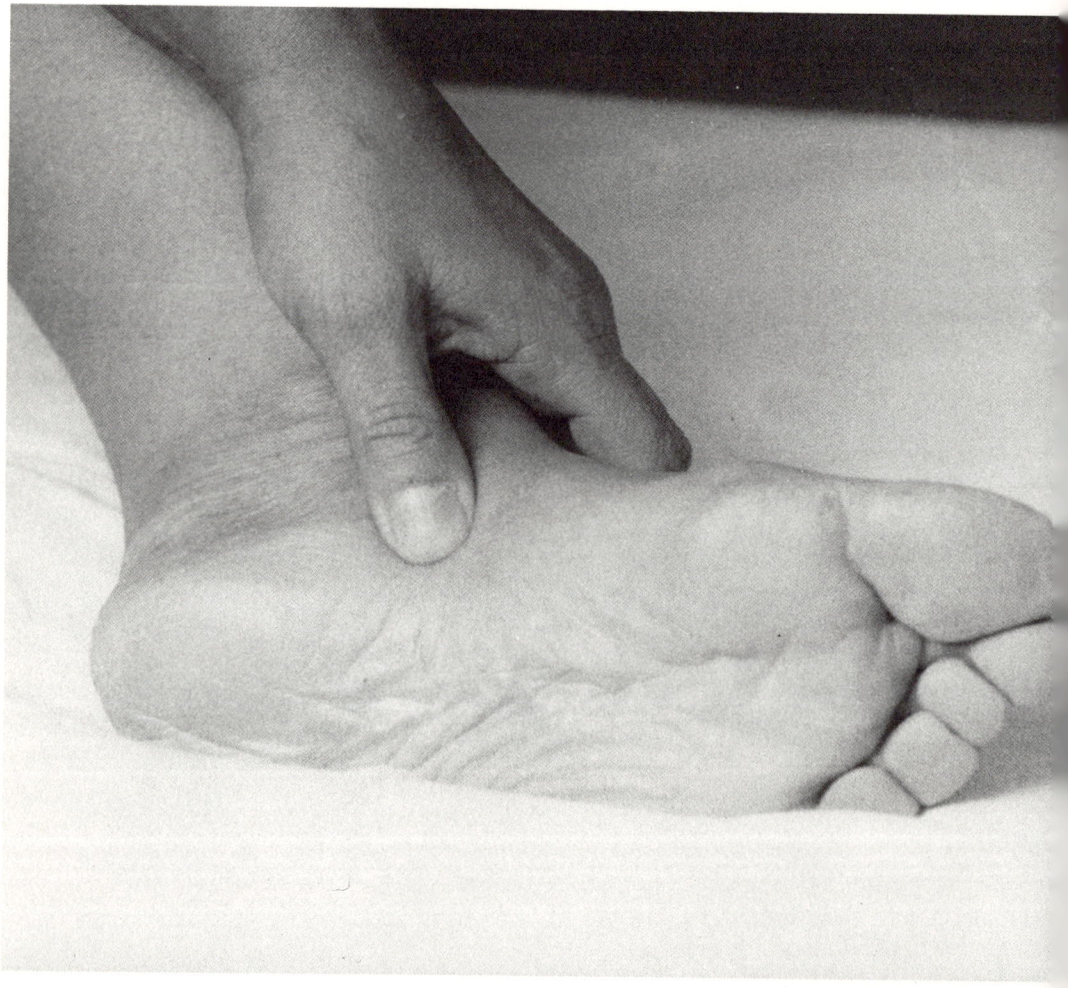

POINT 3 R

Il est situé dans une fossette entre la malléole interne et le tendon d'Achille. Il agit sur les troubles de l'oreille, du nez, de la gorge et des yeux.

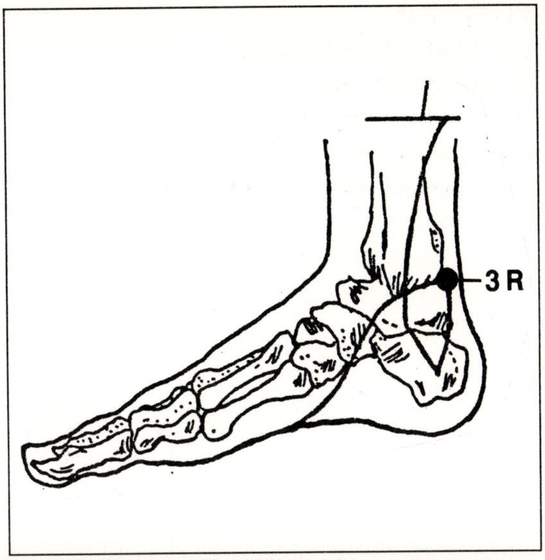

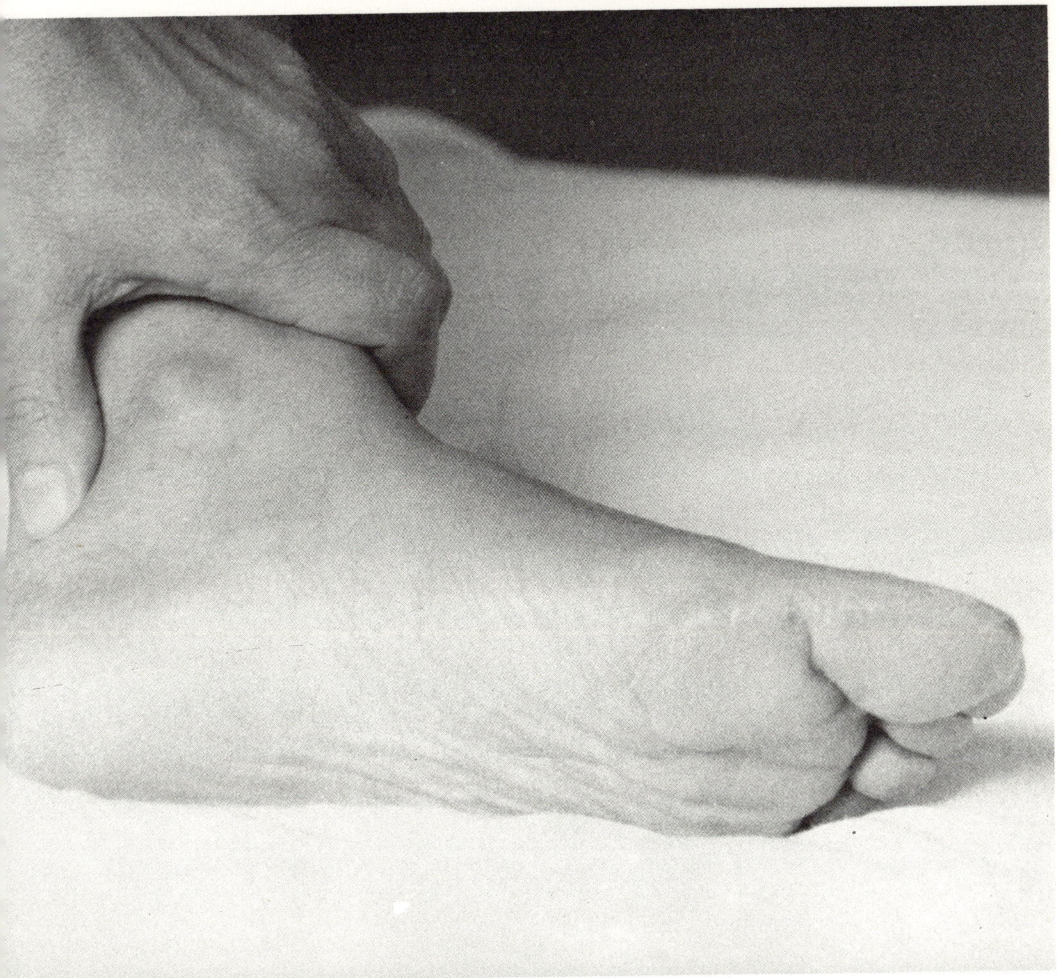

POINT 4 R

Il se trouve dans l'angle formé par le talon et le tendon d'Achille, derrière la malléole médiane, à environ 1 cm de l'extrémité malléolaire. Point spécifique pour calmer les douleurs des coliques néphrétiques.

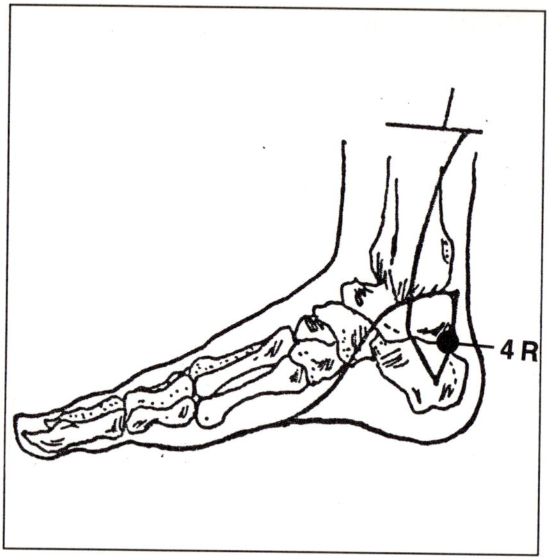

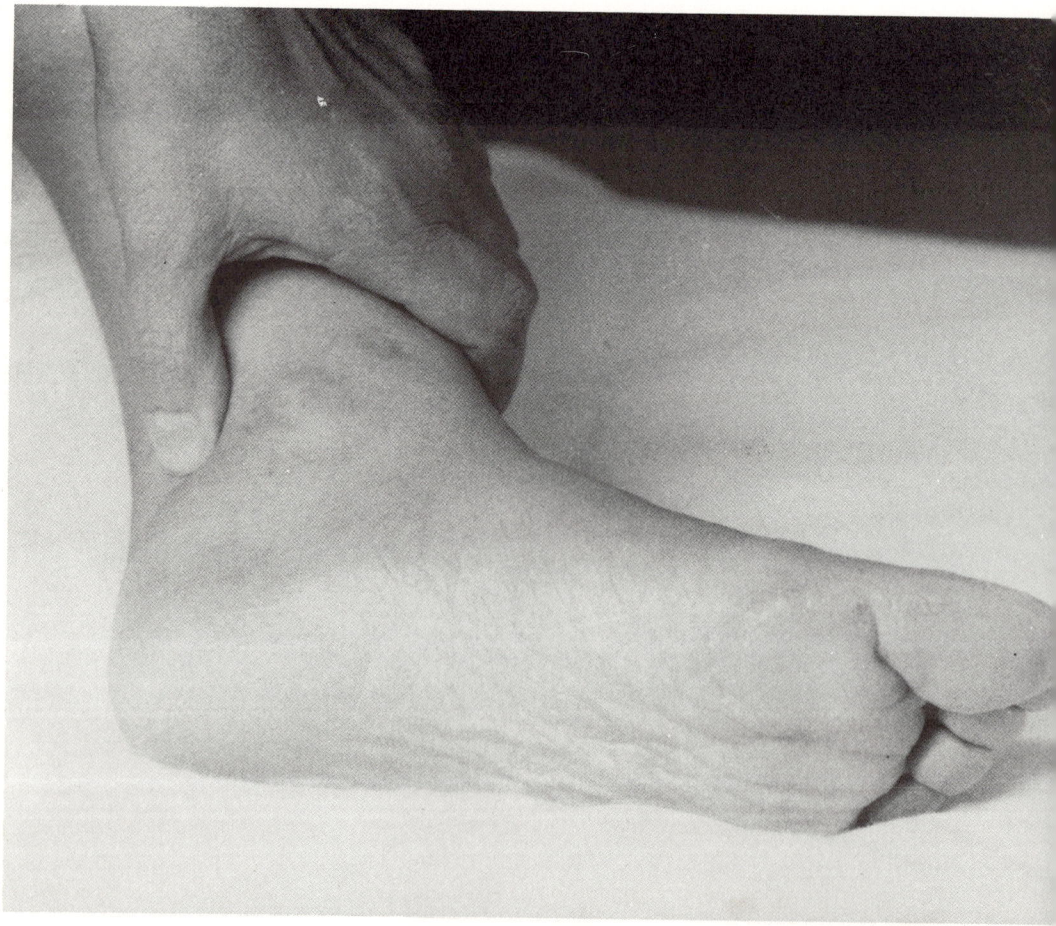

POINT 10 R

Il est situé à l'extrémité interne du pli de flexion du genou postérieur, ou fosse poplitée, entre les deux tendons qui s'y trouvent. Efficace contre les douleurs des organes génitaux externes.

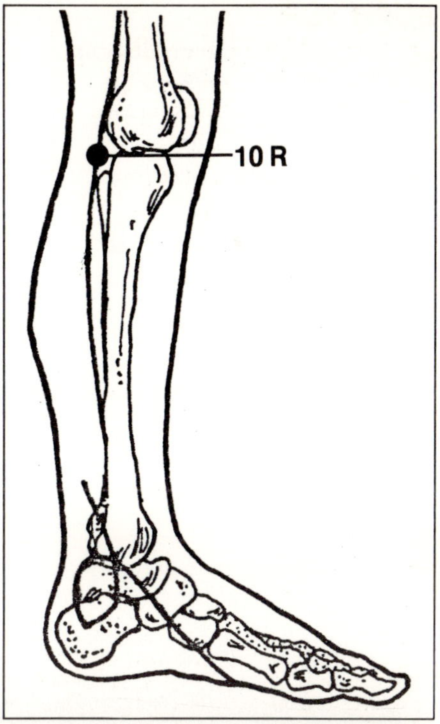

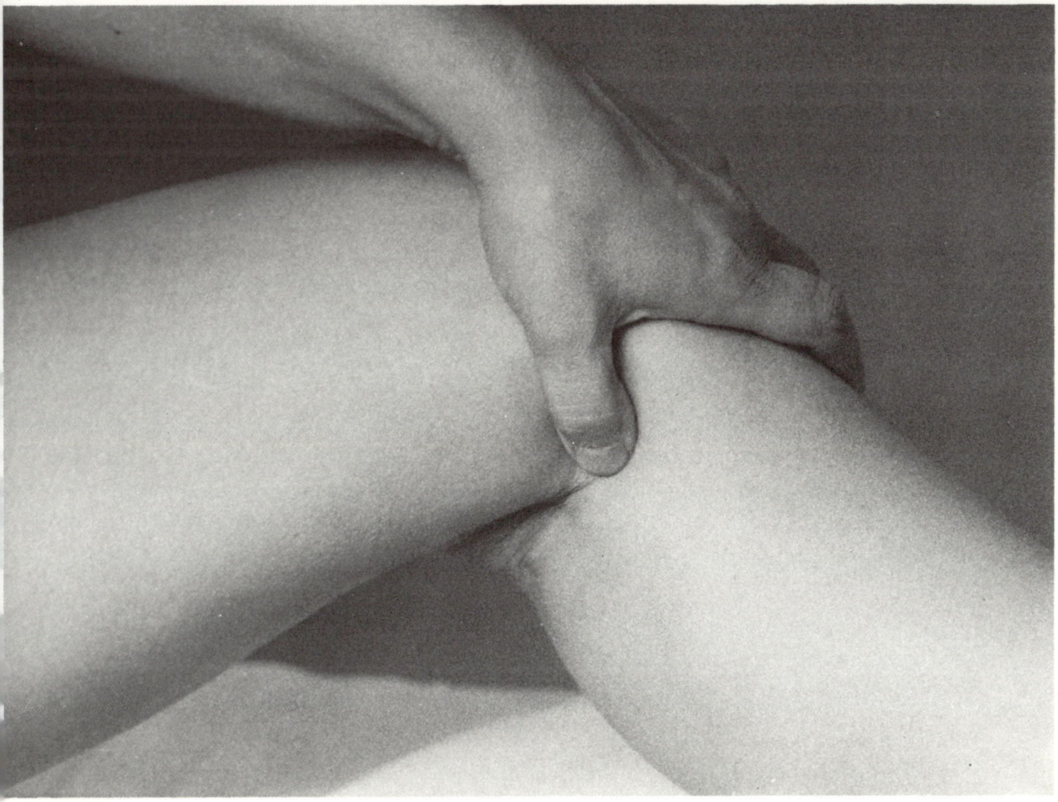

POINT 15 R

On le trouve à 2 cm en dessous, puis à 6 cm latéralement du nombril. A presser en cas de céphalée.

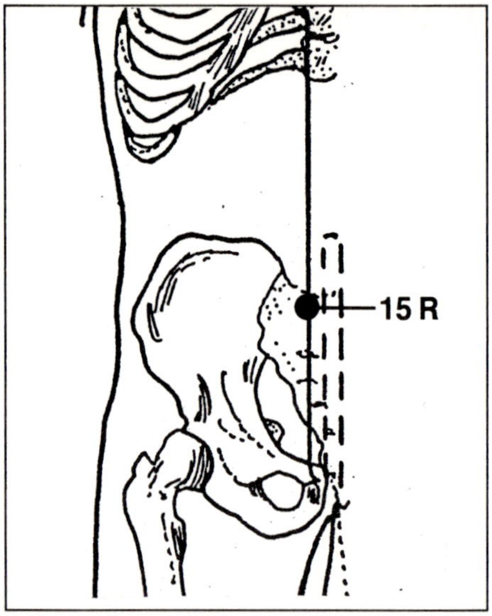

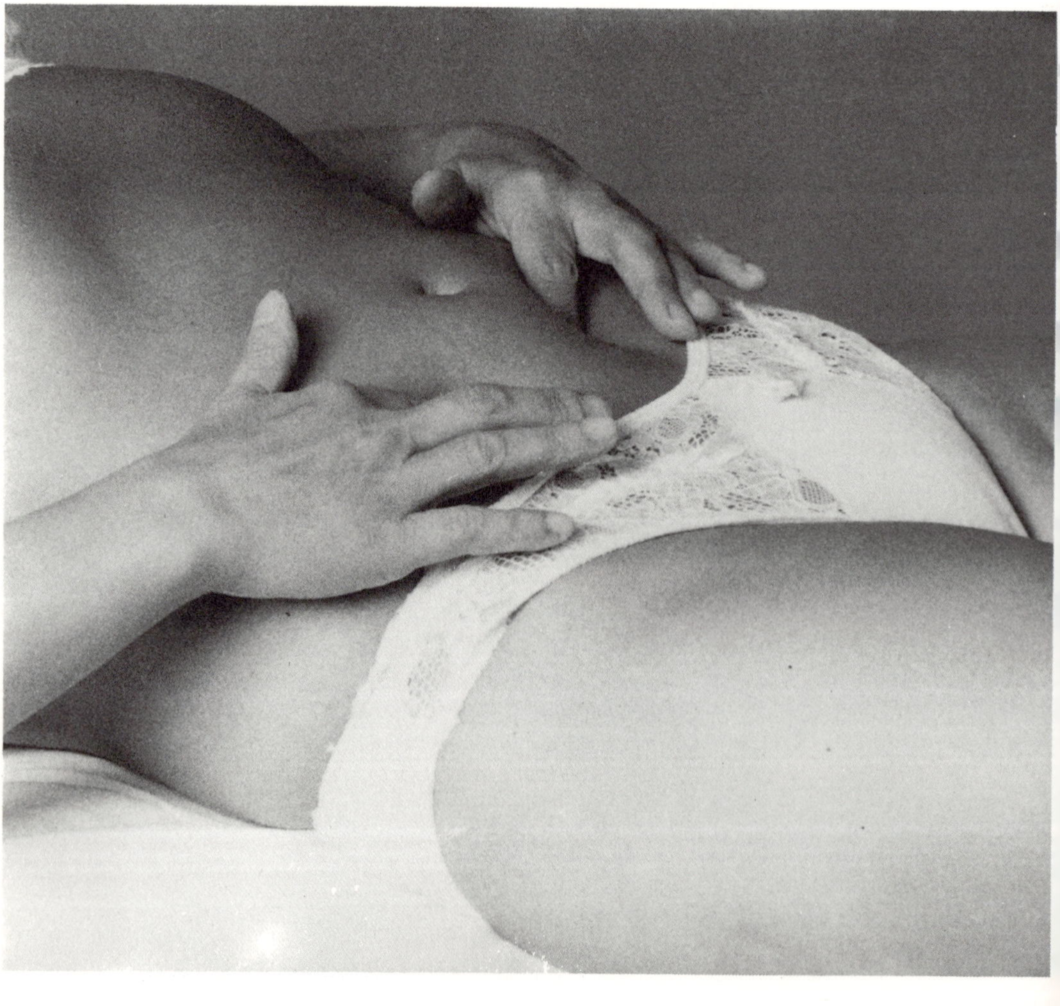

POINT 21 R

Il est placé sur l'appendice xiphoïde du sternum, contre le bord des côtes.

Sa stimulation permet d'ouvrir la valvule pylorique, et d'agir ainsi contre les nausées en général, qu'elles soient provoquées par la voiture, l'avion, la mer, etc.

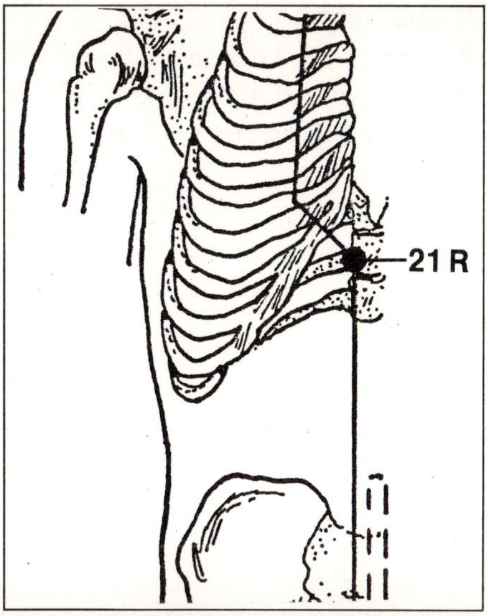

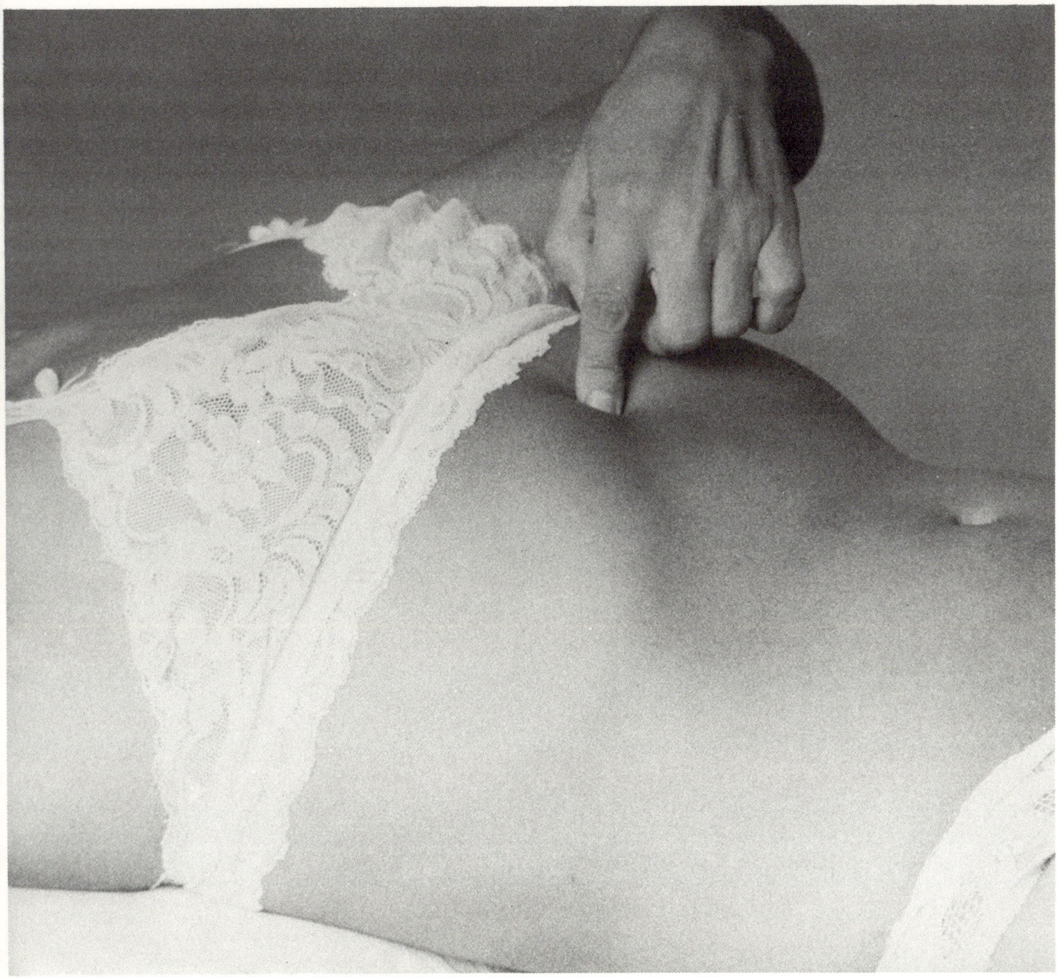

MERIDIEN DU MAITRE DE CŒUR (MC)

Il a un flux d'énergie descendante qui s'écoule de la poitrine à la main. Ce méridien yin dispose de son maximum d'énergie entre 19 et 21 heures. Comme son nom le met en évidence, il agit sur les parois du cœur, mais aussi sur celles de tous les vaisseaux du système circulatoire. Il reçoit de l'énergie des reins et la transmet au triple réchauffeur, ce qui explique son influence sur les organes sexuels.
Il est efficace contre les troubles rénaux et, sur le plan psychique, contre toutes sortes de désordres émotionnels, tels que la timidité, la peur, l'insomnie et même l'impuissance d'origine circulatoire et psychique.

MERIDIEN DU MAITRE DU CŒUR

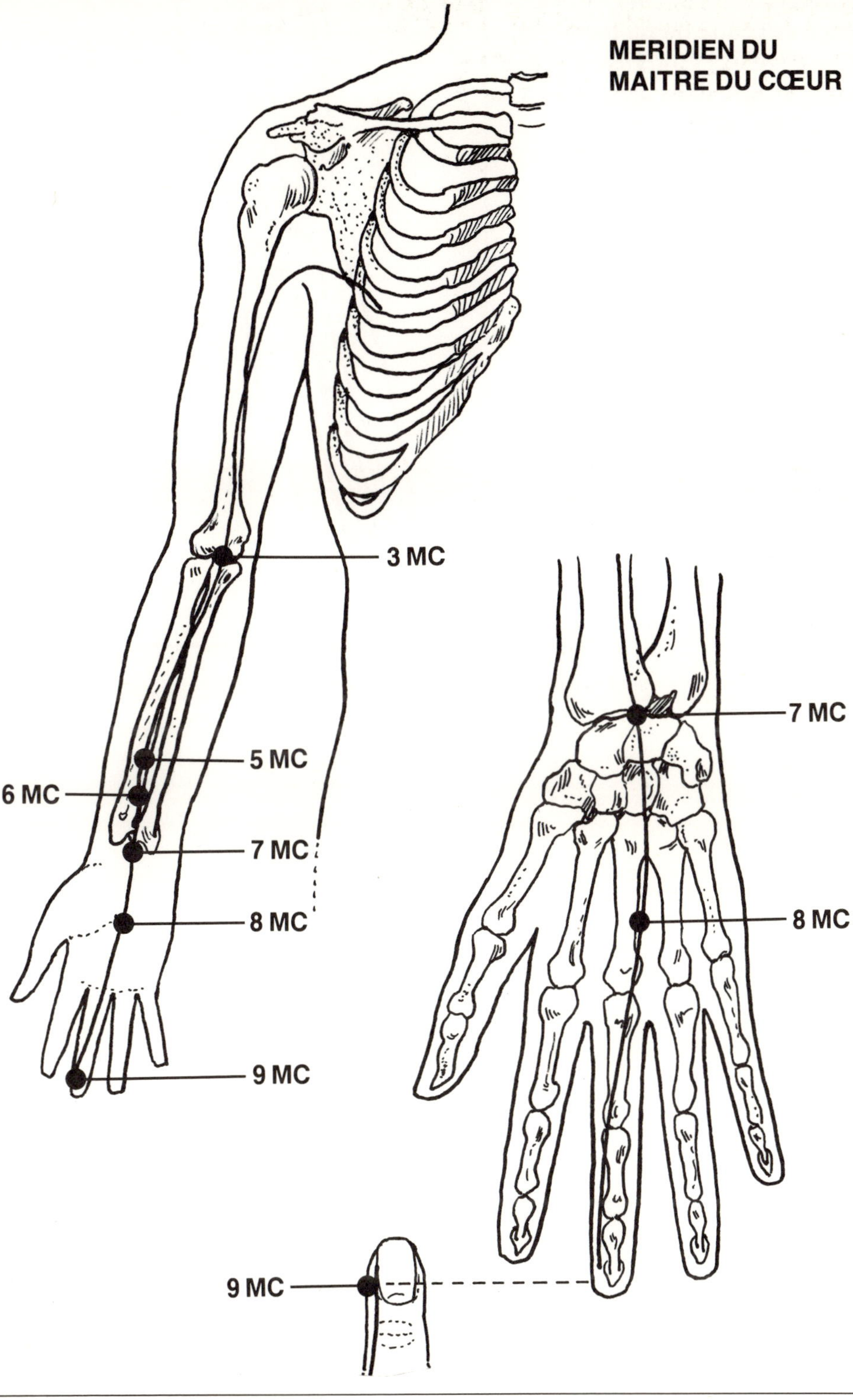

POINT 3 MC

Il est situé au centre du pli formé par le coude plié, à l'intérieur du tendon du biceps, dans une cavité facilement repérable.

A traiter en cas de nausées et de vomissements, même dans le cas d'une grossesse.

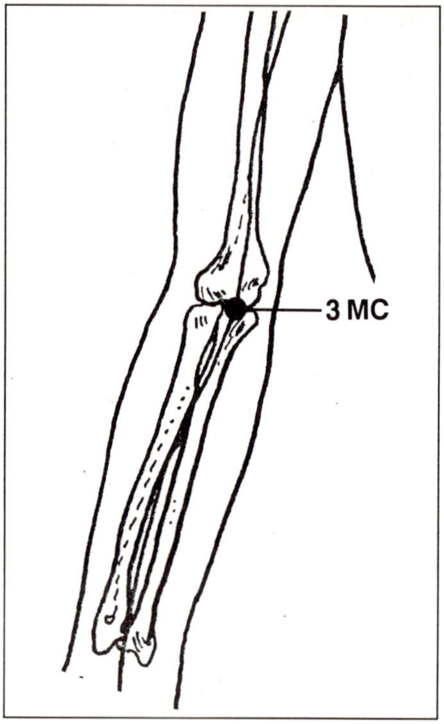

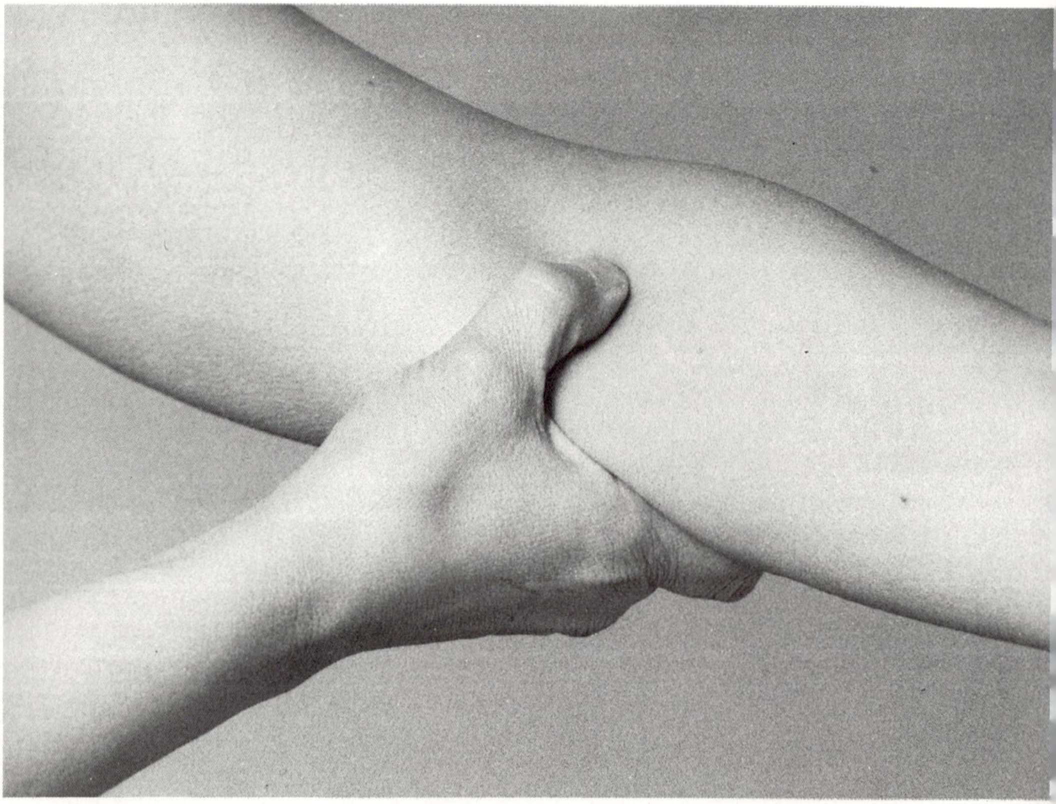

POINT 5 MC

Il se trouve à trois doigts et demi au-dessus du pli du poignet, entre les deux tendons palmaires, dans une fossette. Il agit sur les laryngites aiguës.

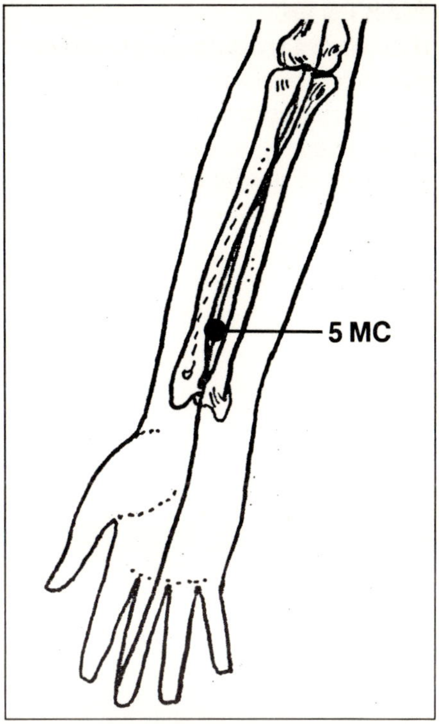

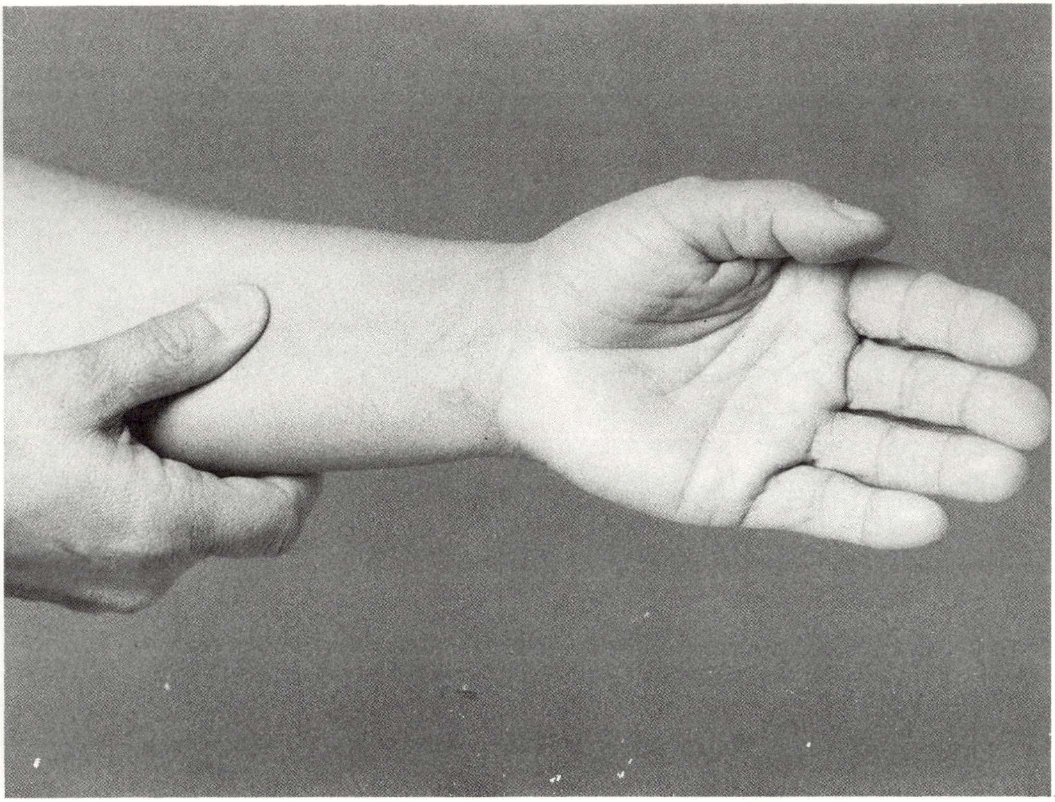

POINT 6 MC

Il est situé à trois doigts (8 cm) du pli du poignet, entre les deux tendons palmaires.
On le presse en cas de mauvaise digestion et d'acidité d'estomac.

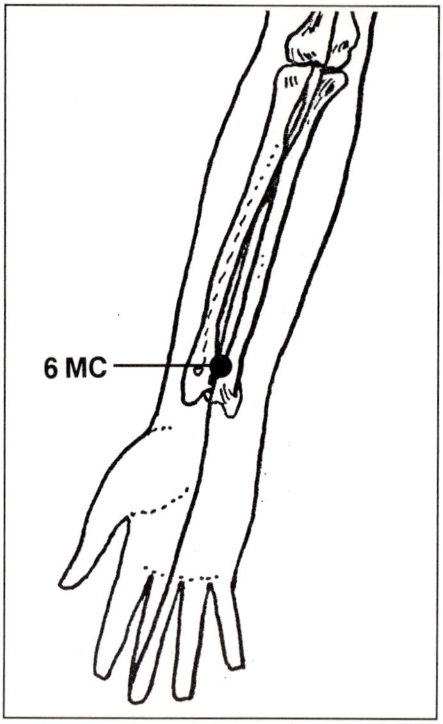

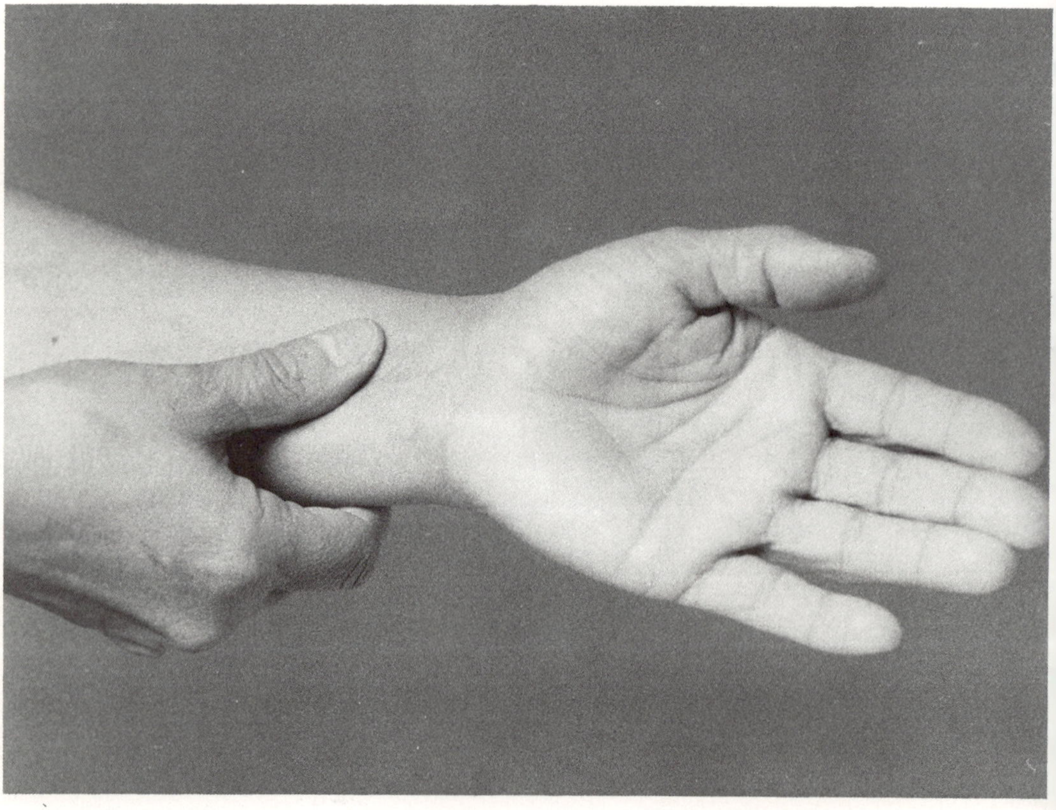

POINT 7 MC

Il est placé exactement au milieu du pli de flexion du poignet, entre les deux tendons.
Il agit sur la gorge en tant que traitement des amygdales et sur l'estomac en tant que traitement de la gastrite.

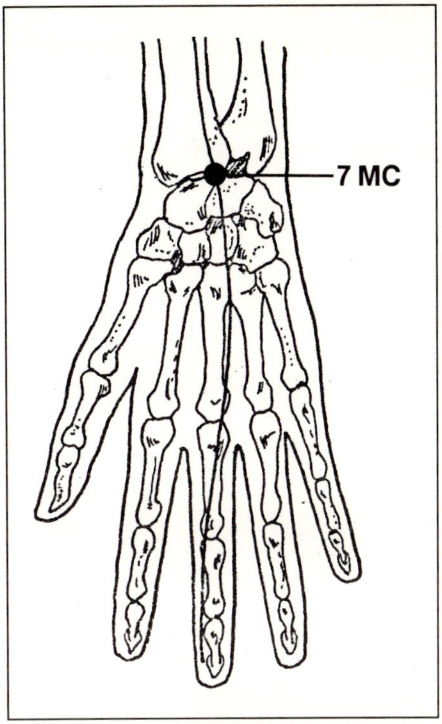

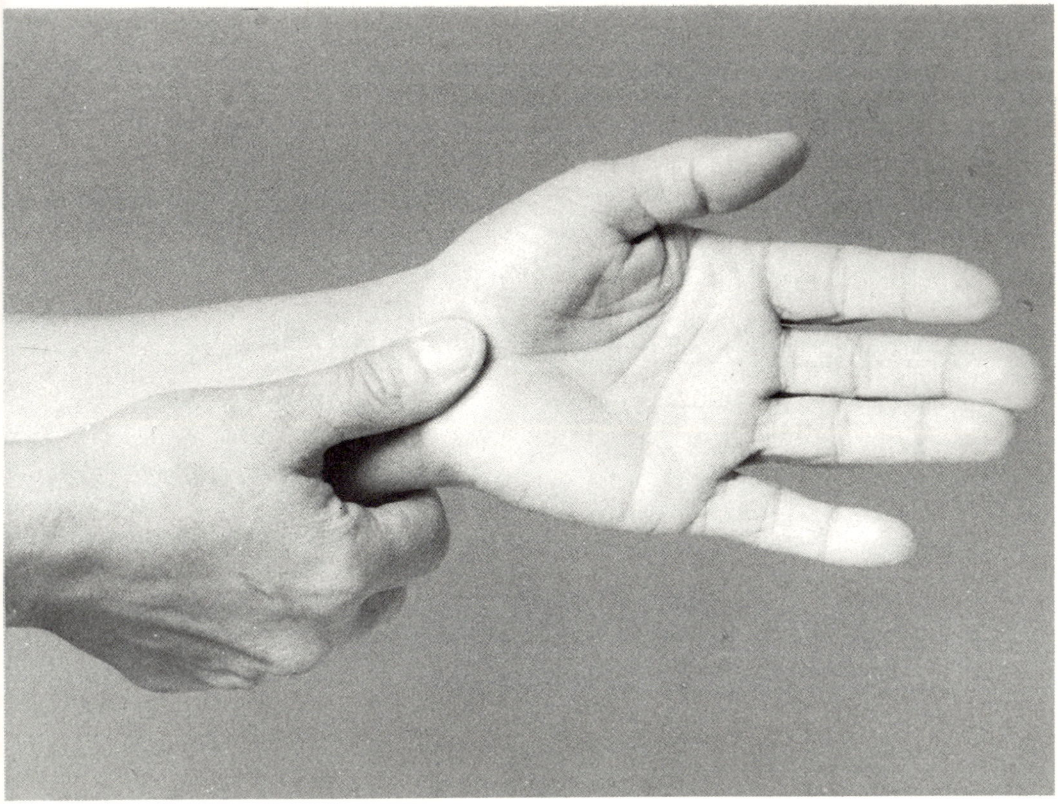

POINT 8 MC

Il est situé au milieu de la paume de la main, sur le bord extérieur du troisième métacarpe.
On le trouve en repliant l'annulaire et le médium, et en repérant les endroits où ils viennent en contact avec la paume. On presse ce point contre les éructations et vomissements conséquents à un repas trop abondant. Il agit en outre contre les inflammations des gencives.

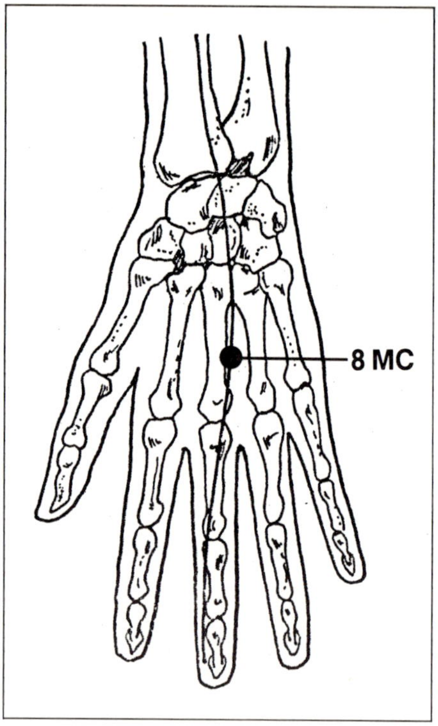

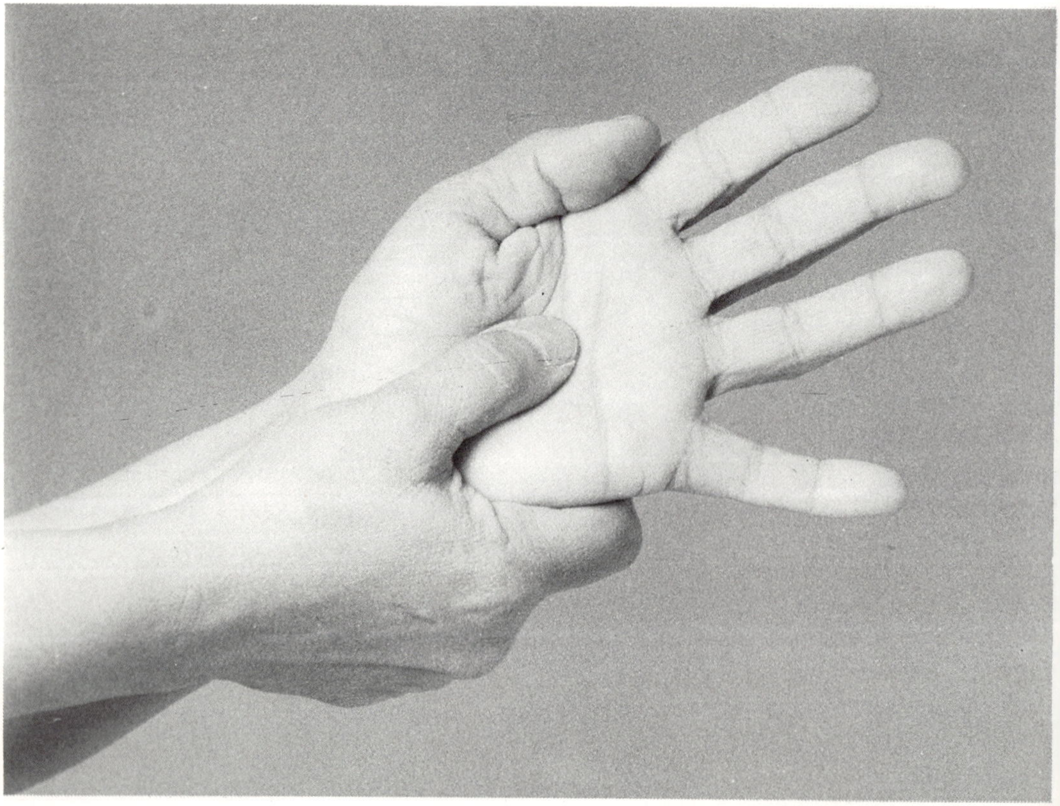

POINT 9 MC

Il se trouve au milieu de la pointe du majeur.

C'est un point fébrifuge.

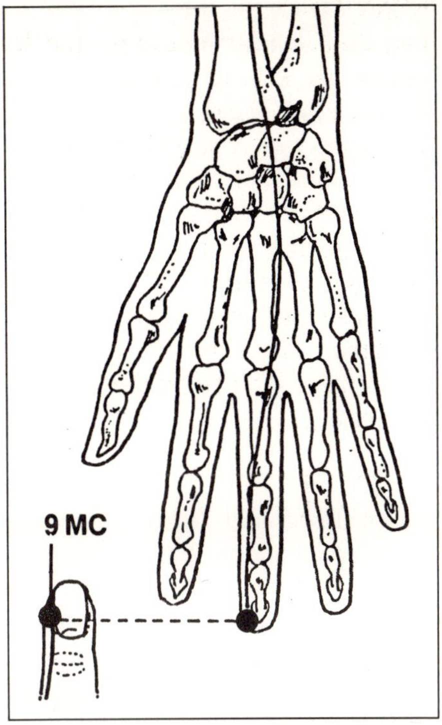

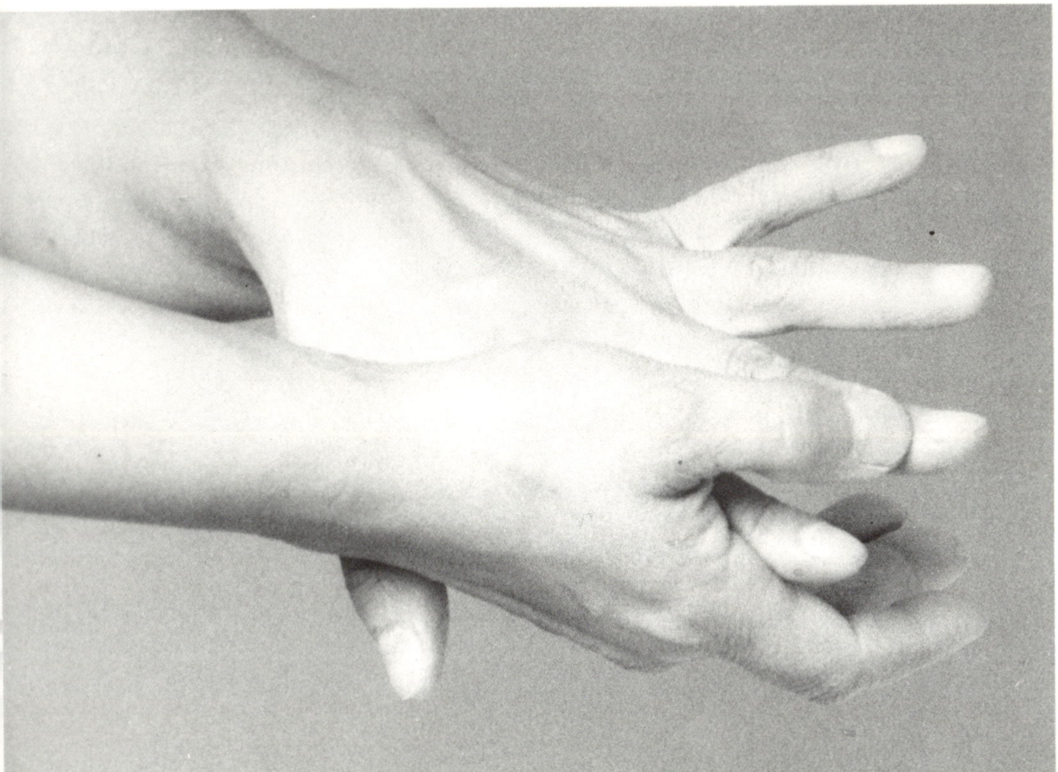

MERIDIEN DU TRIPLE RECHAUFFEUR (TR)

Il a un flux d'énergie ascendante qui s'écoule de la main à la tête. C'est un méridien yang dont l'énergie se trouve à son maximum entre 21 et 23 heures. Il ne correspond à aucun organe précis mais représente dans un certain sens l'organe de la vitalité. Grâce aux multiples connexions énergétiques qui le caractérisent, il assure la transmission des énergies captées de l'extérieur vers les différents organes qu'il traverse. Il se divise en trois foyers :

— foyer supérieur, avec ramifications dans les poumons et les téguments extérieurs ;
— foyer moyen, qui se ramifie et étend son action à l'estomac, à la vésicule biliaire et surtout à l'intestin grêle ;
— le troisième foyer, en rapport avec les organes génitaux et urinaires et avec la partie inférieure de la moelle épinière.

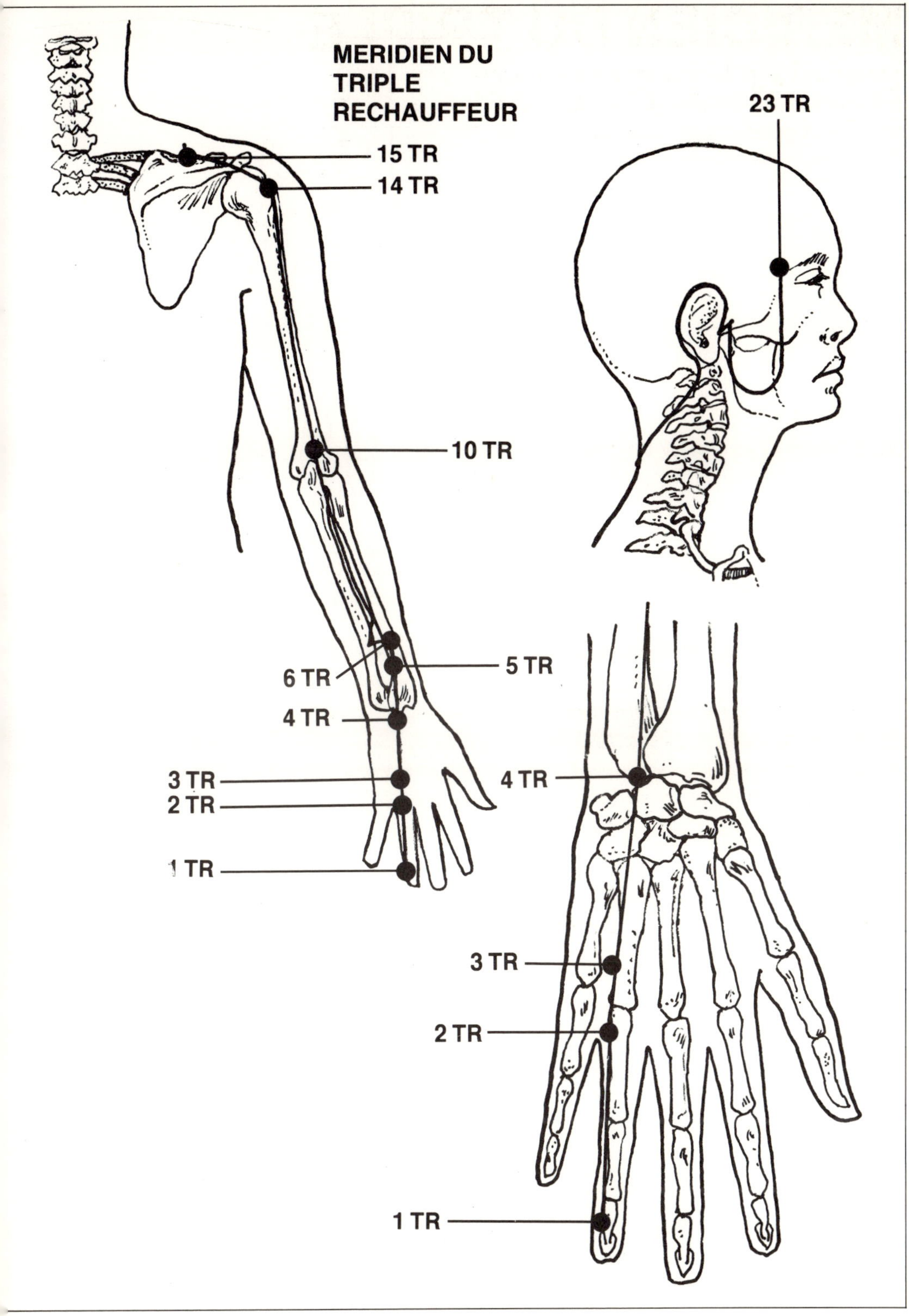

MERIDIEN DU TRIPLE RECHAUFFEUR
15 TR
14 TR
10 TR
6 TR
5 TR
4 TR
3 TR
2 TR
1 TR
23 TR
4 TR
3 TR
2 TR
1 TR

POINT 1 TR

Il est situé sur l'angle unguéal externe de l'annulaire, sur le côté dirigé vers l'auriculaire. C'est un point de régulation de toutes les dystonies neuro-végétatives.

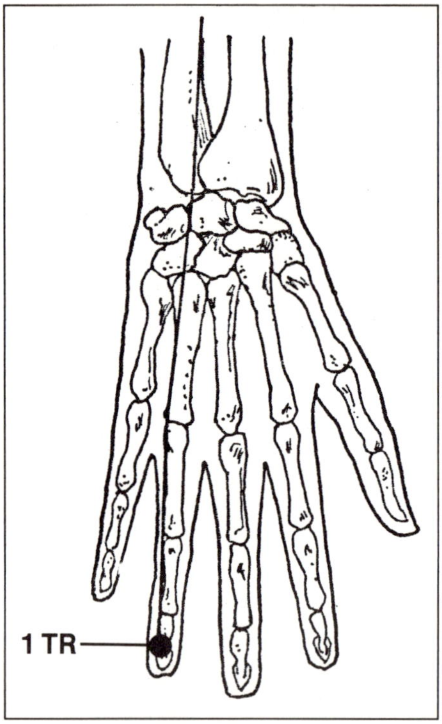

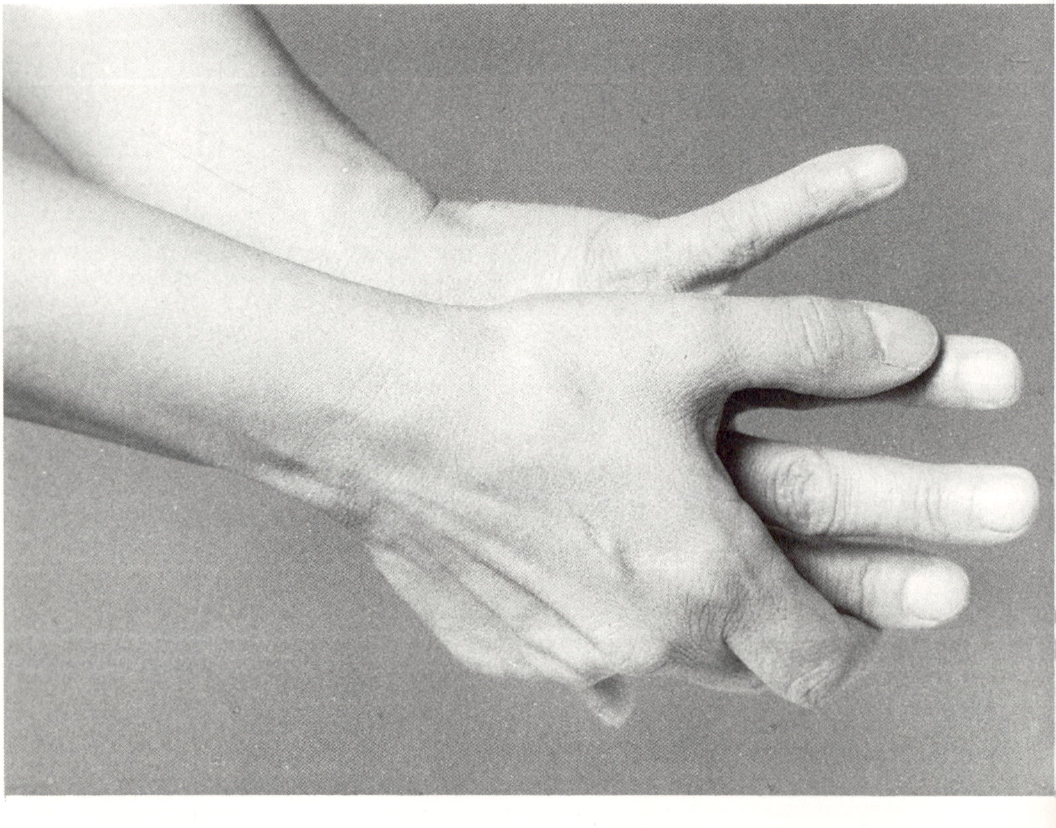

POINT 2 TR

Il est placé sur le dos de la main, entre l'annulaire et l'auriculaire, au-dessus de la tête de l'articulation métacarpe-phalange de l'annulaire. A traiter en cas de douleurs à la nuque. Un point utile à connaître dans le cas de maladies infantiles exanthémateuses et d'inflammations dues à des caries dentaires.

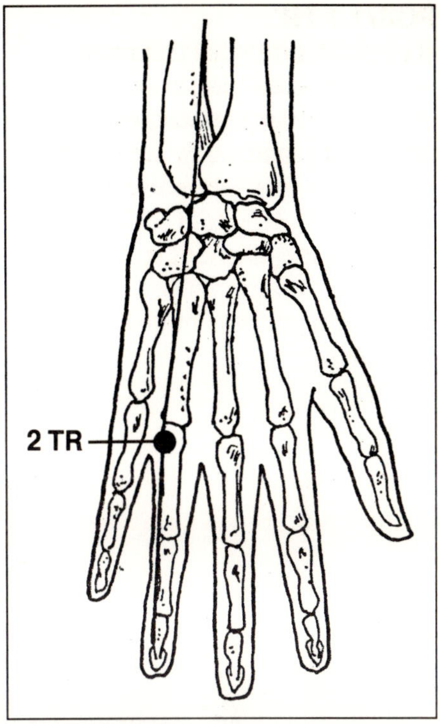

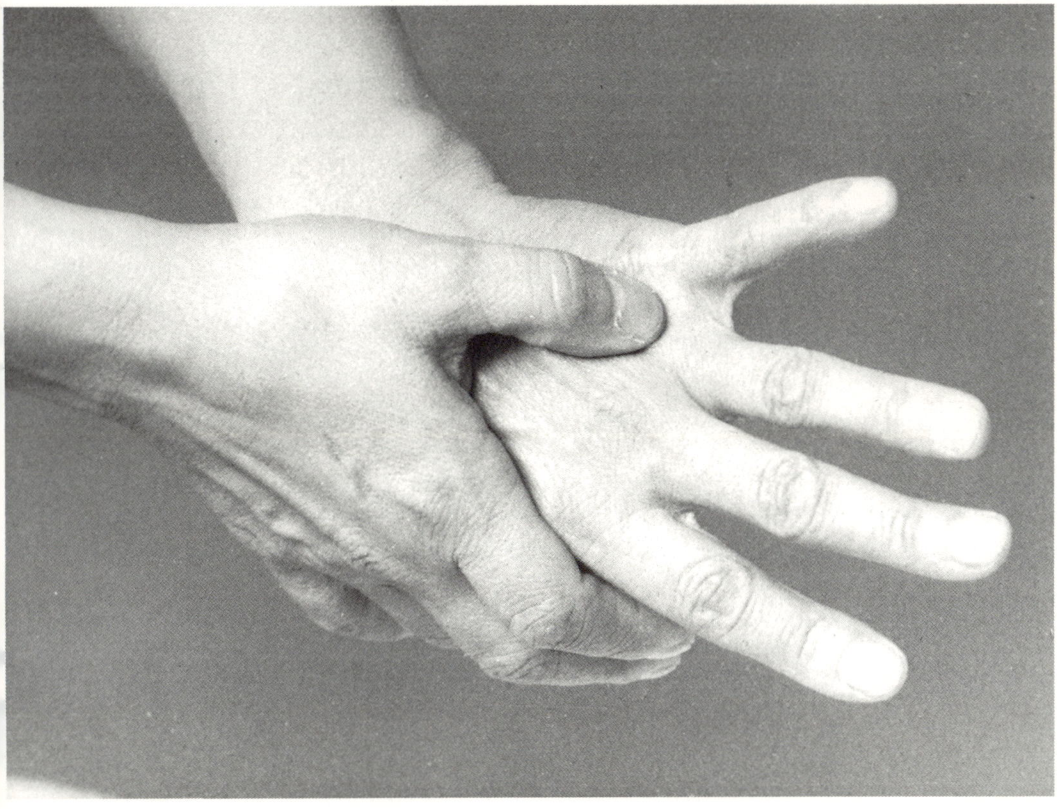

POINT 3 TR

Il est situé sur le dos de la main, dans l'angle formé par le quatrième et le cinquième métacarpe, dans une petite cavité.
Ce point a un effet analgésique sur les douleurs affectant le dos de la main. Il est également très efficace contre les inflammations du larynx, du pharynx et de la gorge en général.

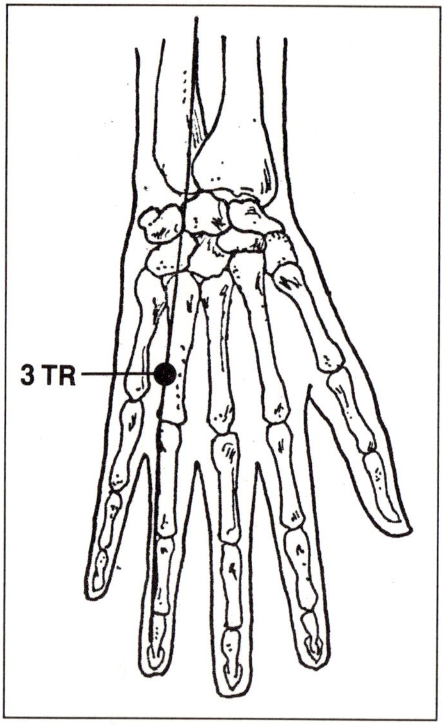

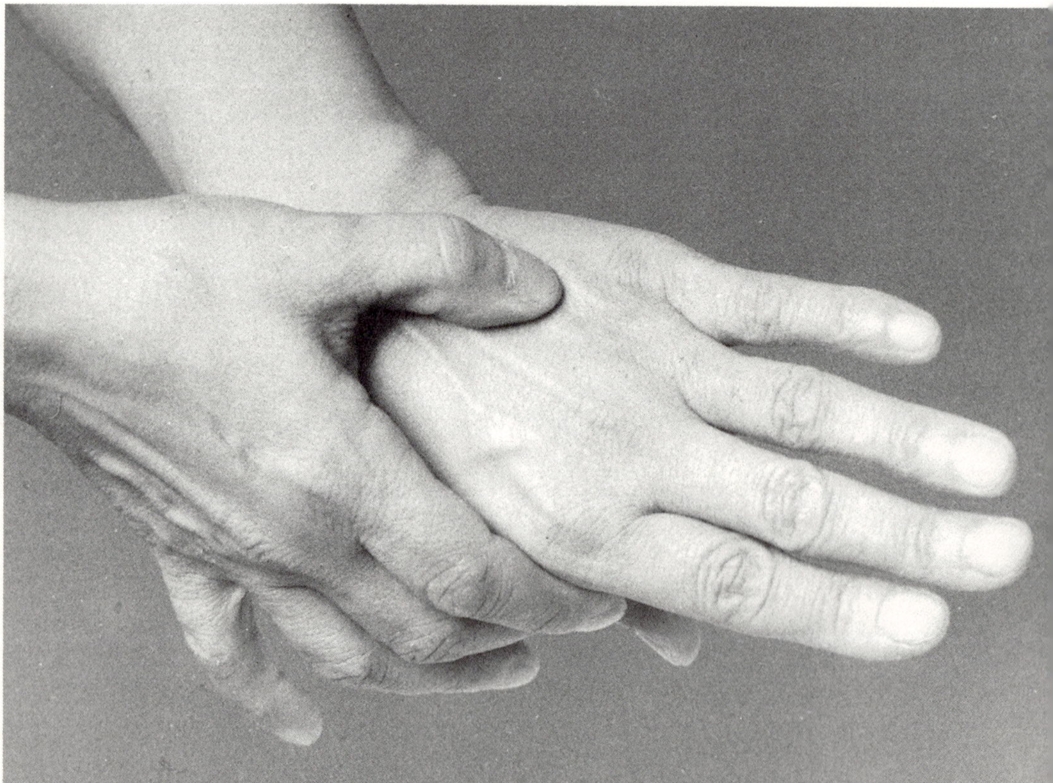

POINT 4 TR

Il est localisé au milieu du poignet, sur l'articulation du quatrième métacarpien.
Ce point est efficace contre les anémies, et la stimulation de celui de la main droite agit sur le diabète.

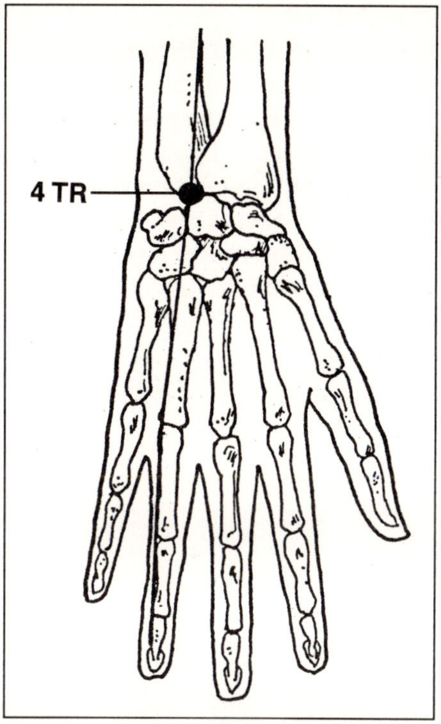

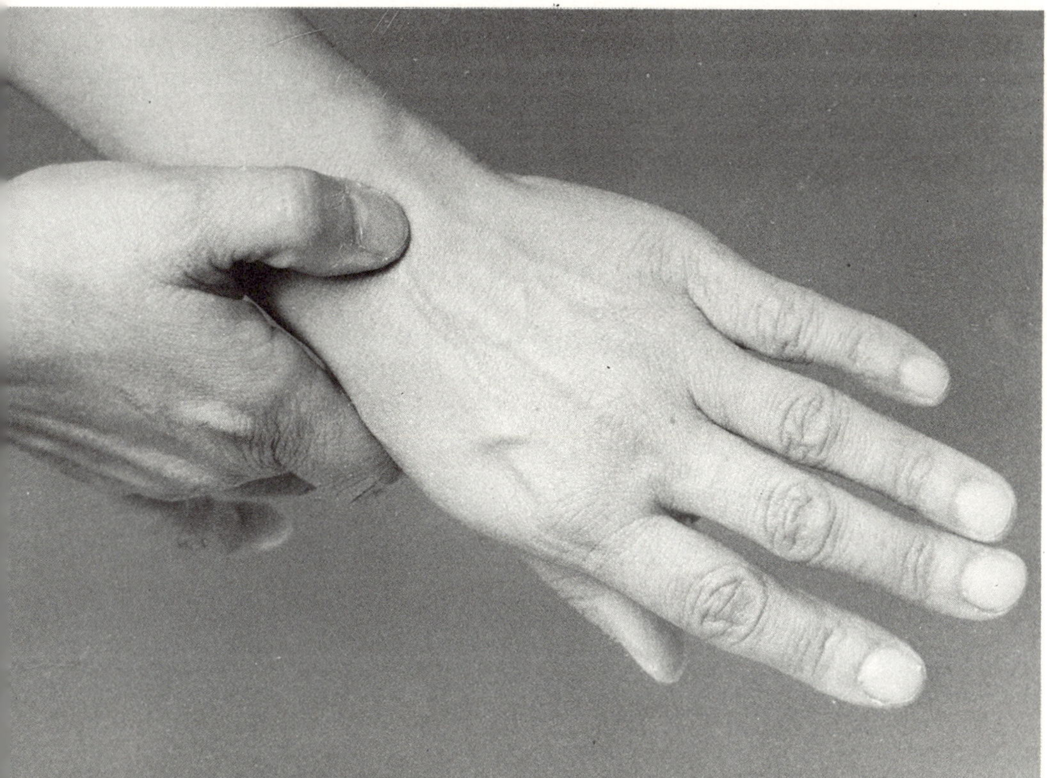

POINT 5 TR

Il est situé au point de jonction du radius et du cubitus, à 5,5 cm environ au-dessus du pli du poignet.
C'est un point important dans la mesure où il exerce une action sédative contre toutes les douleurs articulaires du bras, du coude et de l'avant-bras.

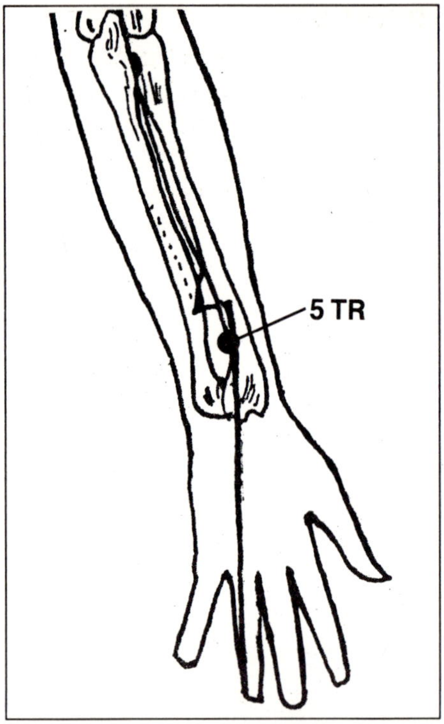

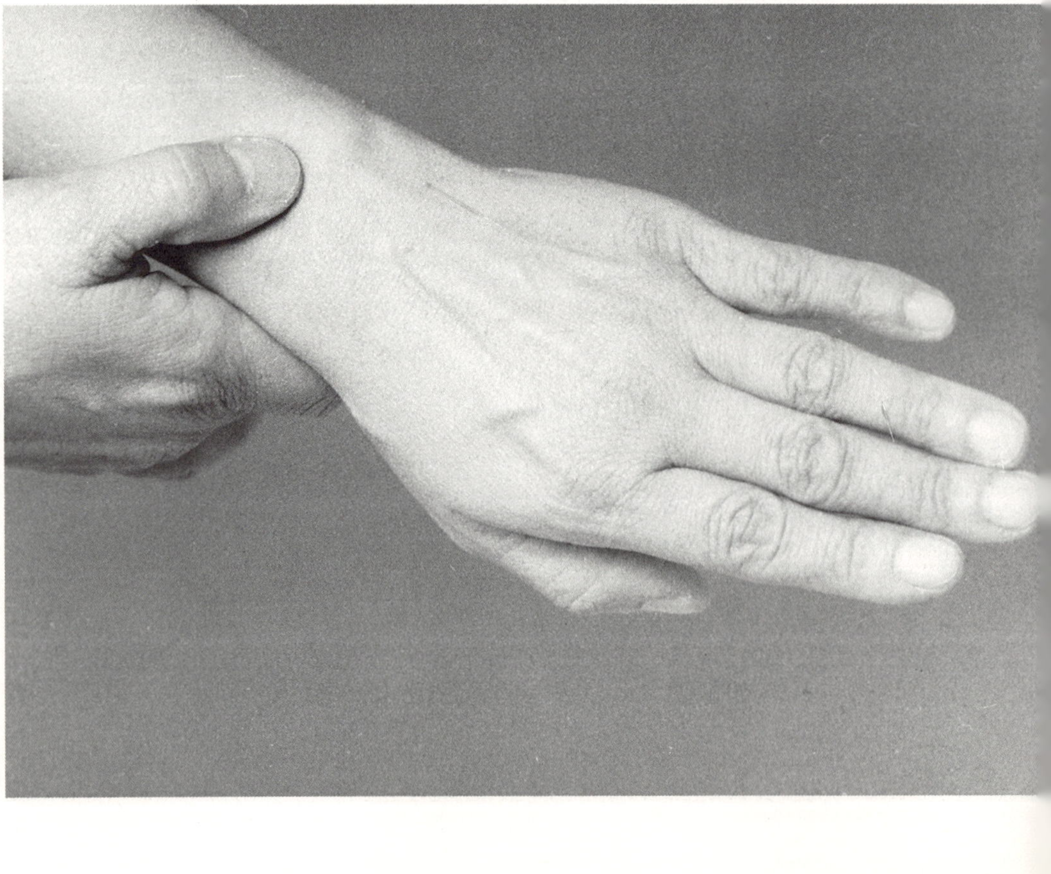

POINT 6 TR

Il est placé dans une fossette contre le bord externe du radius, trois doigts au-dessus du pli du poignet. Efficace contre les douleurs intercostales, les vertiges et les frissons.

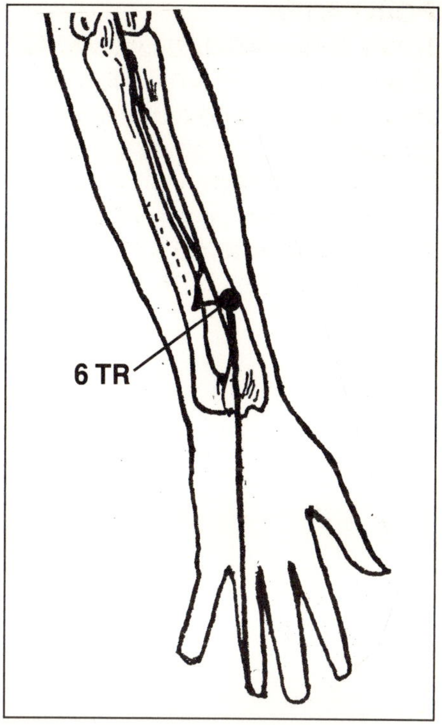

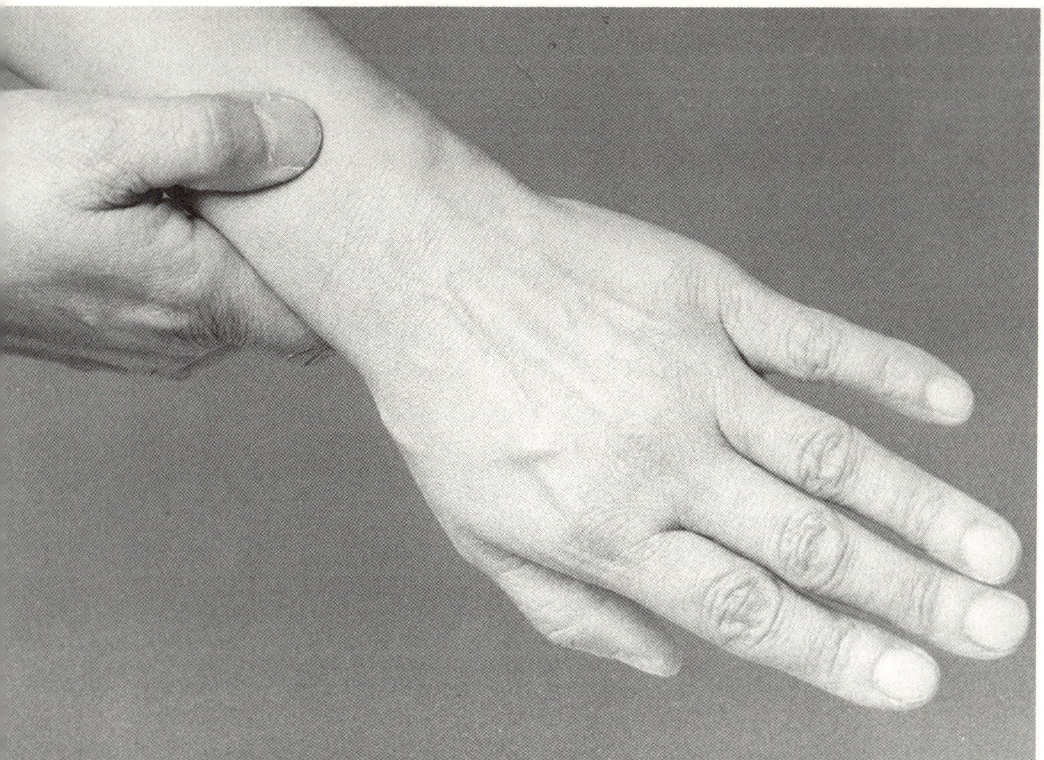

POINT 10 TR

Il est localisé dans la dépression qui se forme lorsque l'on plie le coude à angle droit, un pouce au-dessus de l'olécrane du cubitus, sur la face postérieure du bras.
On l'utilise pour abaisser la pression artérielle.

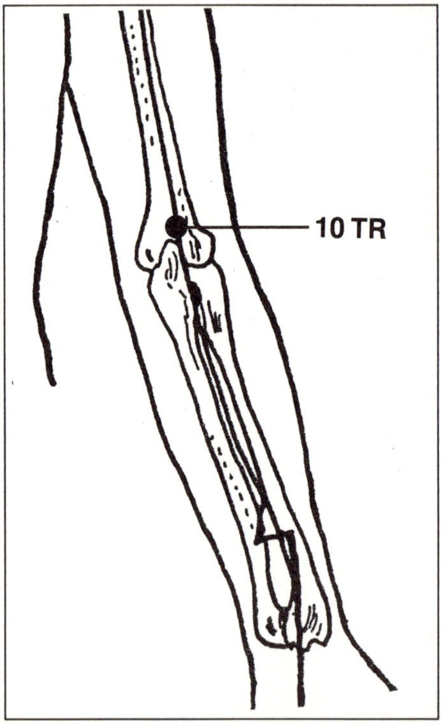

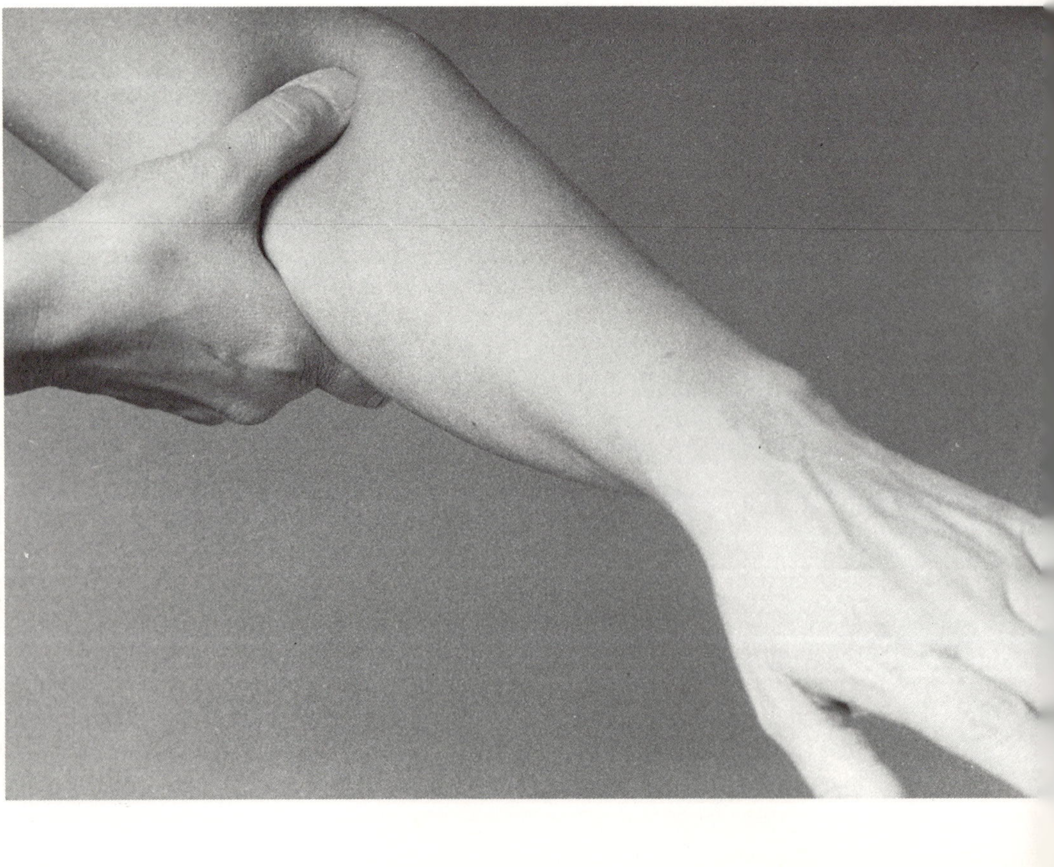

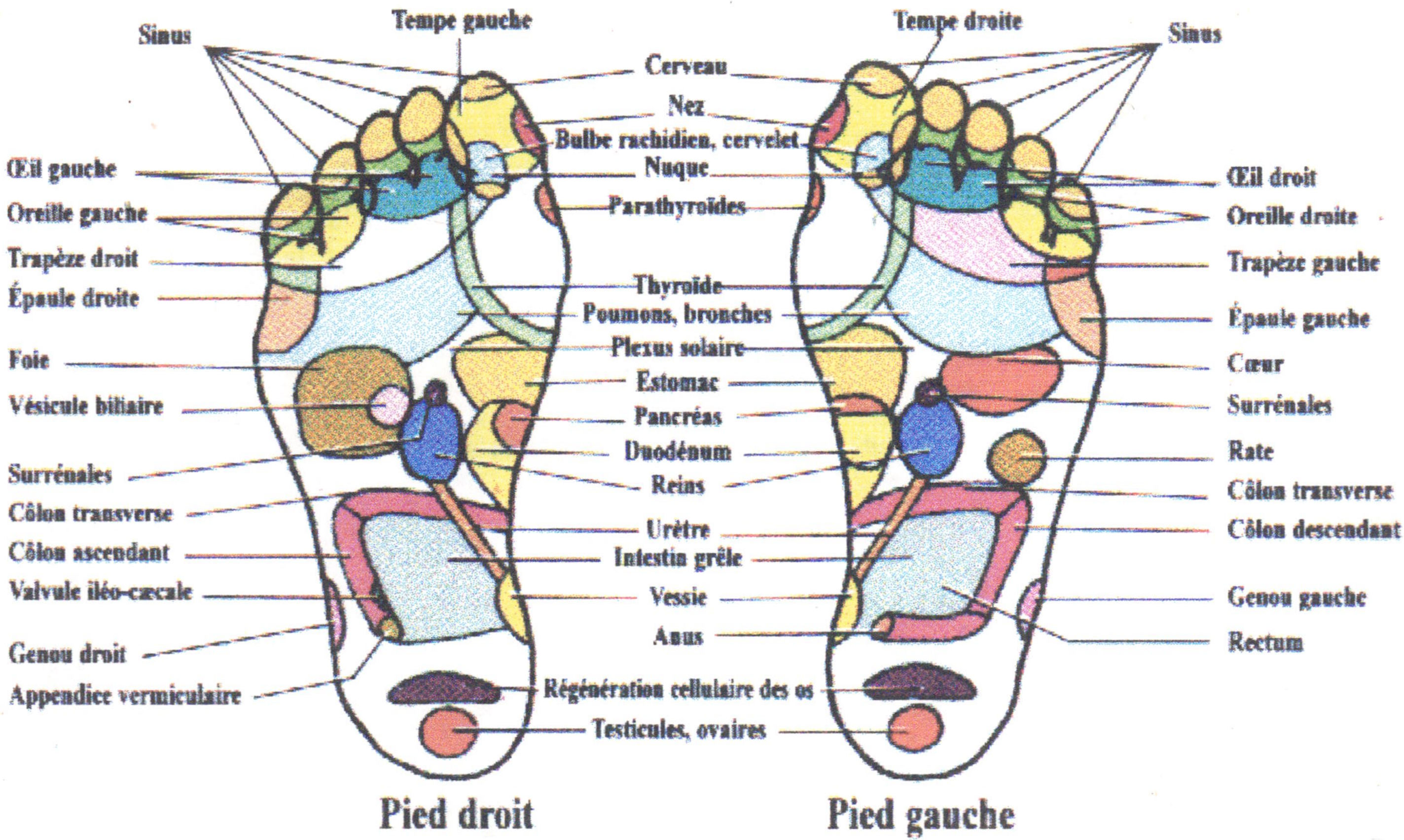
Sinus
Tempe gauche
Tempe droite
Sinus
Cerveau
Nez
Bulbe rachidien, cervelet
Nuque
Parathyroïdes
Thyroïde
Poumons, bronches
Plexus solaire
Estomac
Pancréas
Duodénum
Reins
Urètre
Intestin grêle
Vessie
Anus
Régénération cellulaire des os
Testicules, ovaires
Œil gauche
Oreille gauche
Trapèze droit
Épaule droite
Foie
Vésicule biliaire
Surrénales
Côlon transverse
Côlon ascendant
Valvule iléo-cæcale
Genou droit
Appendice vermiculaire
Œil droit
Oreille droite
Trapèze gauche
Épaule gauche
Cœur
Surrénales
Rate
Côlon transverse
Côlon descendant
Genou gauche
Rectum
Pied droit
Pied gauche

POINT 14 TR

Il se trouve dans la partie dorsale de l'épaule, sur la pointe de l'acromion, au niveau de l'articulation de l'humérus, dans la fossette qui se forme sous l'acromion lorsque l'on soulève le bras.
Efficace contre les douleurs d'épaule en général.

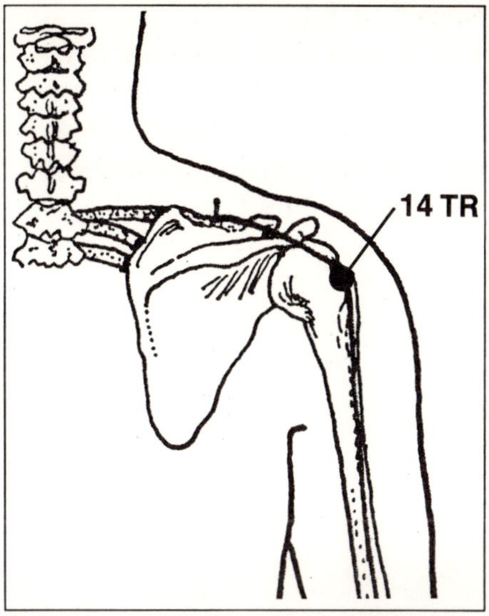

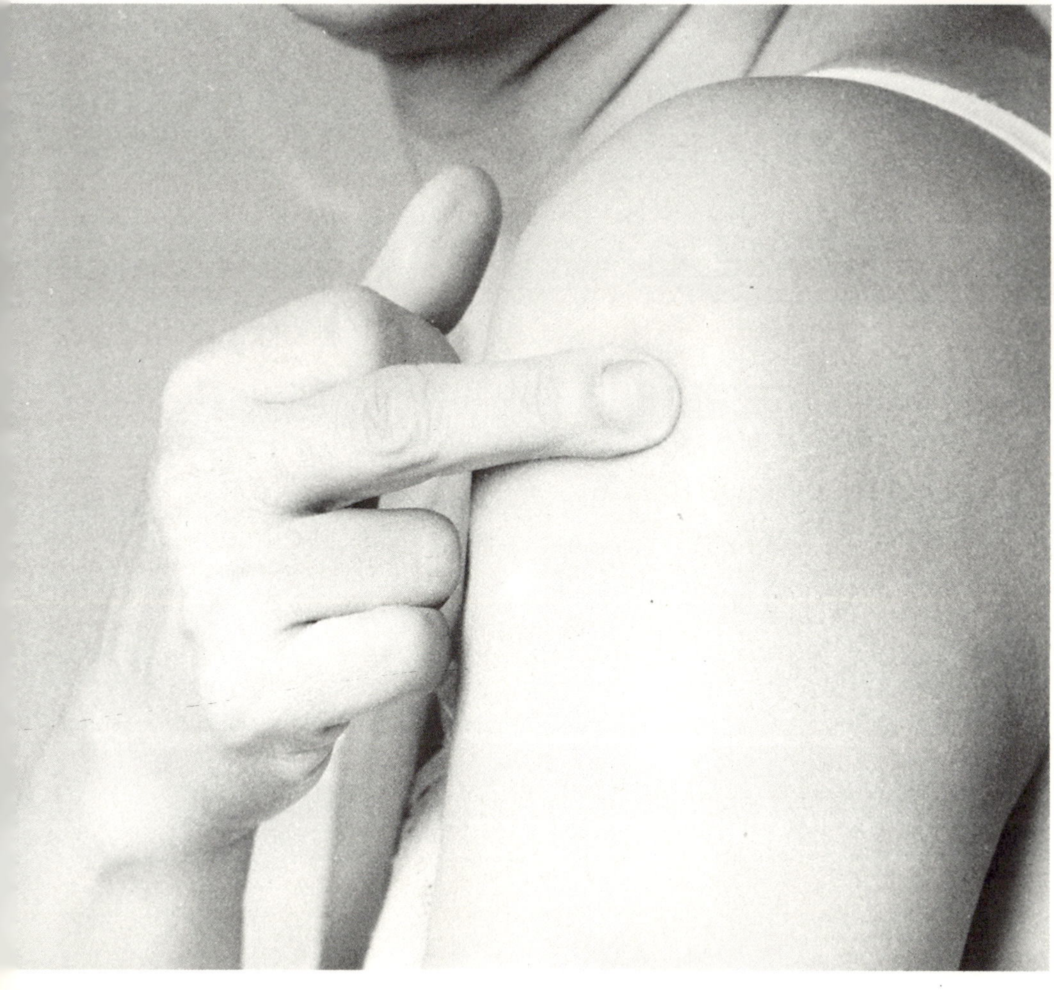

POINT 15 TR

Ce point est situé à égale distance de la pointe de l'acromion et du muscle sterno-cléido-mastoïdien. On s'en sert contre le torticolis et les douleurs dans l'épaule.

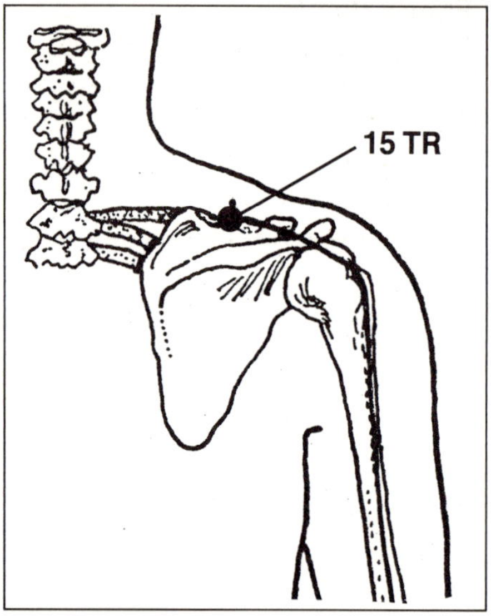

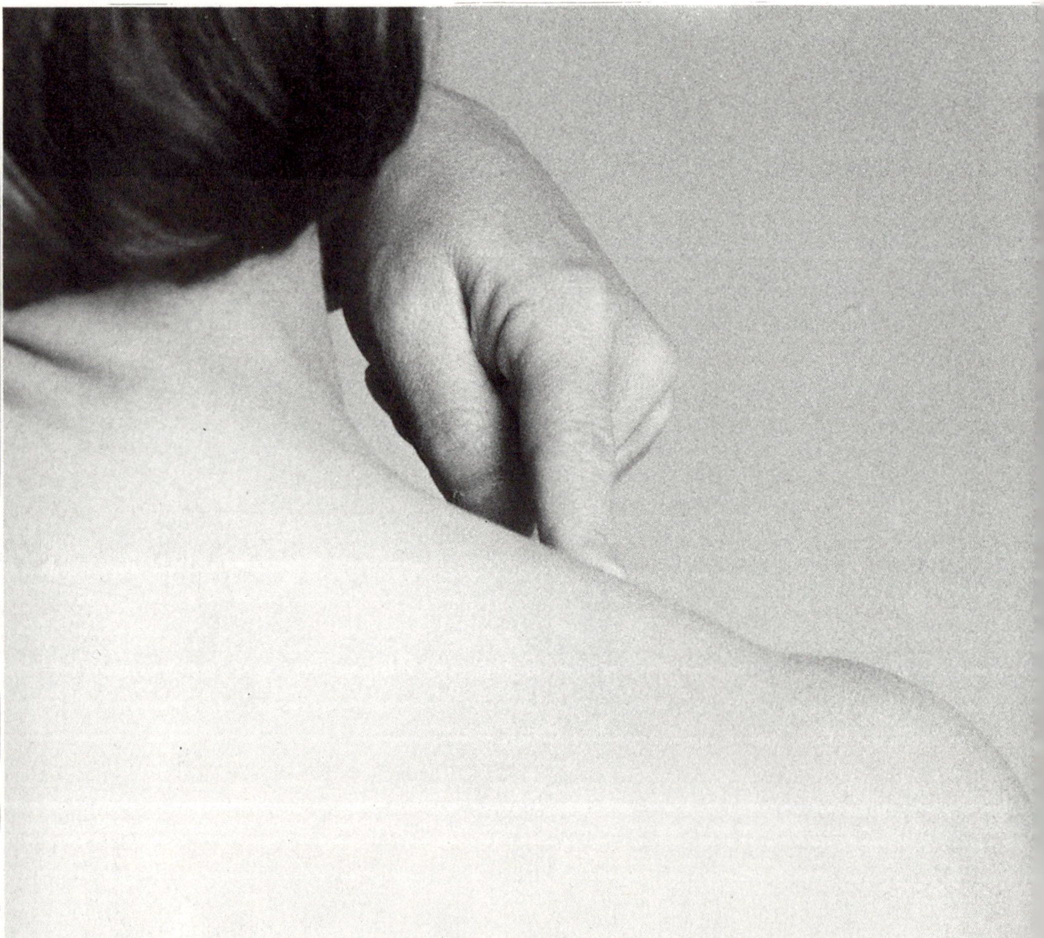

POINT 23 TR
Il est placé sur la pointe externe du sourcil, dans la fossette qui se forme dans l'articulation frontale. Utile contre le mal de tête (céphalée) et d'éventuelles névralgies au niveau des sourcils.

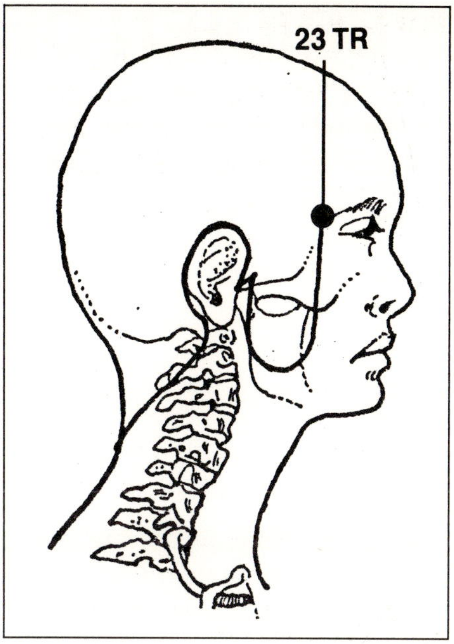

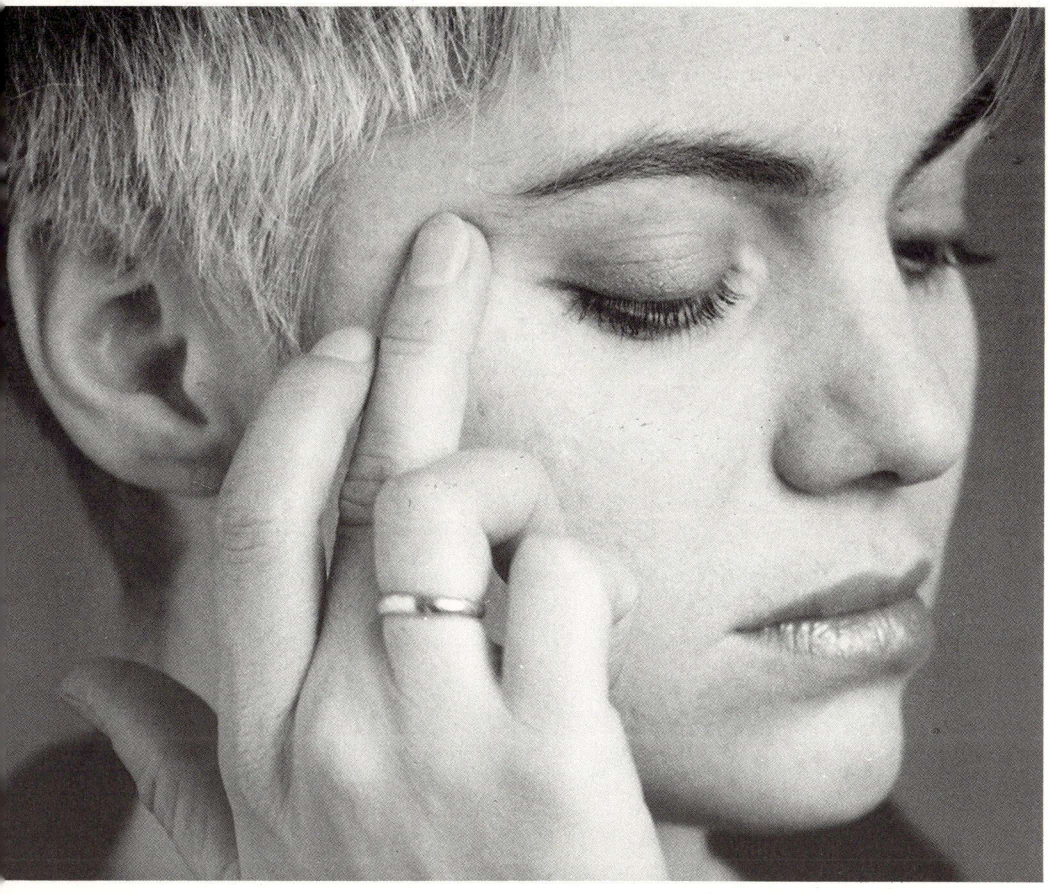

MERIDIEN DE LA VESICULE BILIAIRE (VB)

Il a un flux d'énergie descendante qui s'écoule de la tête et du tronc vers les pieds. C'est un méridien yang, qui dégage le maximum de son énergie entre 23 heures et 1 heure du matin.
L'action principale de ce méridien consiste à régulariser l'activité. S'il est trop chargé d'énergie, il provoque l'agressivité et un caractère jaloux et coléreux ; en état de carence, en revanche, il est à l'origine de phénomènes dépressifs, aussi bien physiques que mentaux.
Il influence favorablement les migraines, les arthrites et de nombreuses formes de rhumatismes, les maladies de la peau, les dérèglements cardiaques et gastriques.

MERIDIEN DE LA VESICULE BILIAIRE

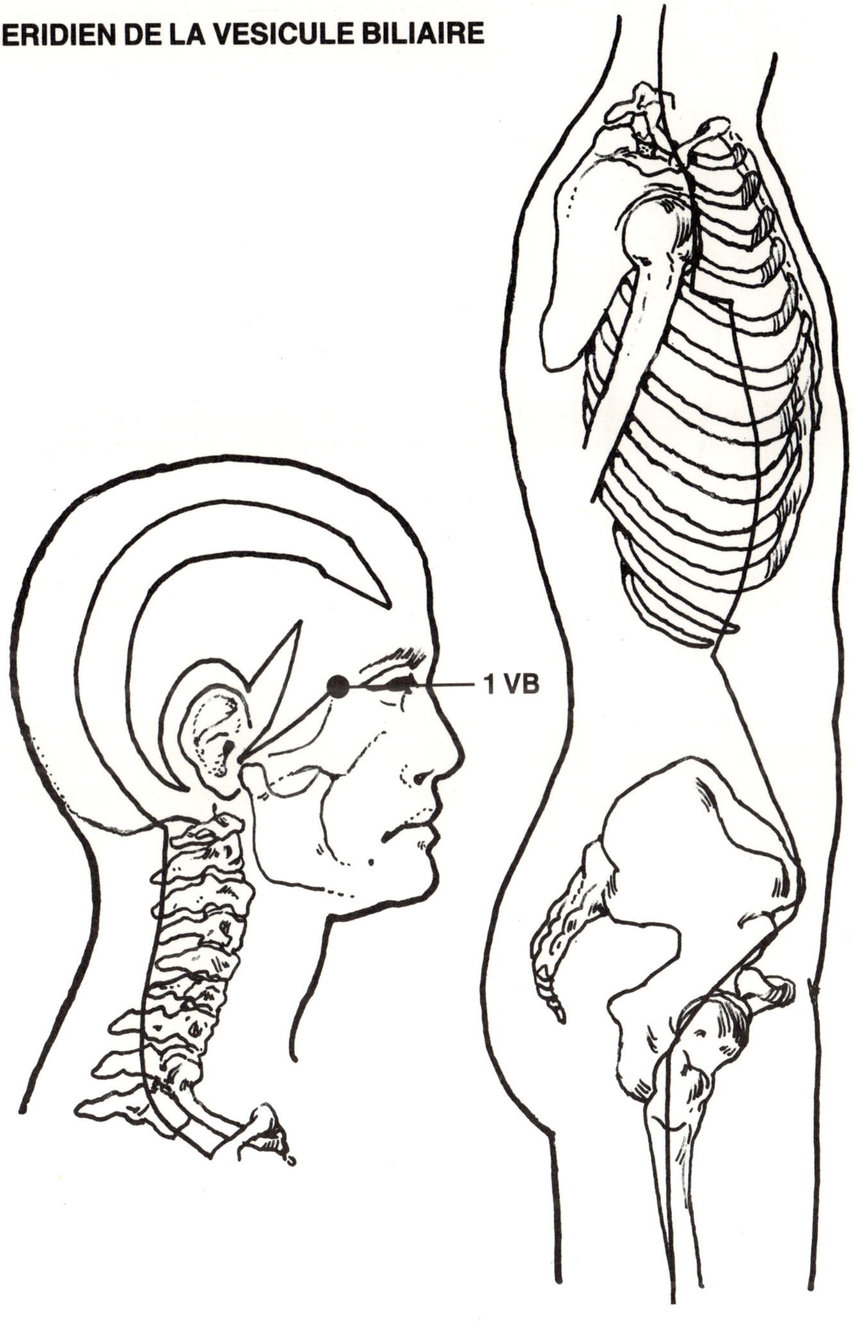

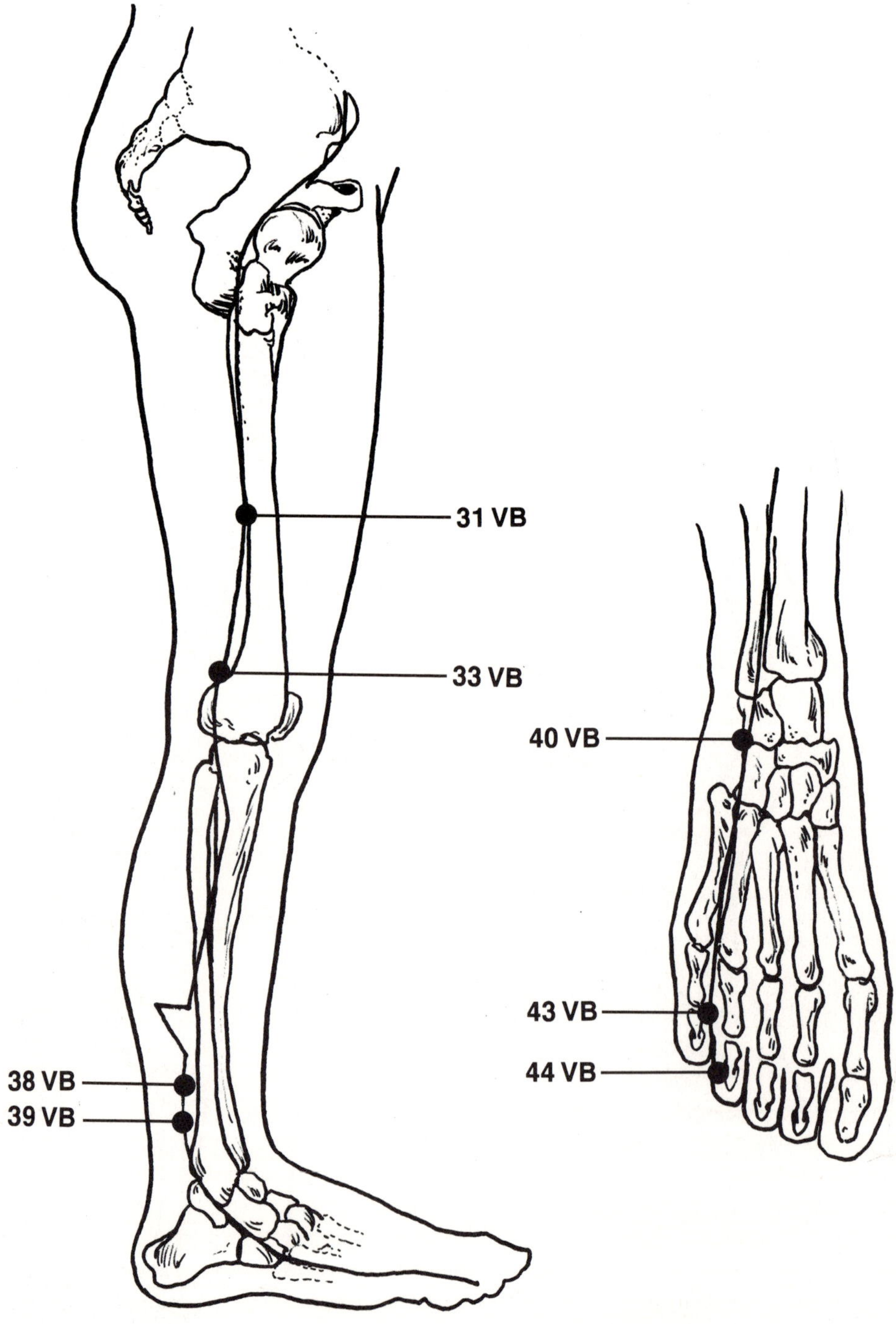
31 VB
33 VB
38 VB
39 VB
40 VB
43 VB
44 VB

POINT 1 VB

Il est situé sur le côté de la commissure oculaire, à l'angle de l'os maxillaire. Utile dans le traitement des problèmes liés aux affections oculaires, y compris la photophobie.

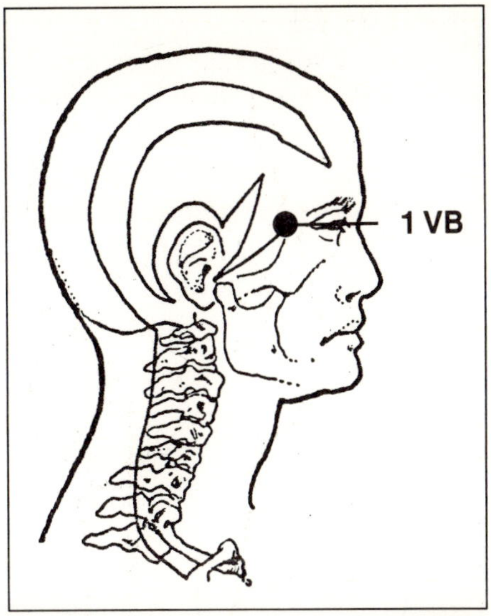

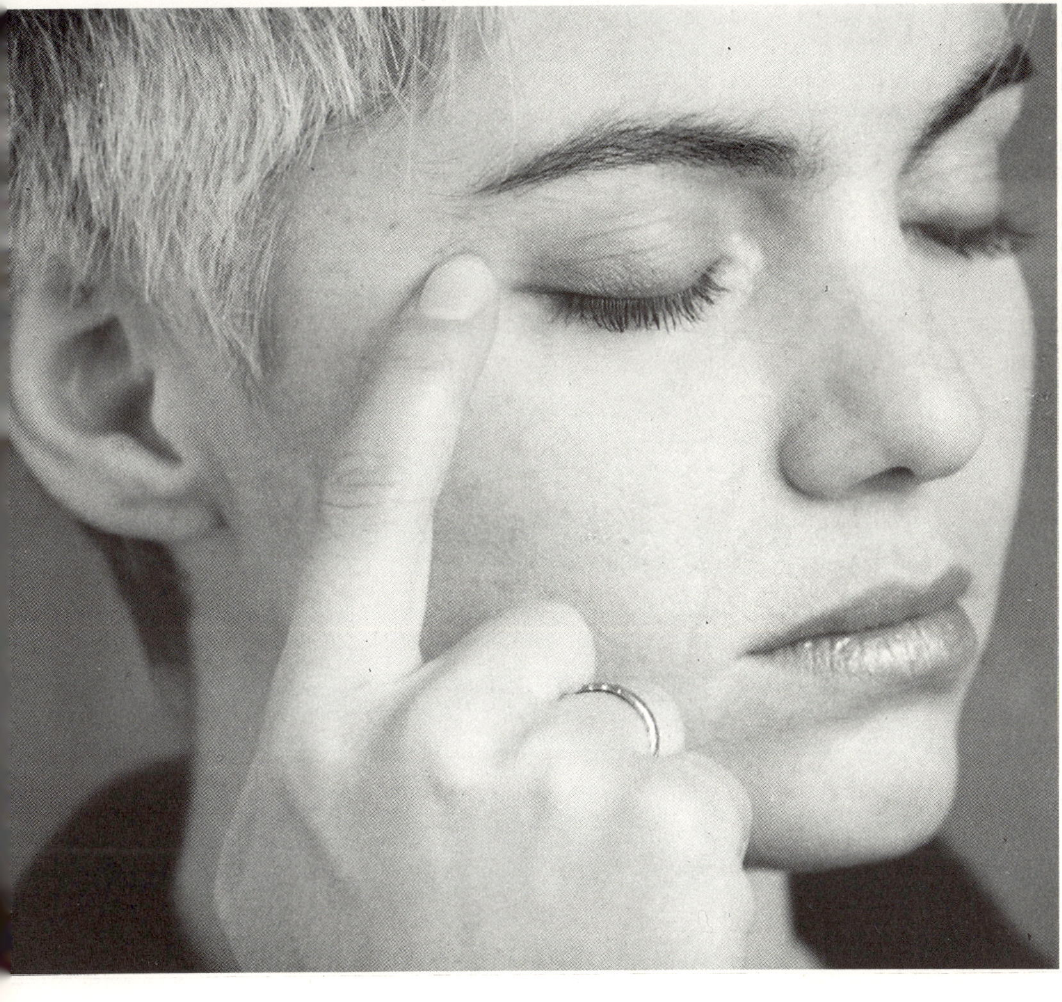

POINT 31 VB

Il se trouve sur la face externe de la cuisse, à 18 cm au-dessus de la ligne tibio-fémorale. Pour le trouver, il suffit de se mettre au garde-à-vous : le point est alors situé au-dessous de l'extrémité du majeur. On presse ce point contre les démangeaisons généralisées.

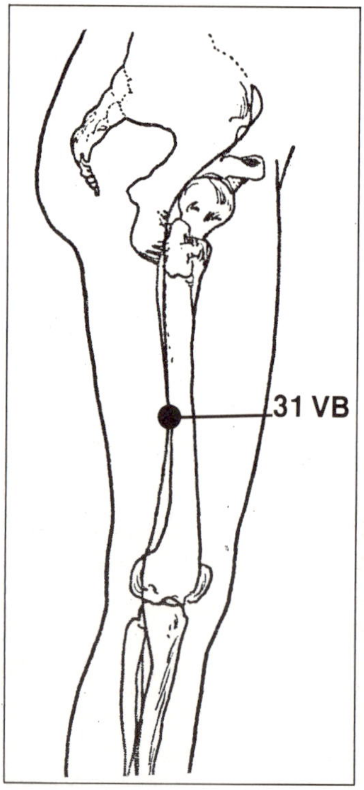

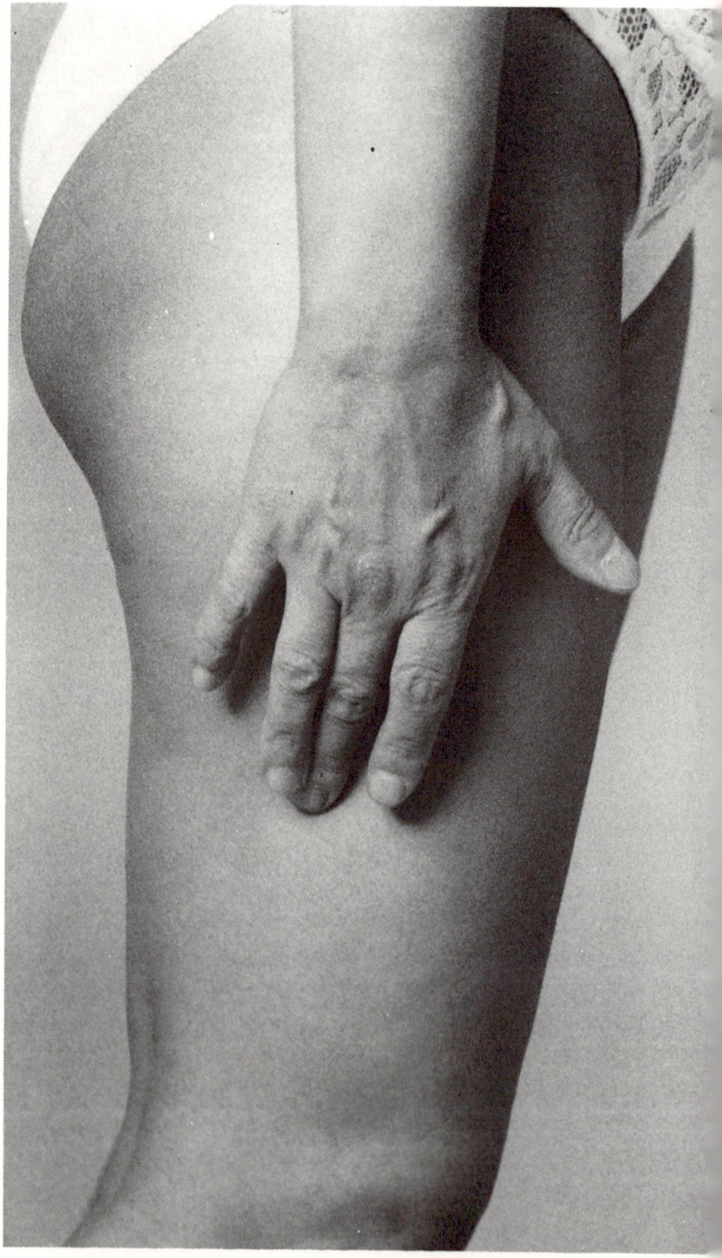

POINT 33 VB

Il est localisé sur la même ligne que le point 31 VB, mais 10 cm plus vers le bas. On l'utilise dans le cas de douleurs au genou.

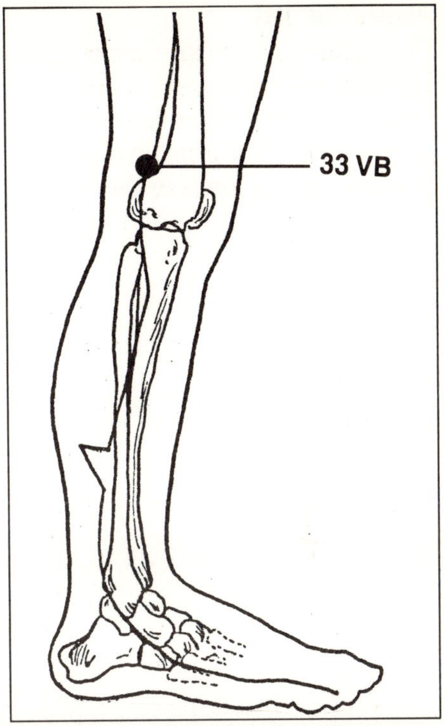

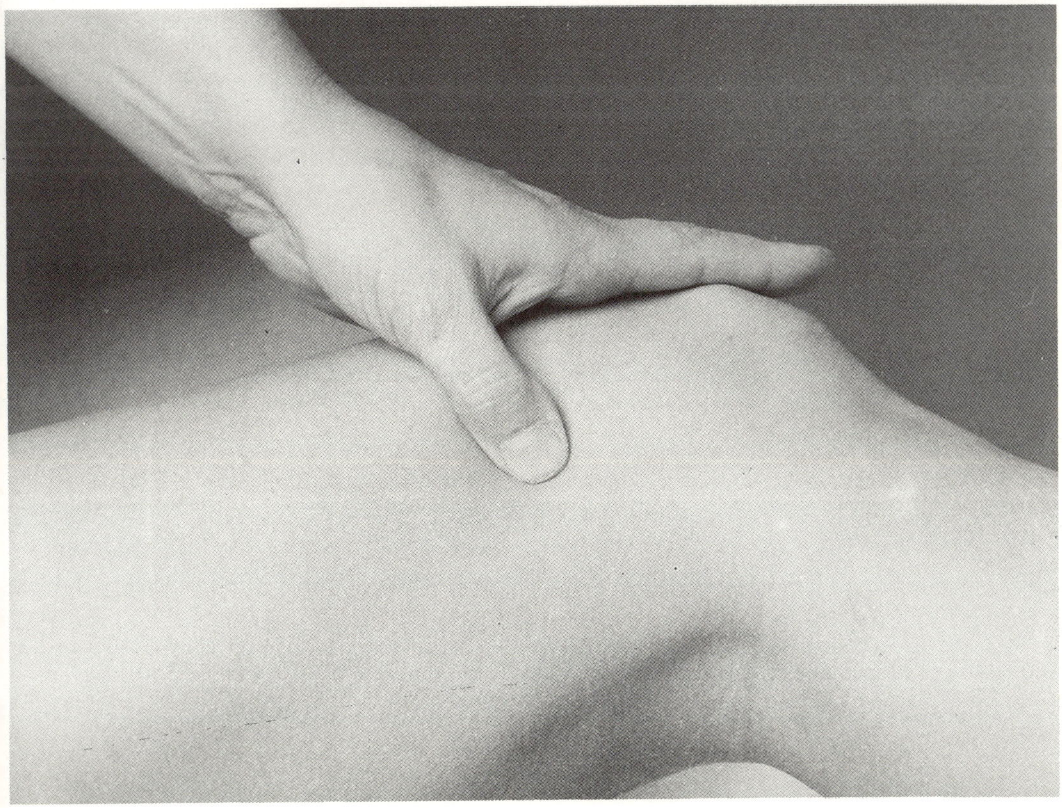

POINT 38 VB

Il est situé à 7,5 cm au-dessus de la malléole externe.

Sa pression provoque une contraction de la vésicule biliaire.

A ne pas utiliser dans le cas de calculs de la vésicule biliaire.

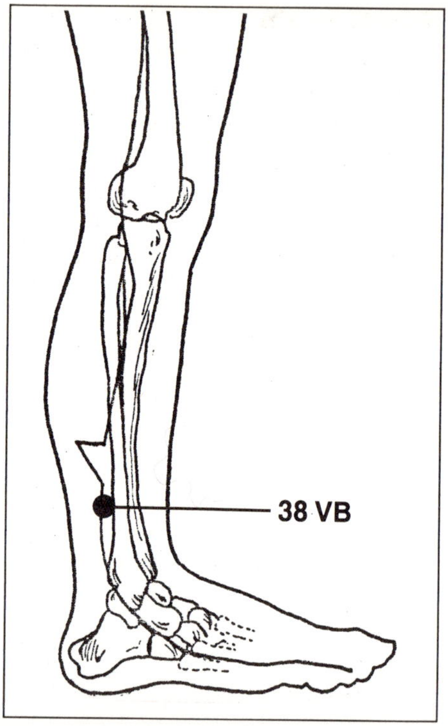

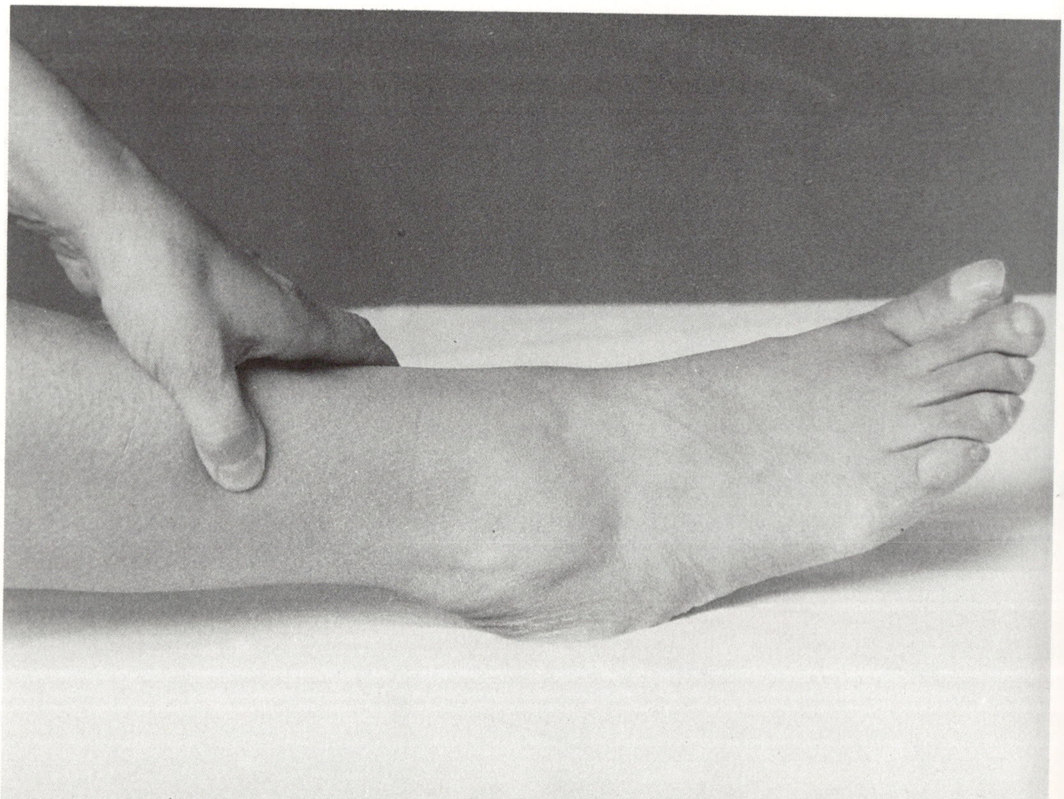

POINT 39 VB

Il se trouve à environ 3,5 cm en dessous du point 38 VB et à 4 cm environ au-dessus de la malléole externe.
Il permet un traitement efficace dans le cas de démangeaisons généralisées et de douleurs à la cheville.

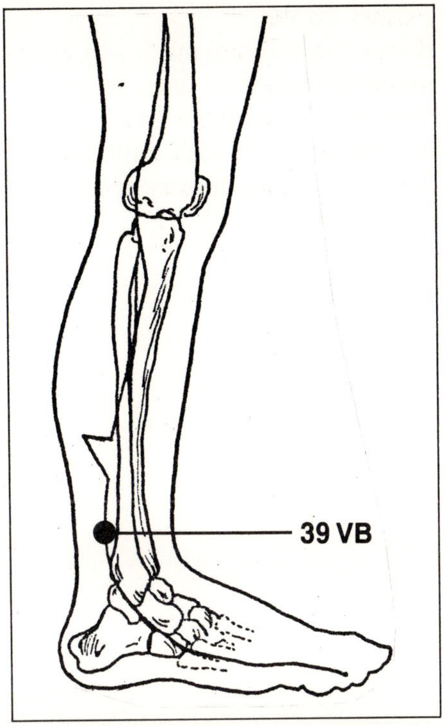

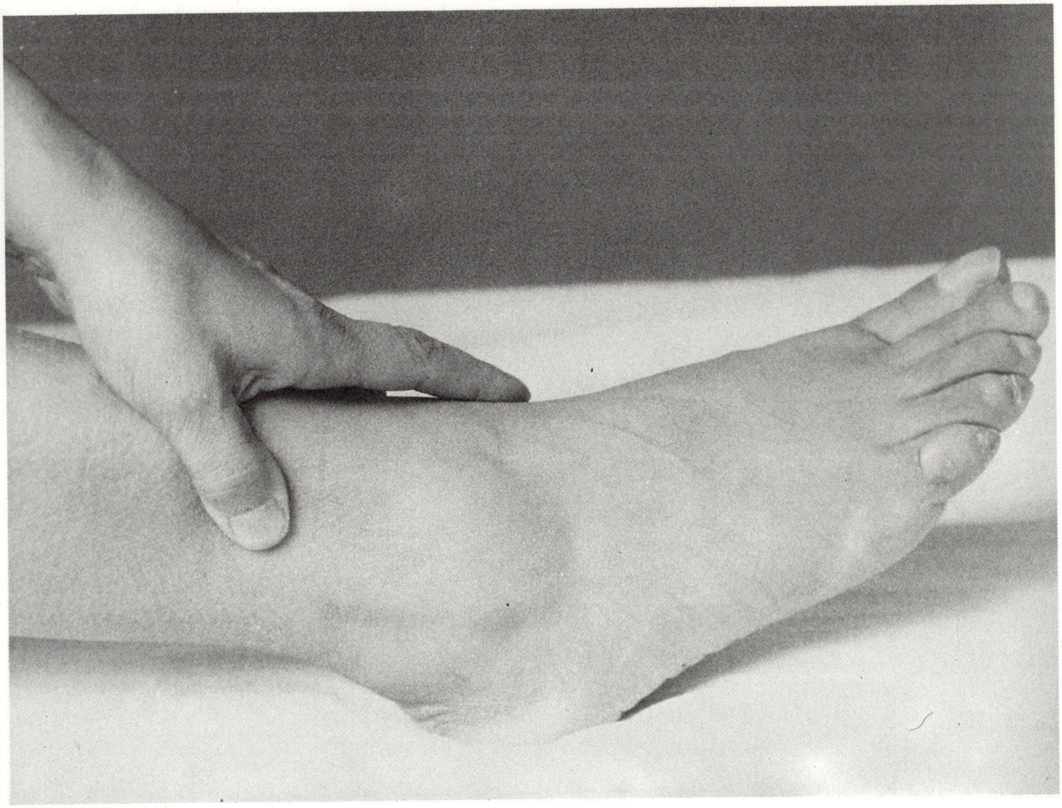

POINT 40 VB

Il se trouve sur la ligne intermétatarsienne, entre le quatrième et le cinquième métatarse. On l'utilise dans le cas d'entorses douloureuses et de crampes du mollet.

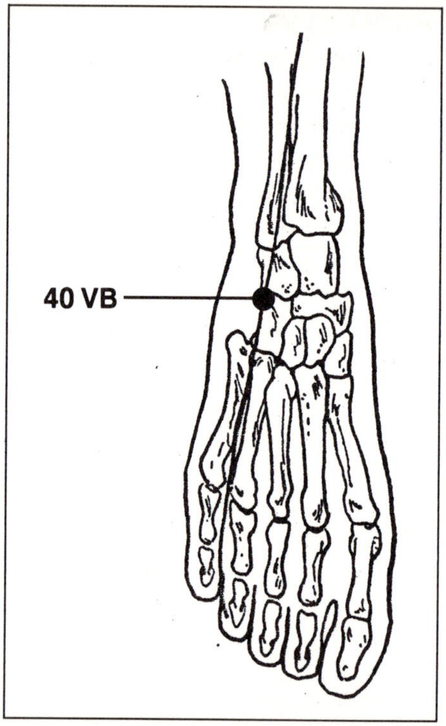

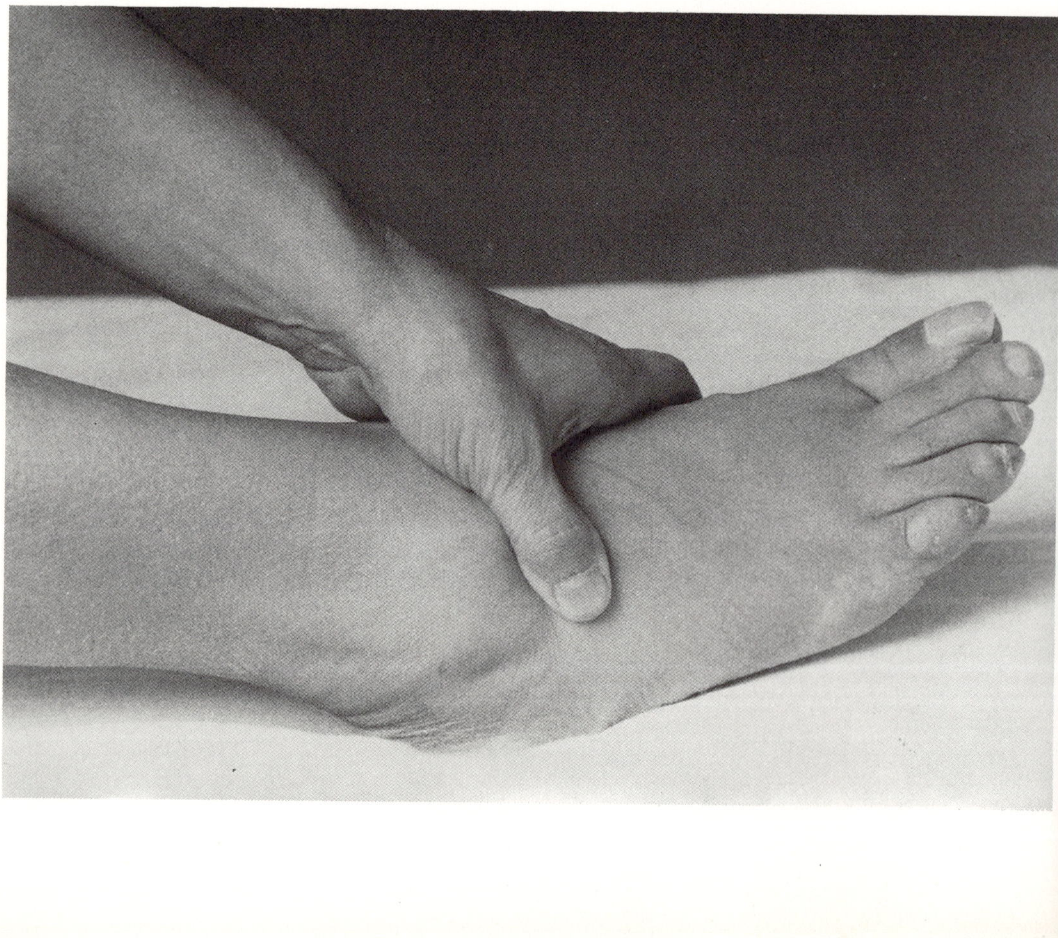

POINT 43 VB

Ce point est localisé à l'endroit où se séparent le quatrième et le cinquième orteil.
Utile contre les bourdonnements d'oreilles, les démangeaisons auriculaires et les vertiges.

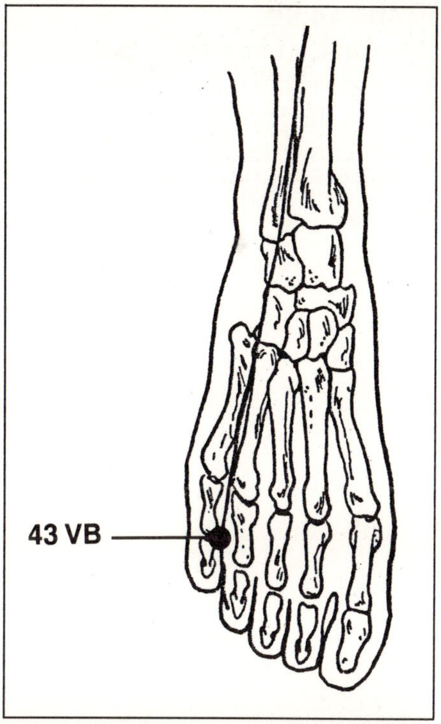

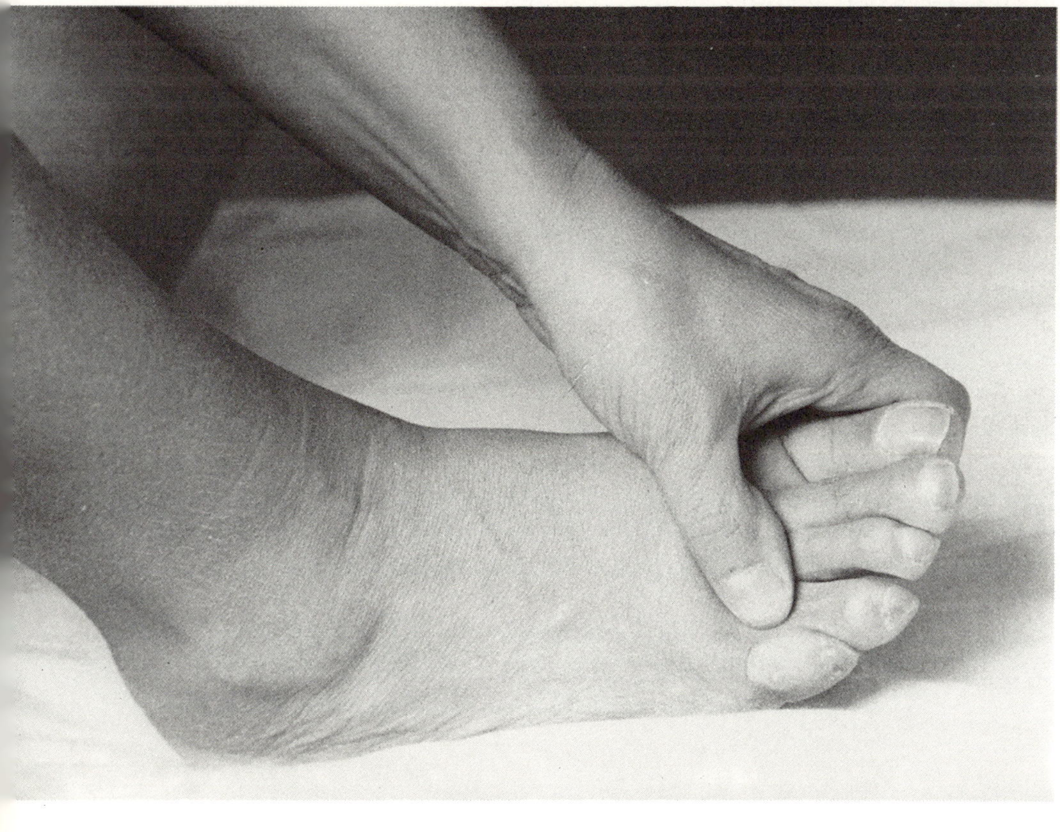

POINT 44 VB

Il est situé à 1 mm vers l'extérieur et 1 mm vers l'arrière de l'angle unguéal du quatrième orteil. A traiter contre les douleurs au globe oculaire, la rigidité et l'algie du trapèze.

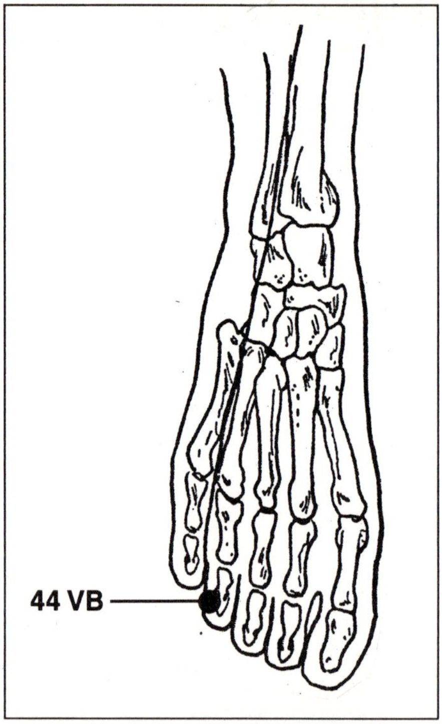

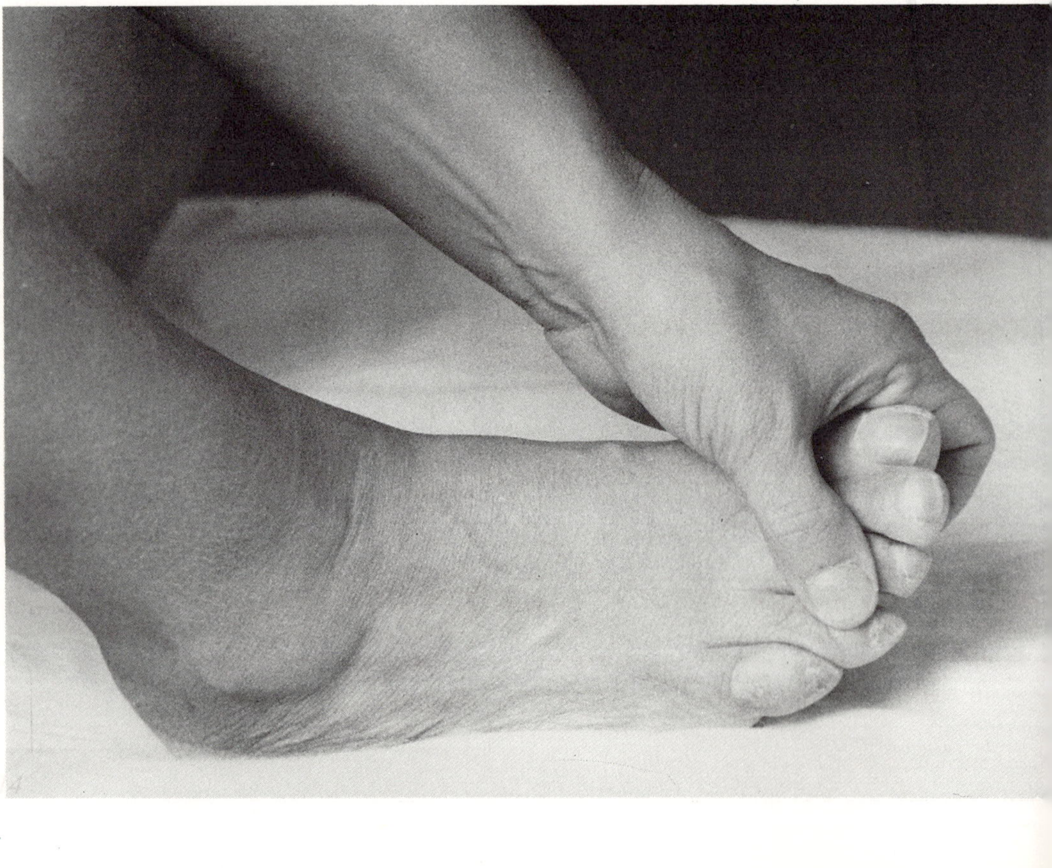

MERIDIEN DU FOIE (F)

Il a un flux d'énergie ascendante qui s'écoule du pied à la poitrine. Ce méridien yin développe son activité principale entre 1 et 3 heures du matin.

Son mauvais fonctionnement peut entraîner deux catégories de malaises :

— insuffisance hépatique, se manifestant par la fatigue, un manque d'appétit, une sensation de froid, des selles pâles et des cernes sous les yeux ; on assiste aussi à l'apparition de problèmes cutanés, d'affections de type allergique et de dérèglements digestifs ;

— hypertrophie hépatique, qui se traduit par des selles de couleur sombre, une mauvaise haleine, des urines de couleur ambrée et des douleurs hépatiques.

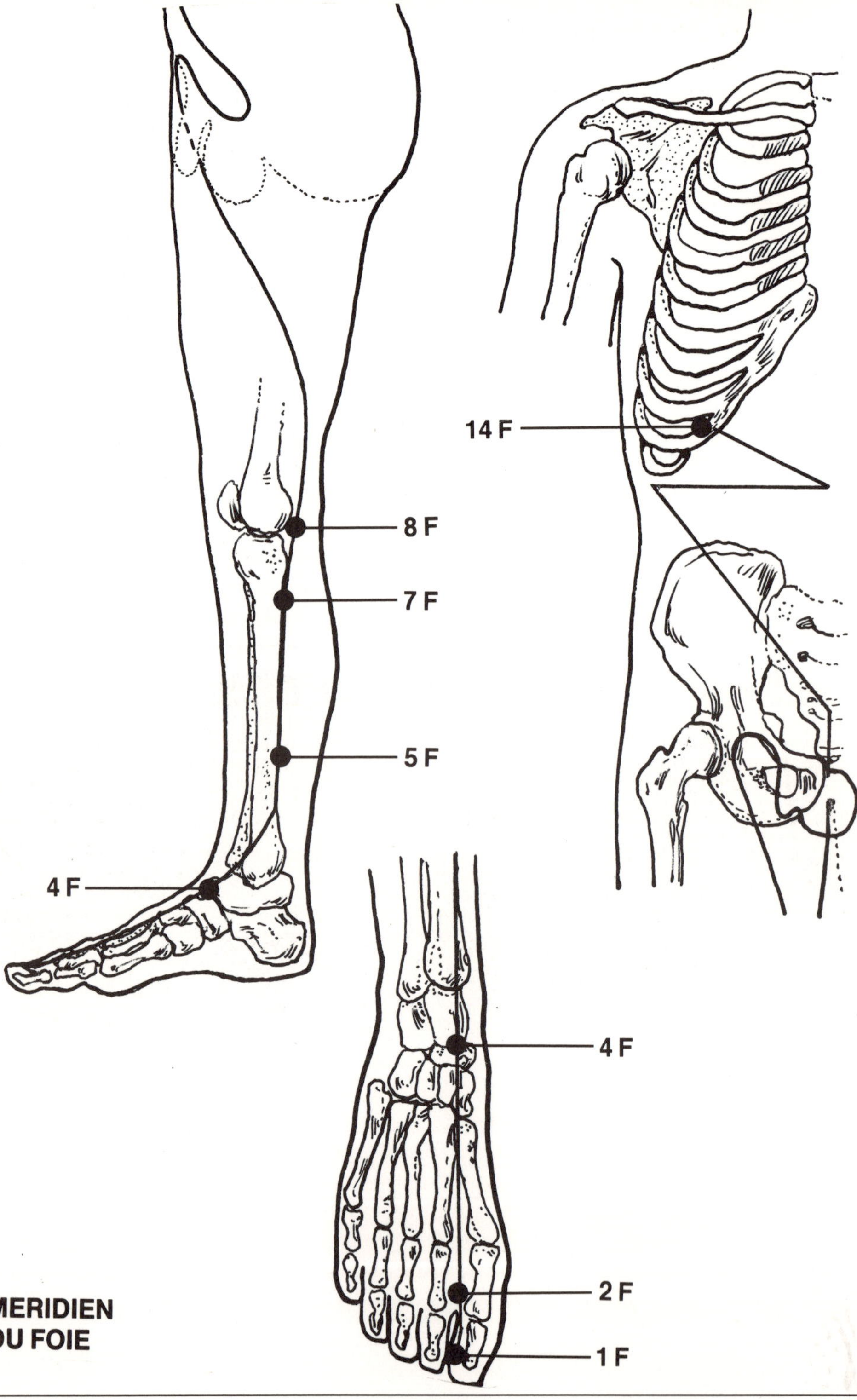

MERIDIEN
DU FOIE

POINT 1 F

Il est situé sur le gros orteil, à l'angle interne de l'ongle.
Sa stimulation est très efficace dans le traitement de spasmes, quelles que soient leurs origines.

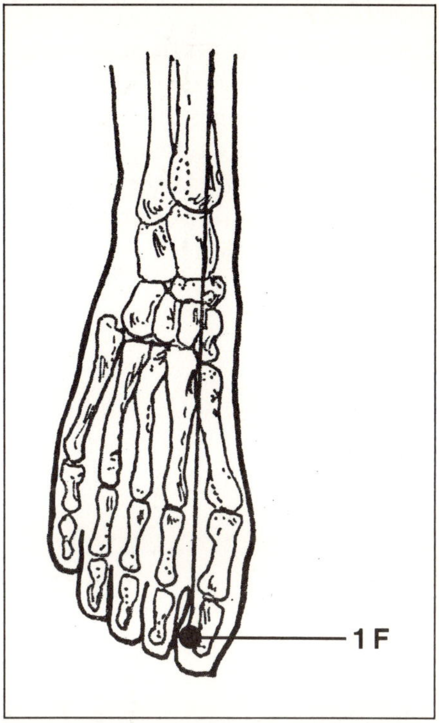

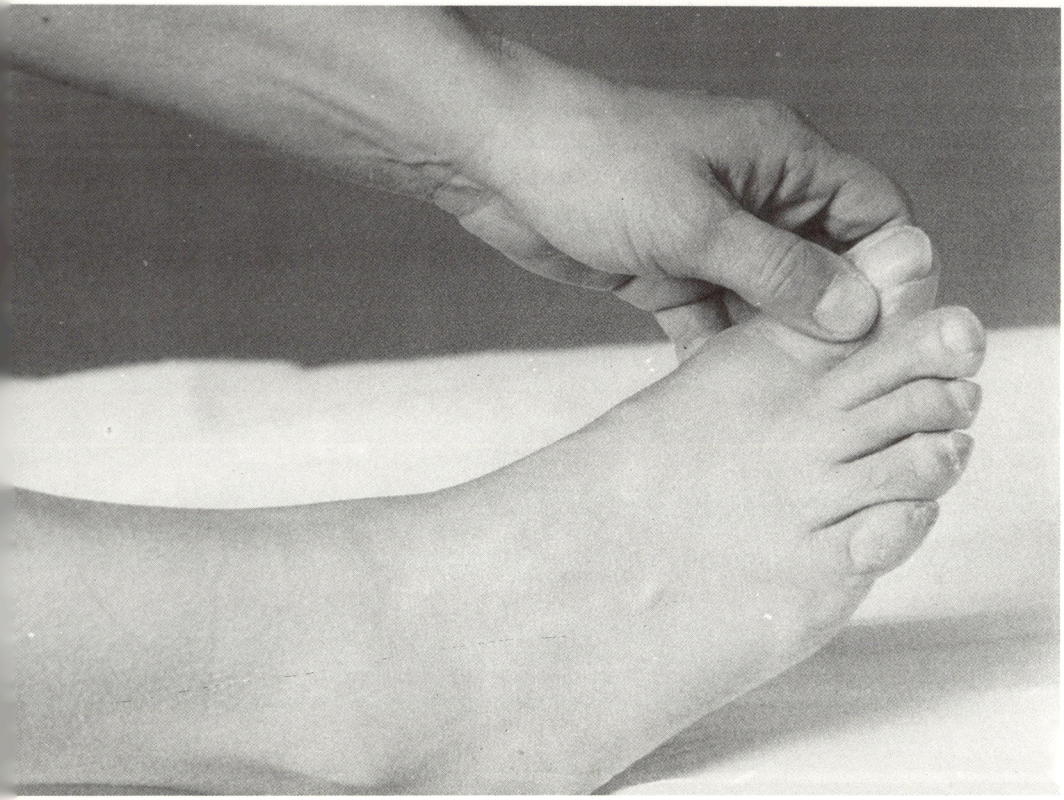

POINT 2 F

Il se trouve sur la partie supérieure du gros orteil, près de l'articulation reliant les phalanges proximale et distale, dans une cavité qui réagit douloureusement à la pression. C'est un point utile pour traiter les problèmes hépatiques.

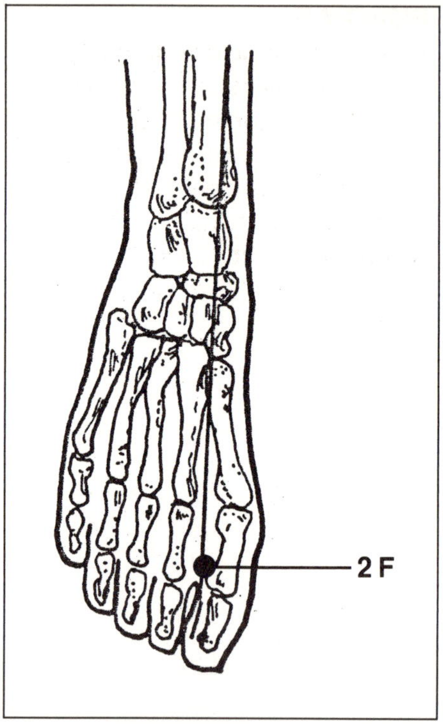

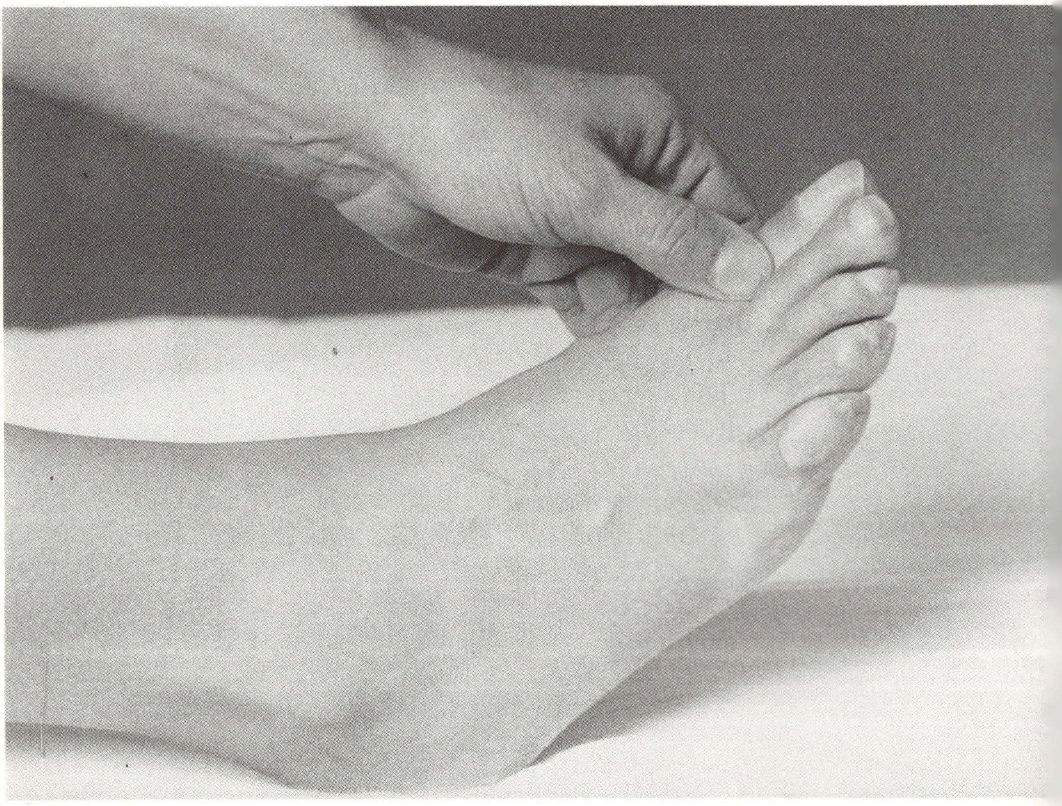

POINT 4 F
Il est placé sur le dos du pied, dans le prolongement de la première zone du métatarse, 1 cm en avant de la malléole interne, dans une cavité située au niveau du bord inférieur de l'astragale.
Sa pression calme certaines crampes articulaires et musculaires.

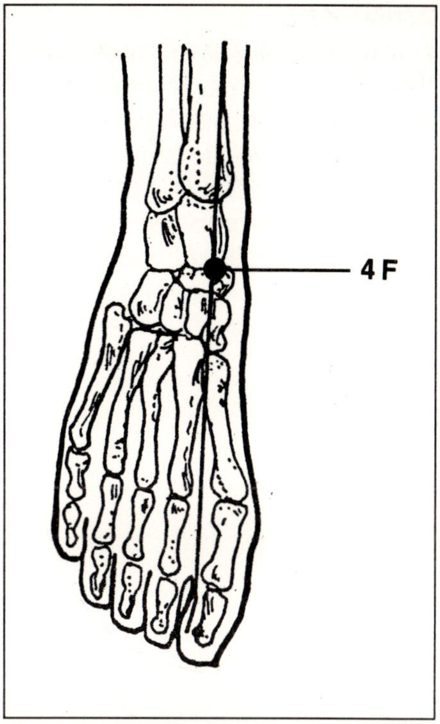

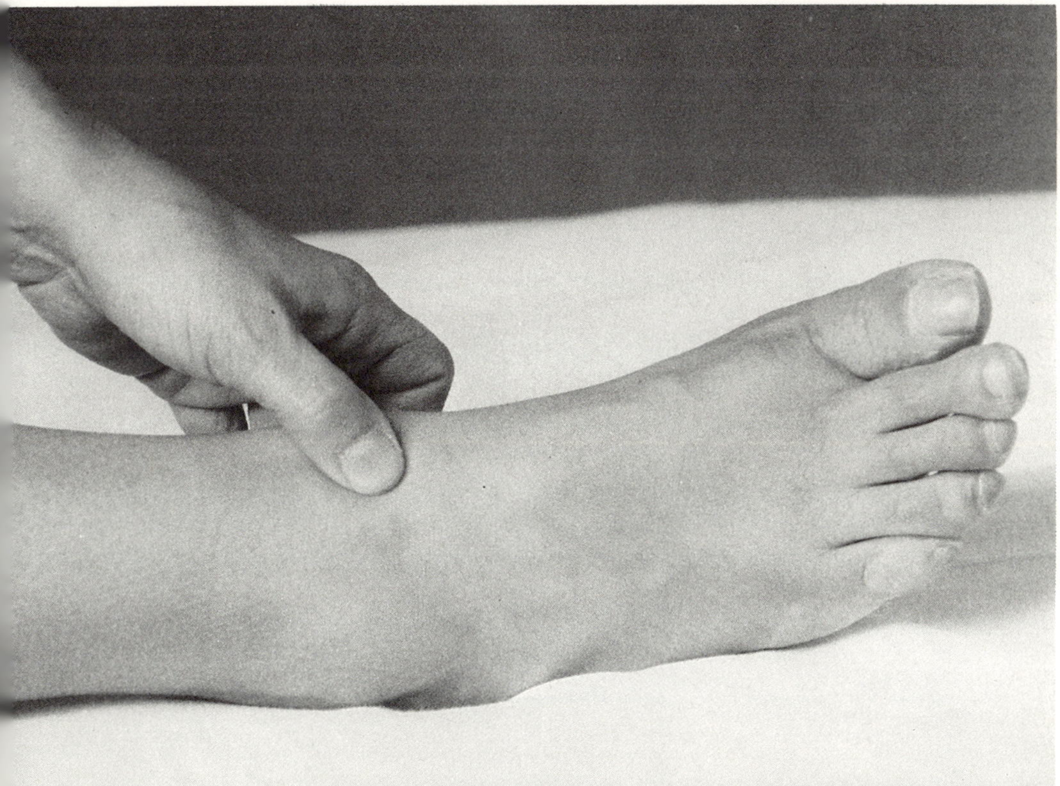

POINT 5 F

On le trouve en plaçant la main toute entière (ce qui représente 8 cm environ) en travers de la jambe, au-dessus de la malléole médiane du pied.

Un point efficace contre les démangeaisons où qu'elles soient. On le presse aussi pour régulariser les menstruations.

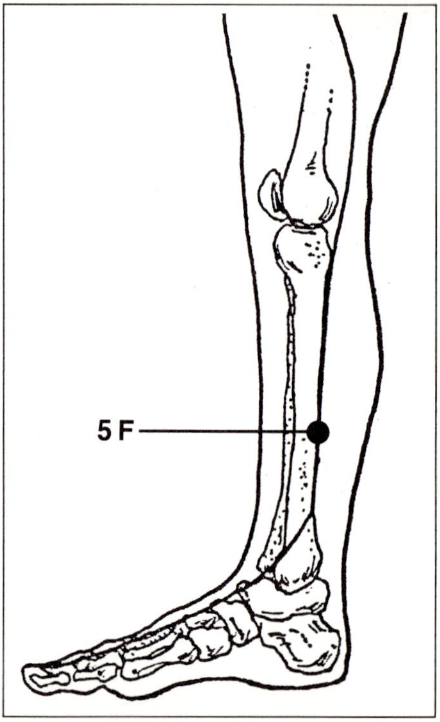

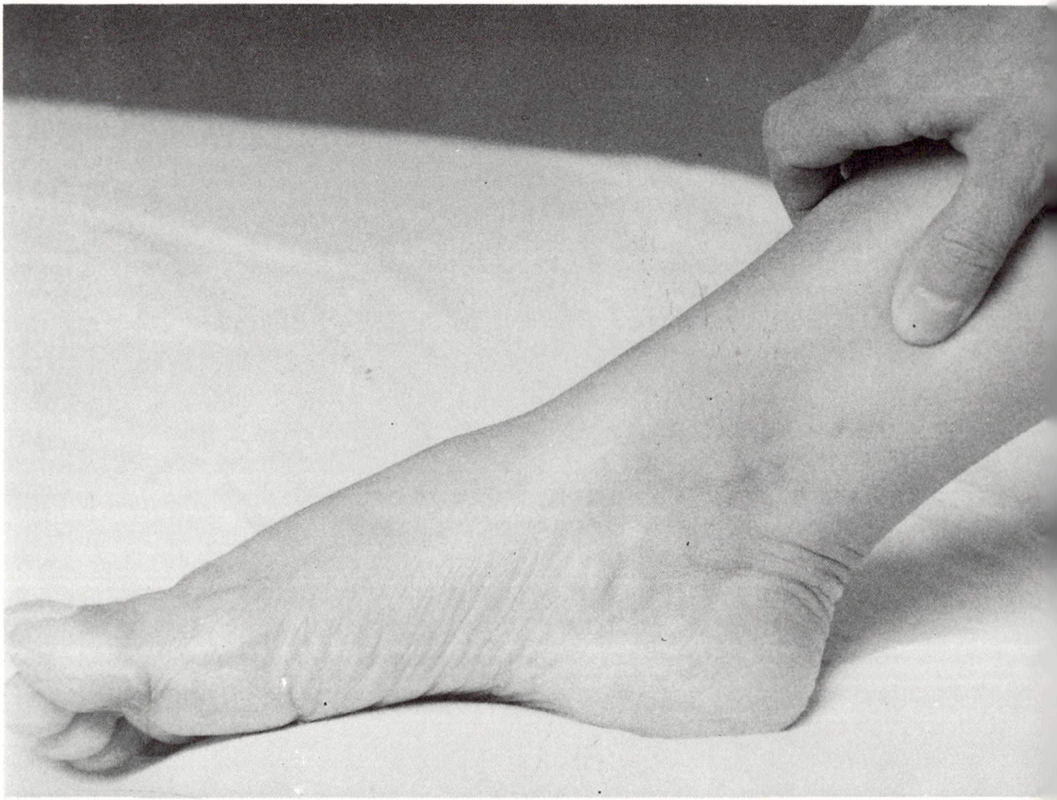

POINT 7 F

Il est localisé en dessous de la tubérosité antérieure du tibia. Un point utile contre les douleurs rhumatismales articulaires.

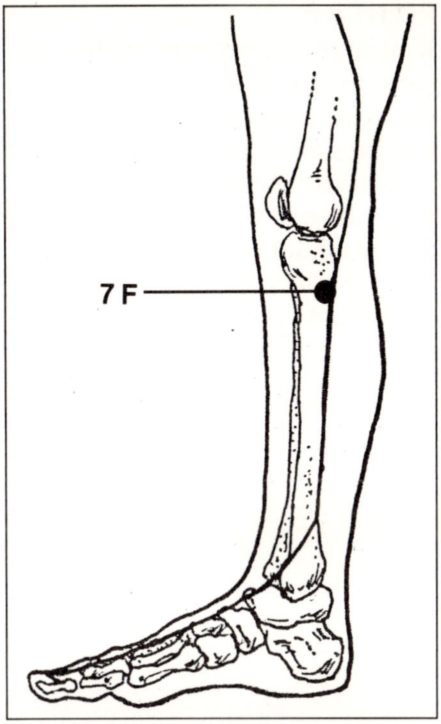

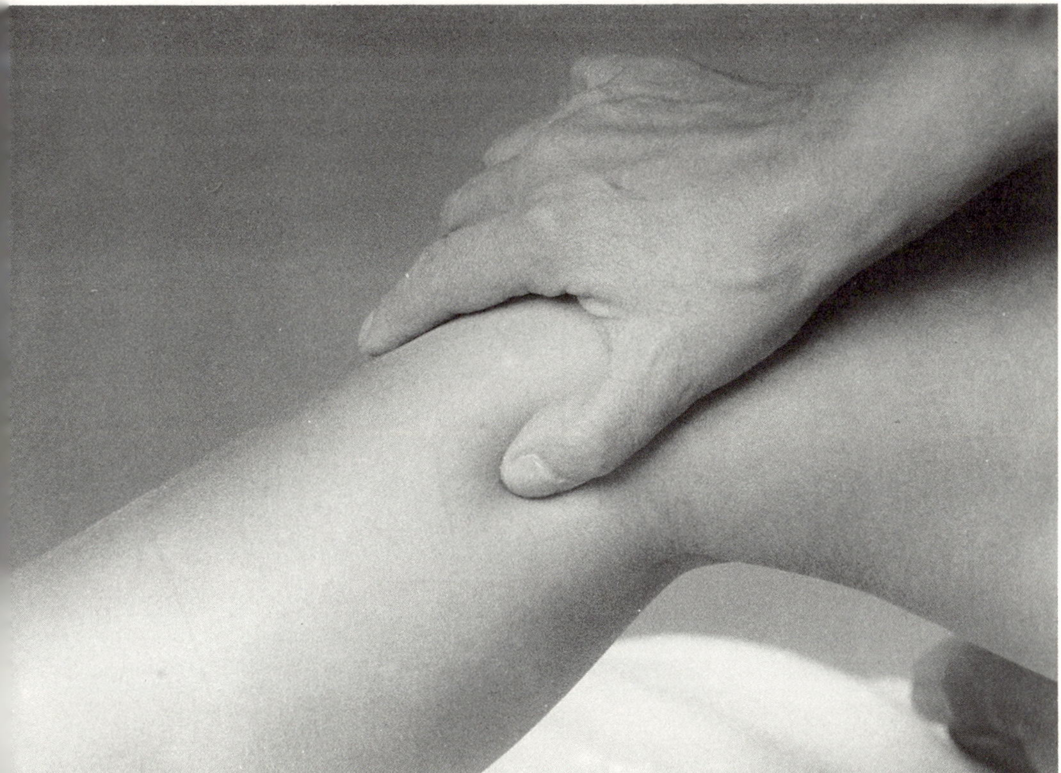

POINT 8 F

Il est situé à l'extrémité des muscles semi-membraneux et semi-tendineux, sur la face médiane du genou.
Sa pression agit efficacement contre les douleurs post-traumatiques du genou.

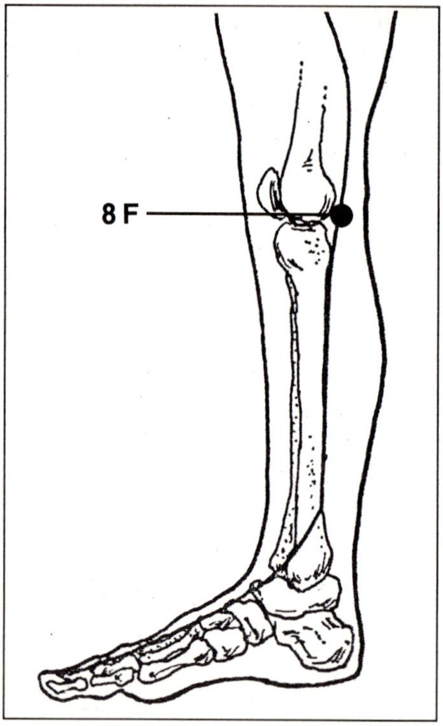

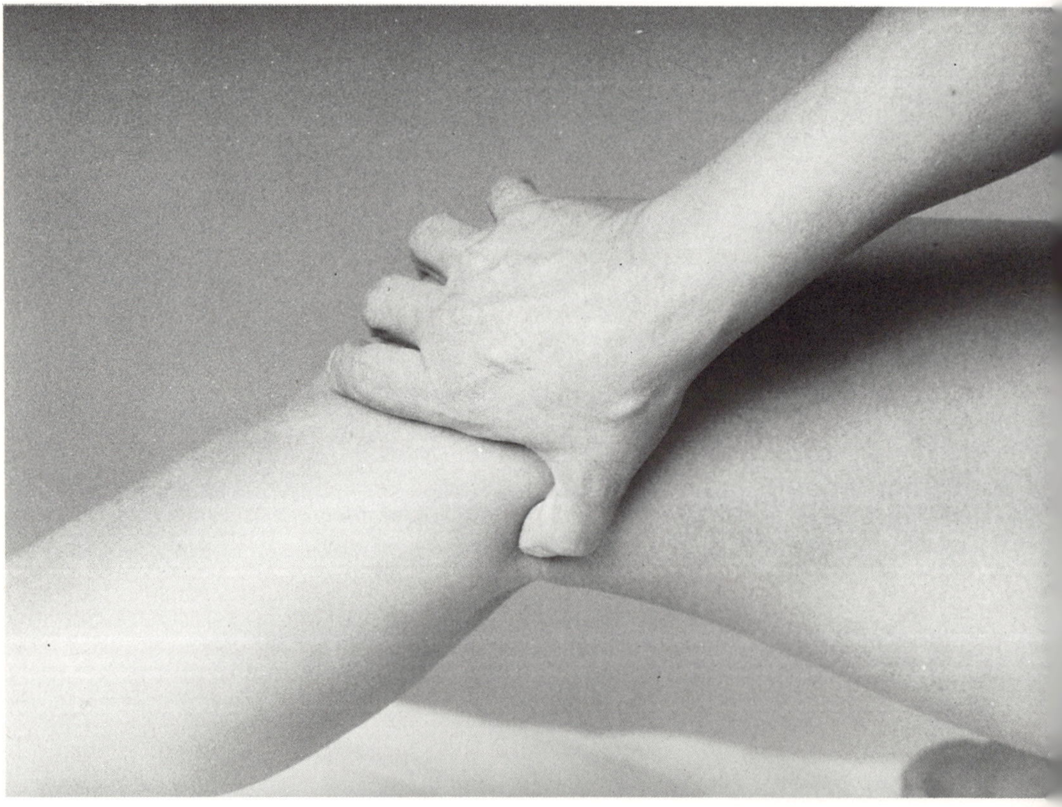

POINT 14 F

Il est localisé dans deux zones intercostales, au-dessous du mamelon de l'homme.
Sa stimulation aide à combattre la toux et les douleurs au thorax et à l'estomac.

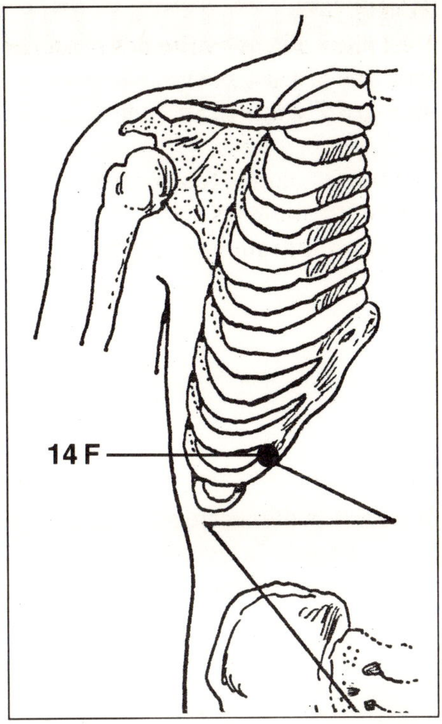

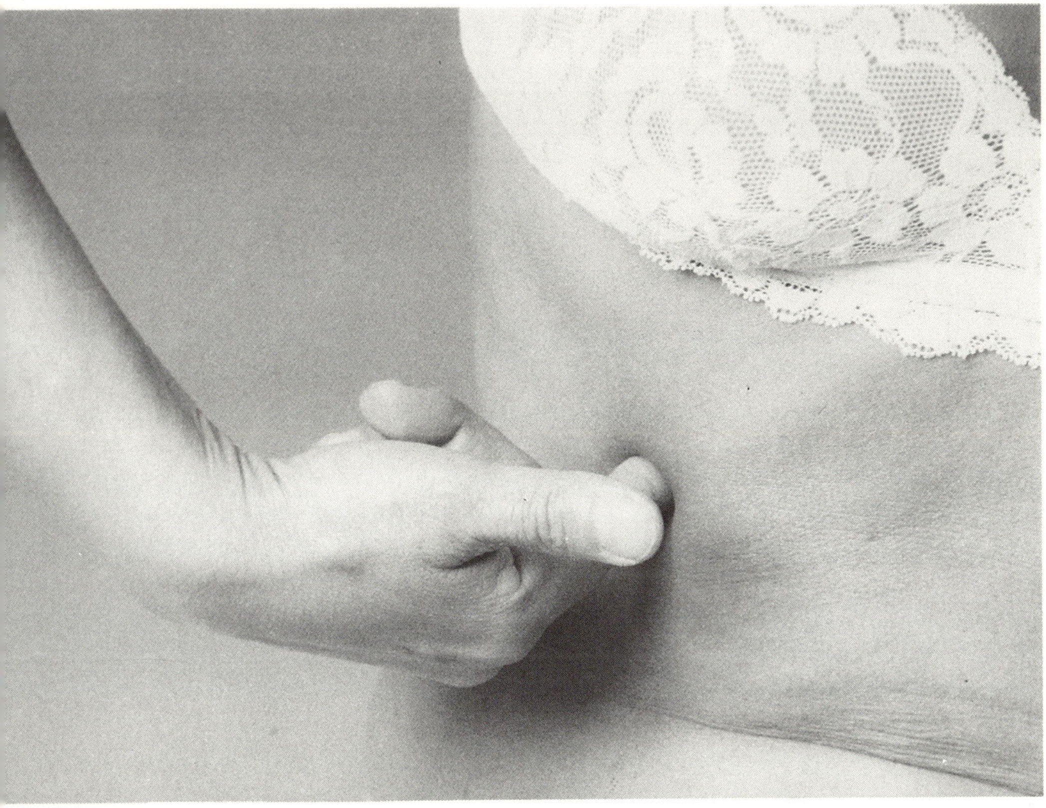

MERIDIEN DU VAISSEAU CONCEPTEUR (VC)

Il a un flux d'énergie ascendante qui remonte en ligne droite du centre du pubis jusqu'à la lèvre inférieure.
Ce méridien constitue une source importante d'énergie, héritée des parents.

MERIDIEN DU
VAISSEAU CONCEPTEUR

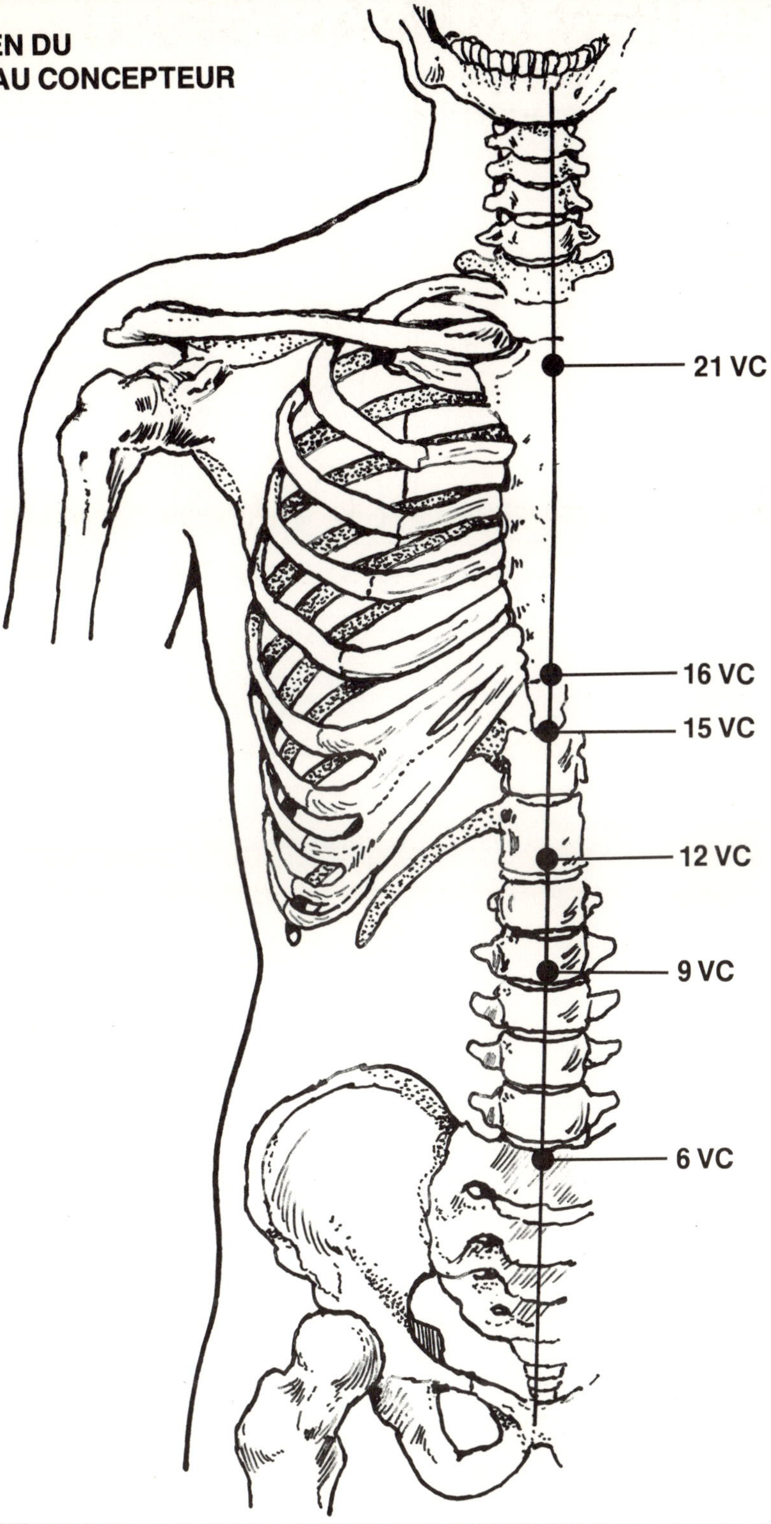

POINT 6 VC
Il se trouve à 3 cm environ au-dessous du nombril, sur la ligne qui part de cet endroit pour arriver au pubis.
Il est utile contre les douleurs gastriques, la diarrhée, et l'impuissance.

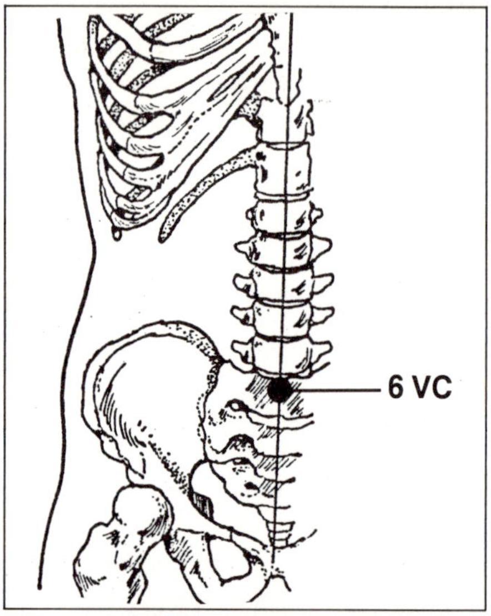

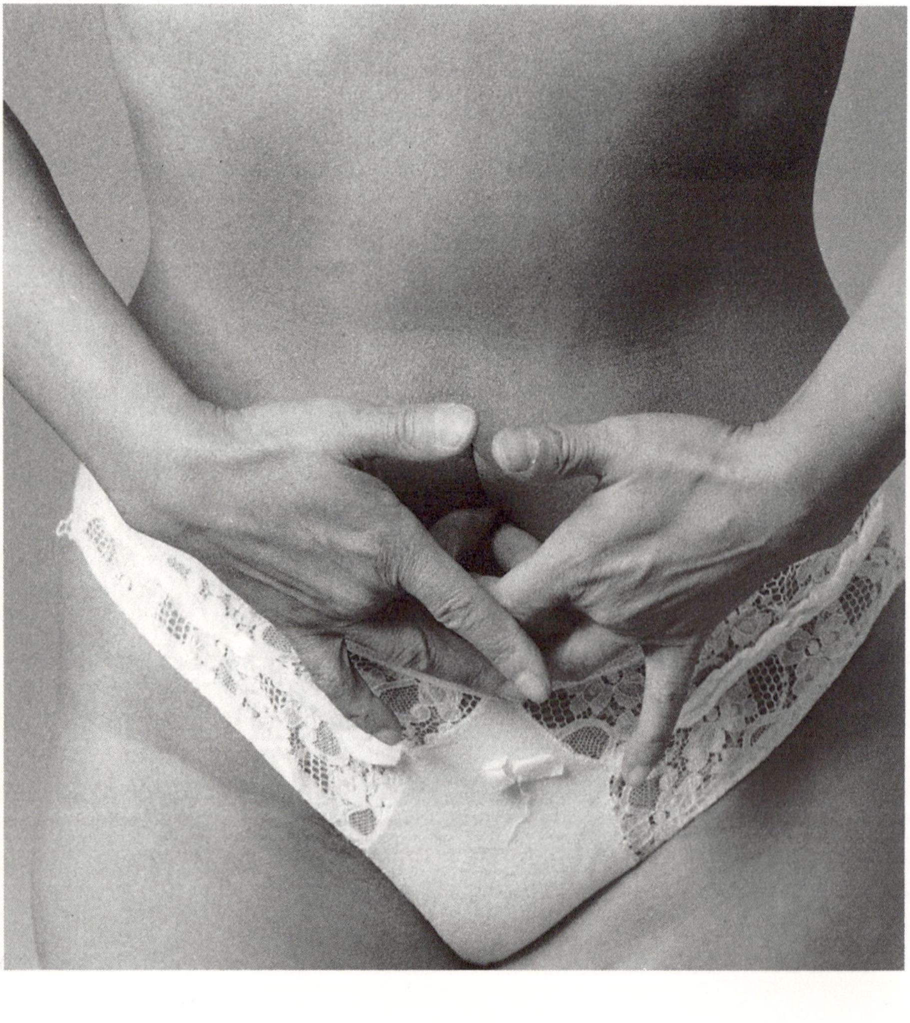

POINT 9 VC

Il est situé à 2,5 cm environ du bord supérieur du nombril. Point efficace en cas de rétention d'eau.

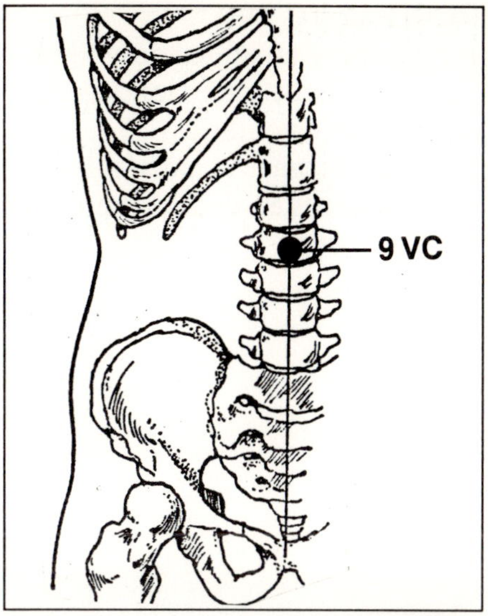

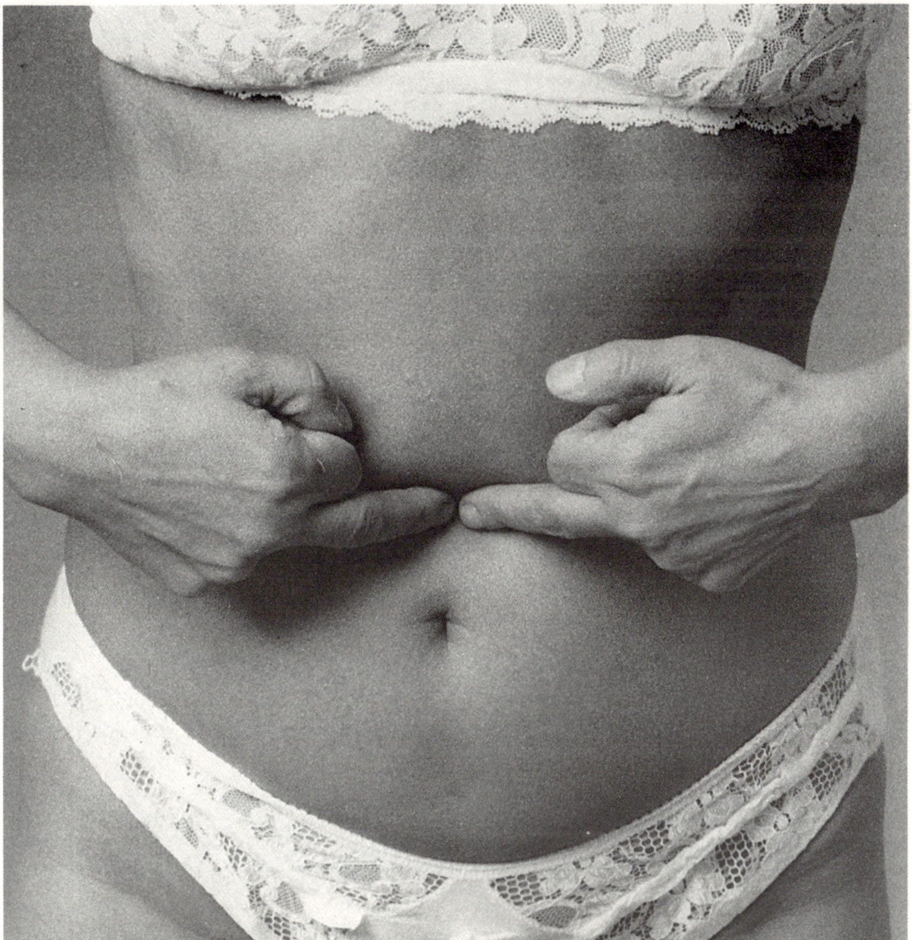

POINT 12 VC

Il est localisé au milieu de la ligne séparant l'appendice xiphoïde du sternum et le nombril.
Point utile contre la nausée, les vomissements et, dans certains cas, contre la toux.

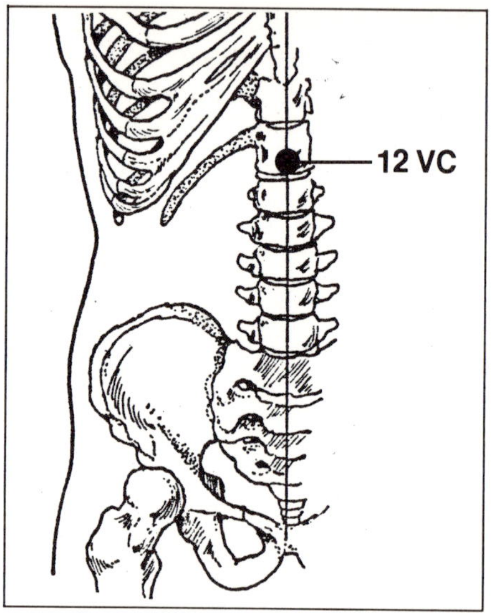

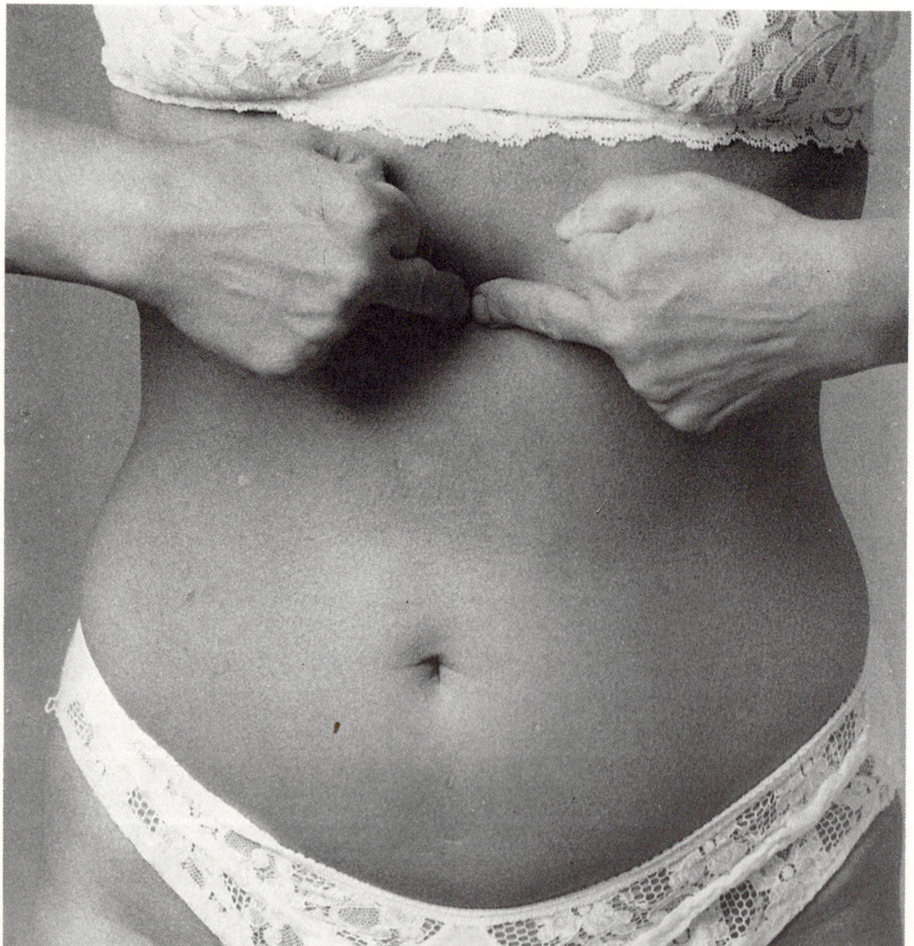

POINT 15 VC

Il se trouve sur l'appendice xiphoïde du sternum.
Appelé plexus solaire, ce point permet d'agir contre le stress, l'angoisse, etc.

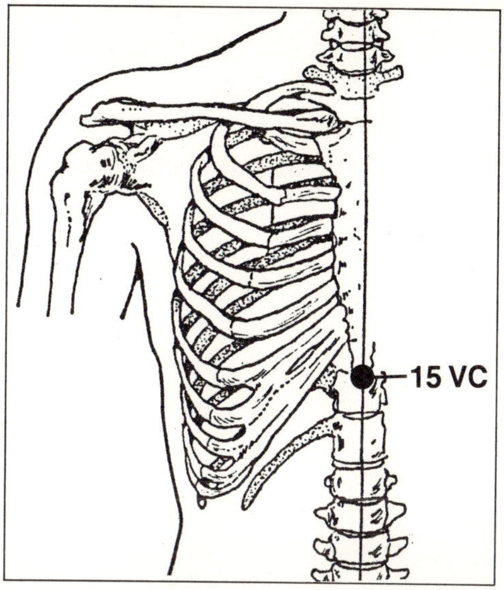

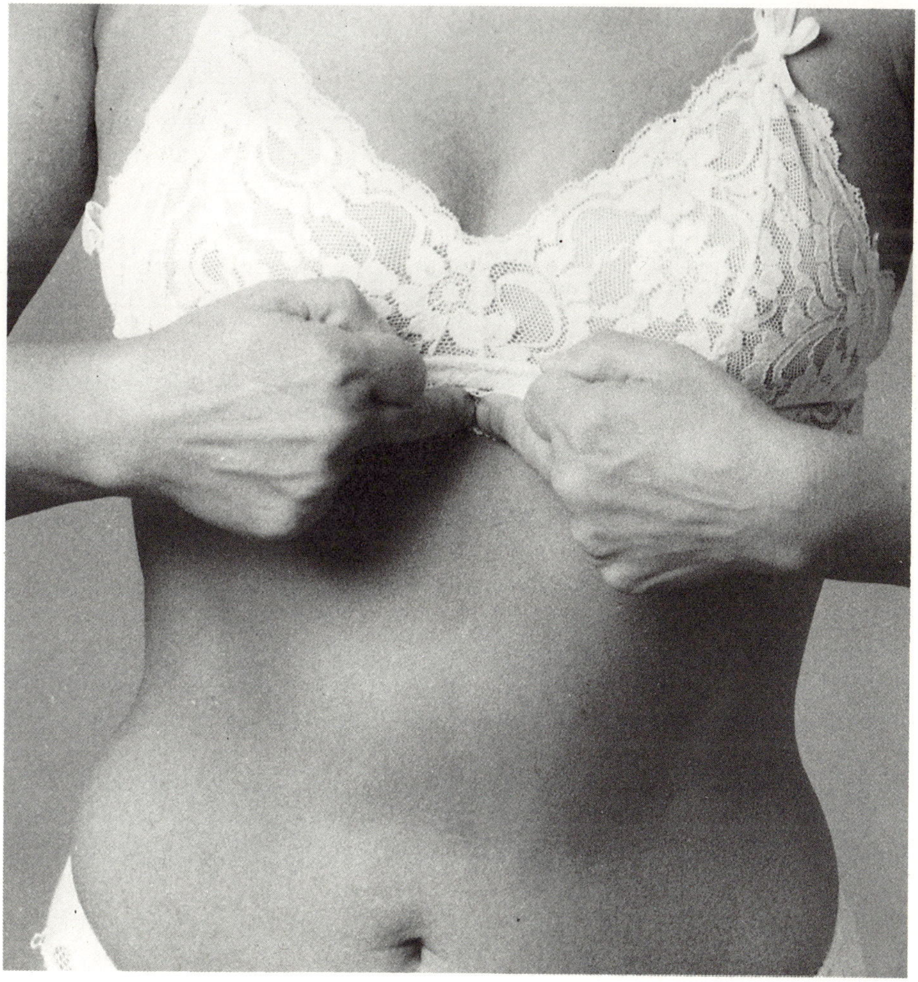

POINT 16 VC
Il est situé dans un creux au-dessus de la limite interlinéaire sterno-xiphoïdienne.
Sa pression permet de combattre l'angoisse.

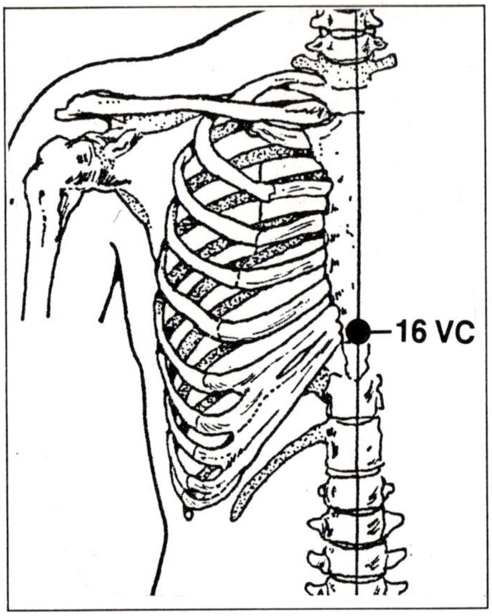

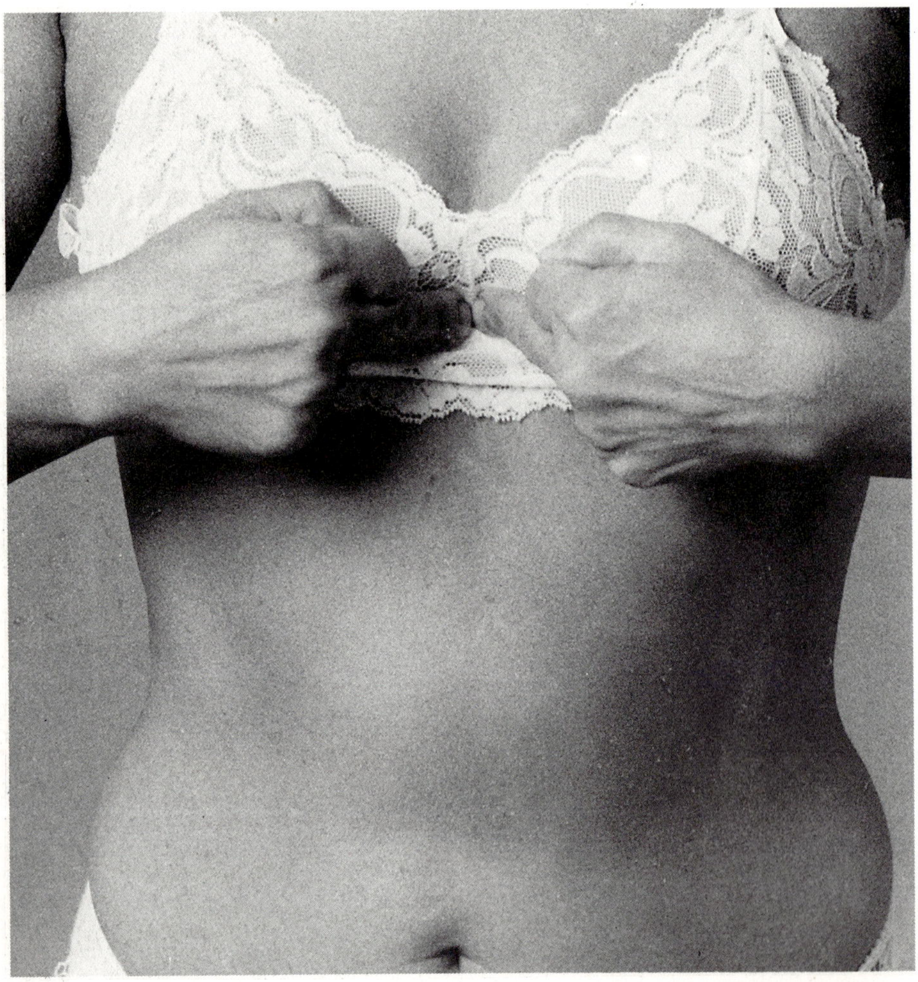

POINT 21 VC
Il est placé sur le bord osseux du manubrium sternal.
Il sert à calmer les brûlures d'estomac, et est aussi utilisé dans les cas de peur hystérique.

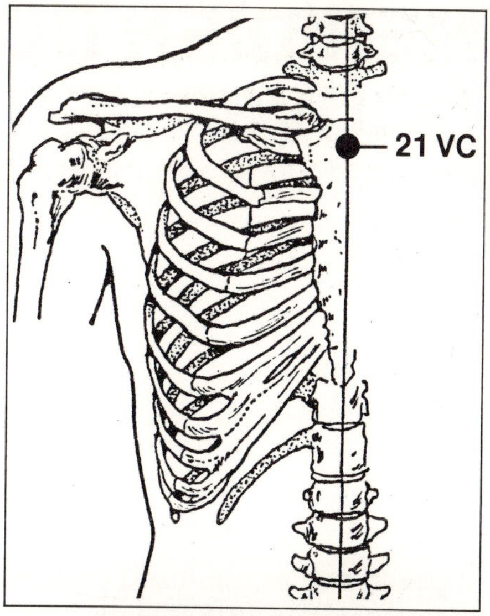

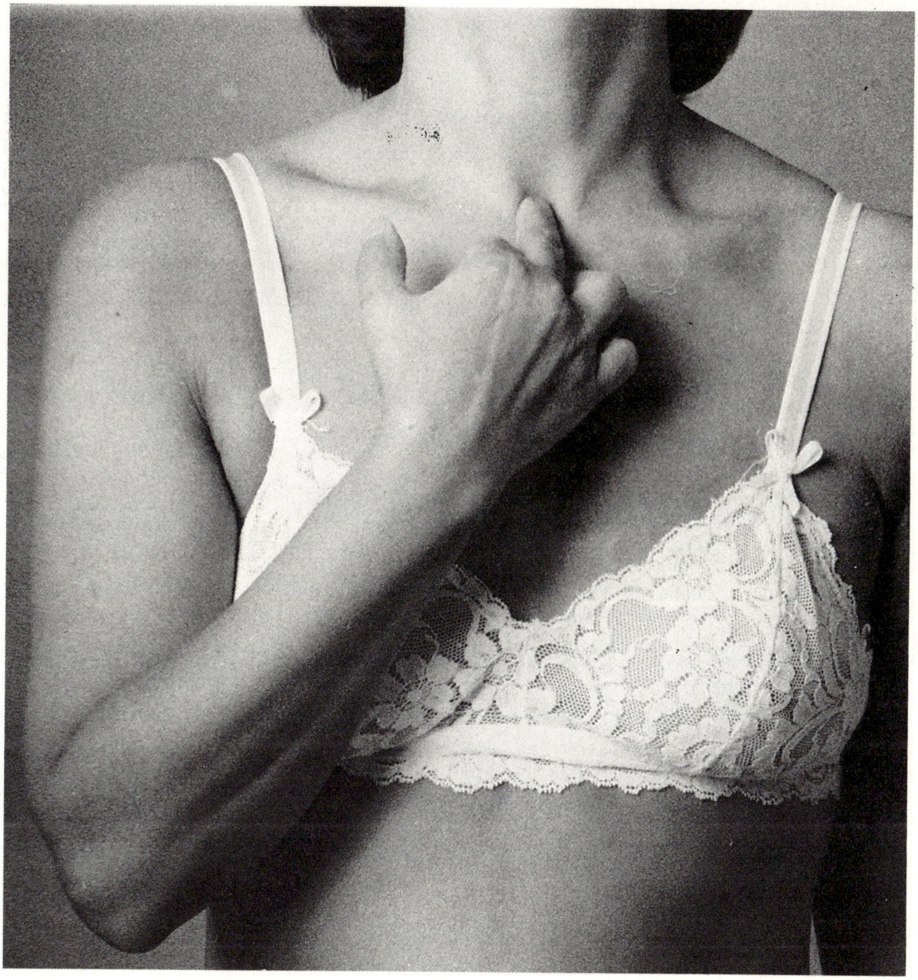

MERIDIEN DU VAISSEAU GOUVERNEUR (VG)

Il est traversé par un flux d'énergie ascendante qui, partant du coccyx, remonte le long de la colonne vertébrale, passe au-dessus du sommet de la tête et redescend jusqu'à la lèvre supérieure, où il rencontre le méridien du vaisseau concepteur.

MERIDIEN DU VAISSEAU GOUVERNEUR

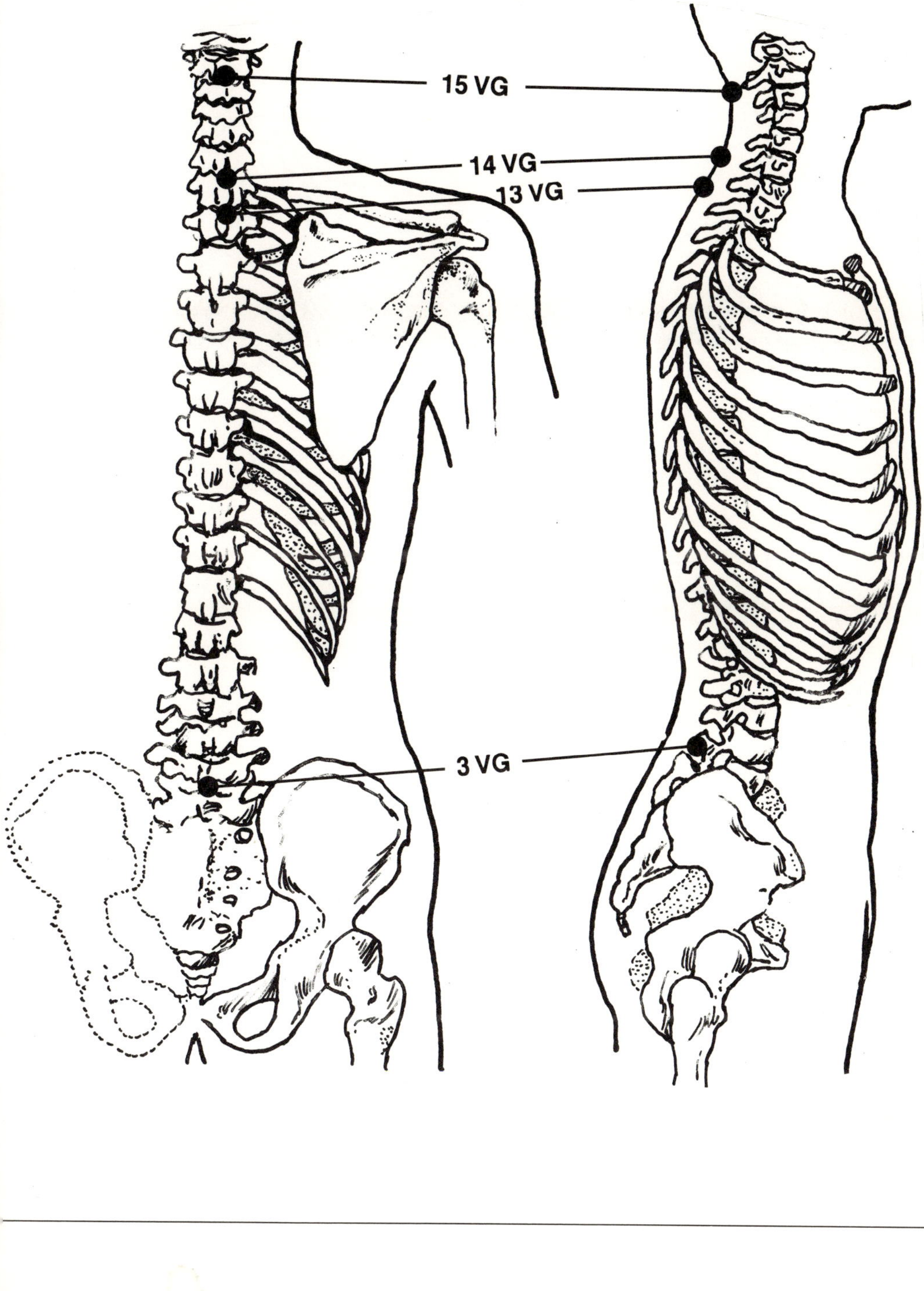

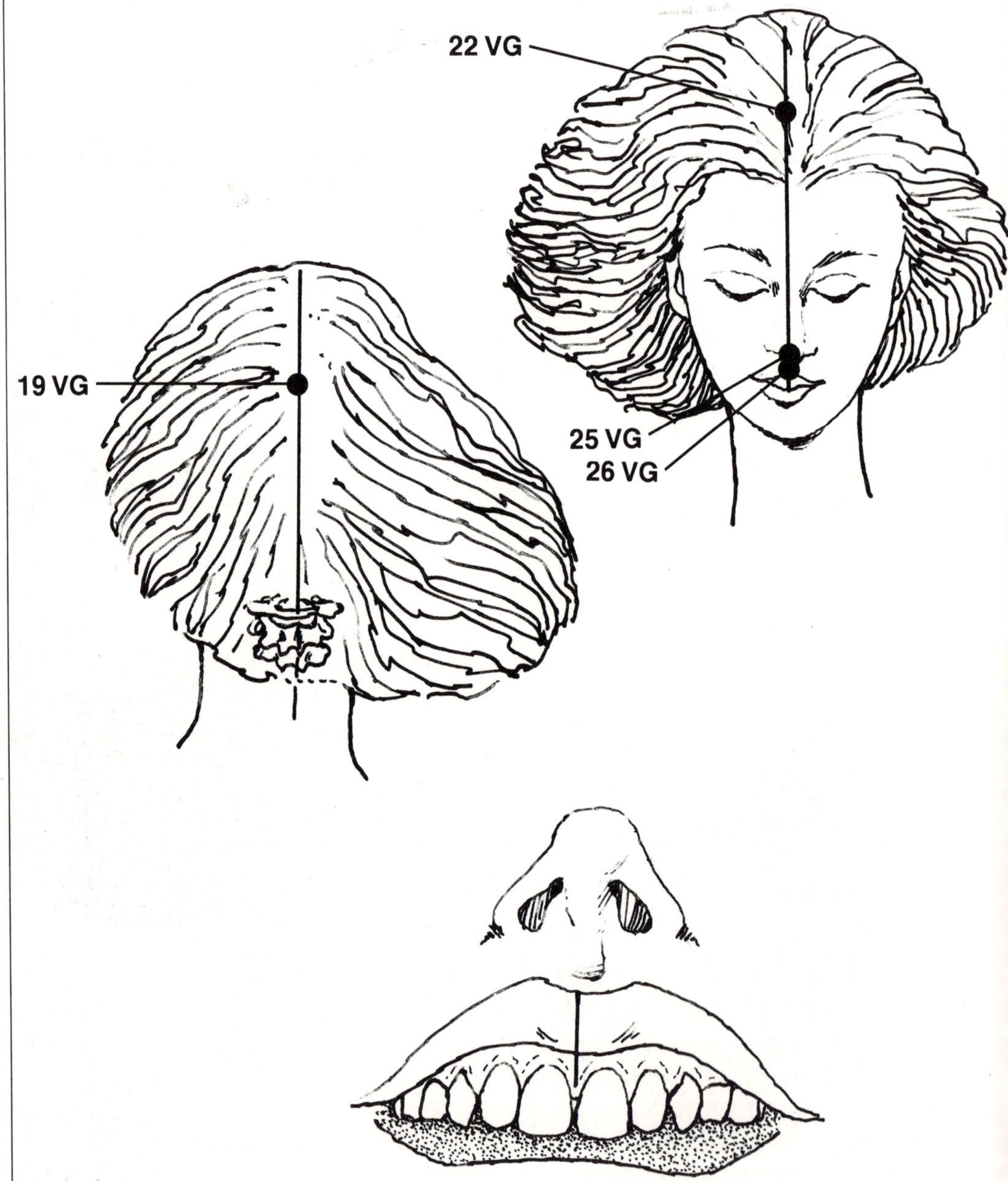
22 VG
19 VG
25 VG
26 VG

POINT 3 VG

Il est situé sous l'appendice épineux de la quatrième vertèbre lombaire, sur la ligne qui unit les crêtes iliaques.

C'est un point utile contre la sciatique et le lumbago, que l'on stimule également en cas de dysménorrhée et de perte involontaire de sperme.

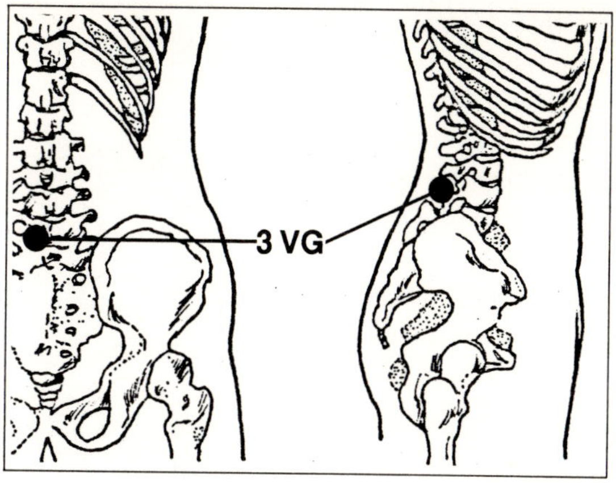

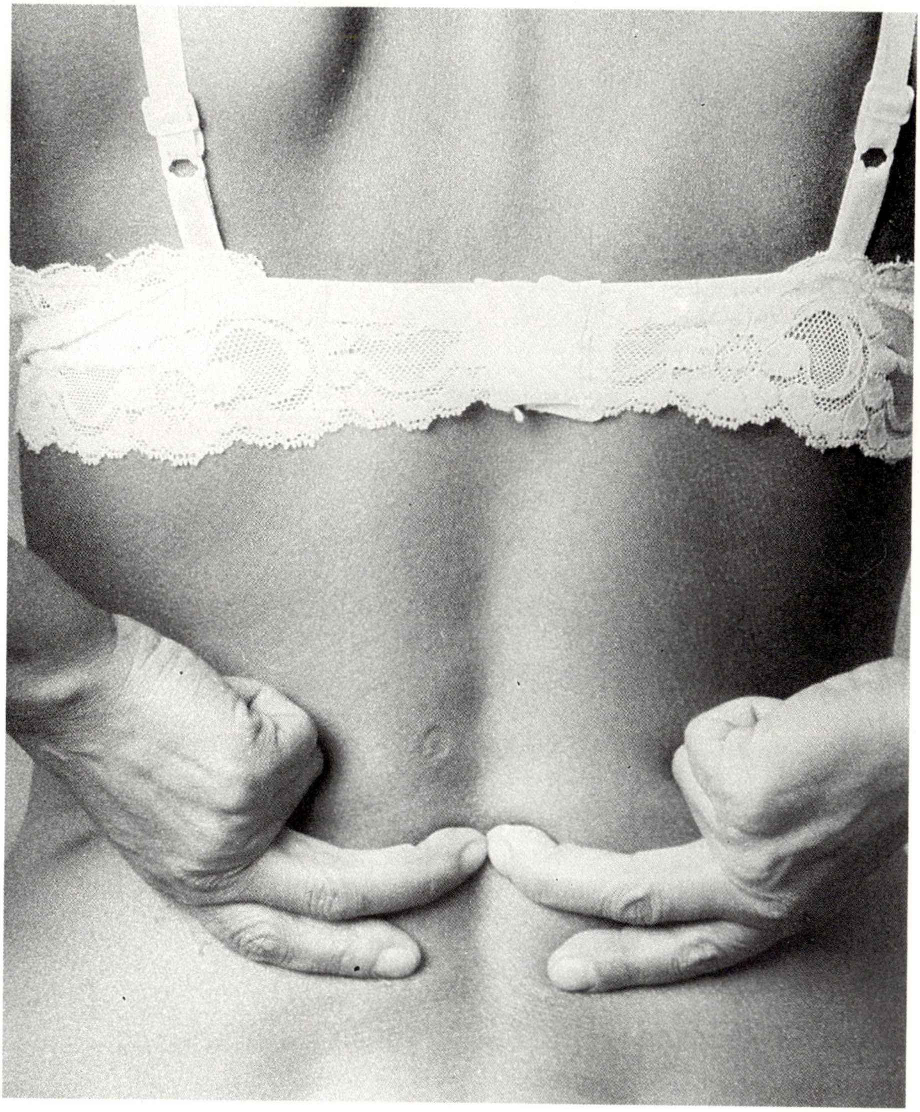

POINT 13 VG
Il se trouve sous la septième vertèbre cervicale, sur la protubérance que l'on sent lorsque la tête est penchée en avant.
La pression de ce point donne de bons résultats en cas de fatigue générale, ou à caractère sportif.

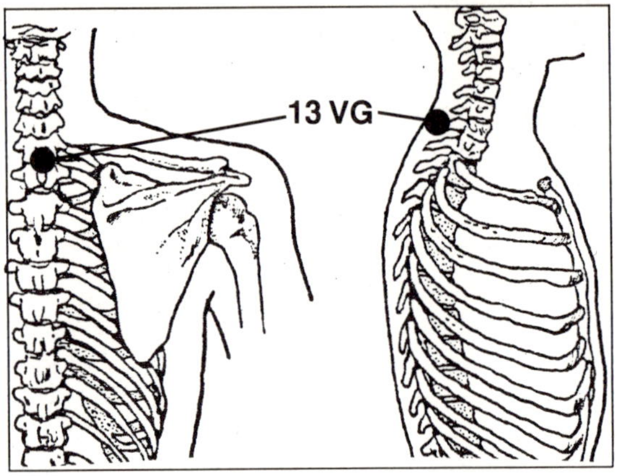

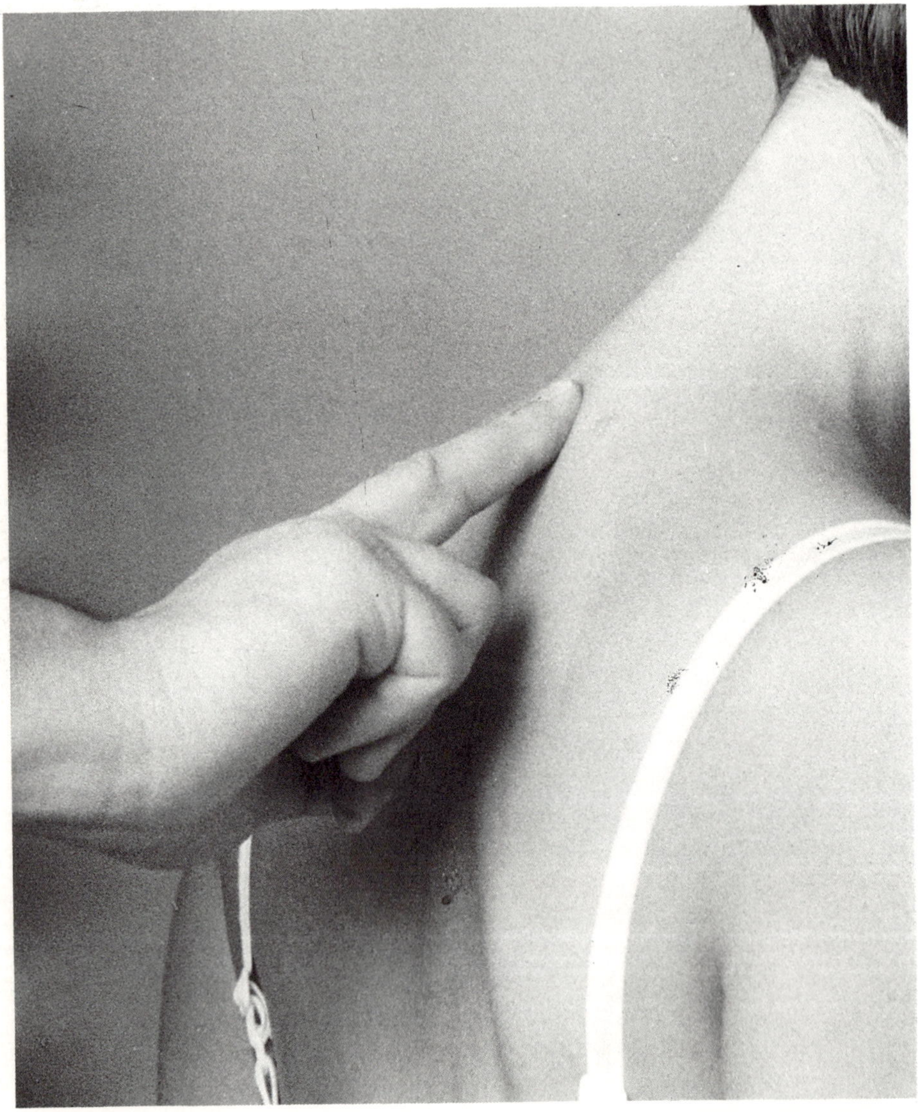

POINT 14 VG

Il est placé sous la seconde vertèbre cervicale.
Ce point est utile pour ceux qui souffrent de bégaiement, dans la mesure où il favorise le langage.

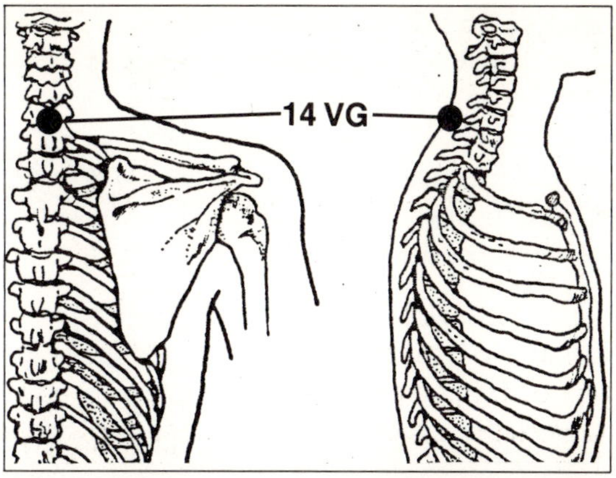

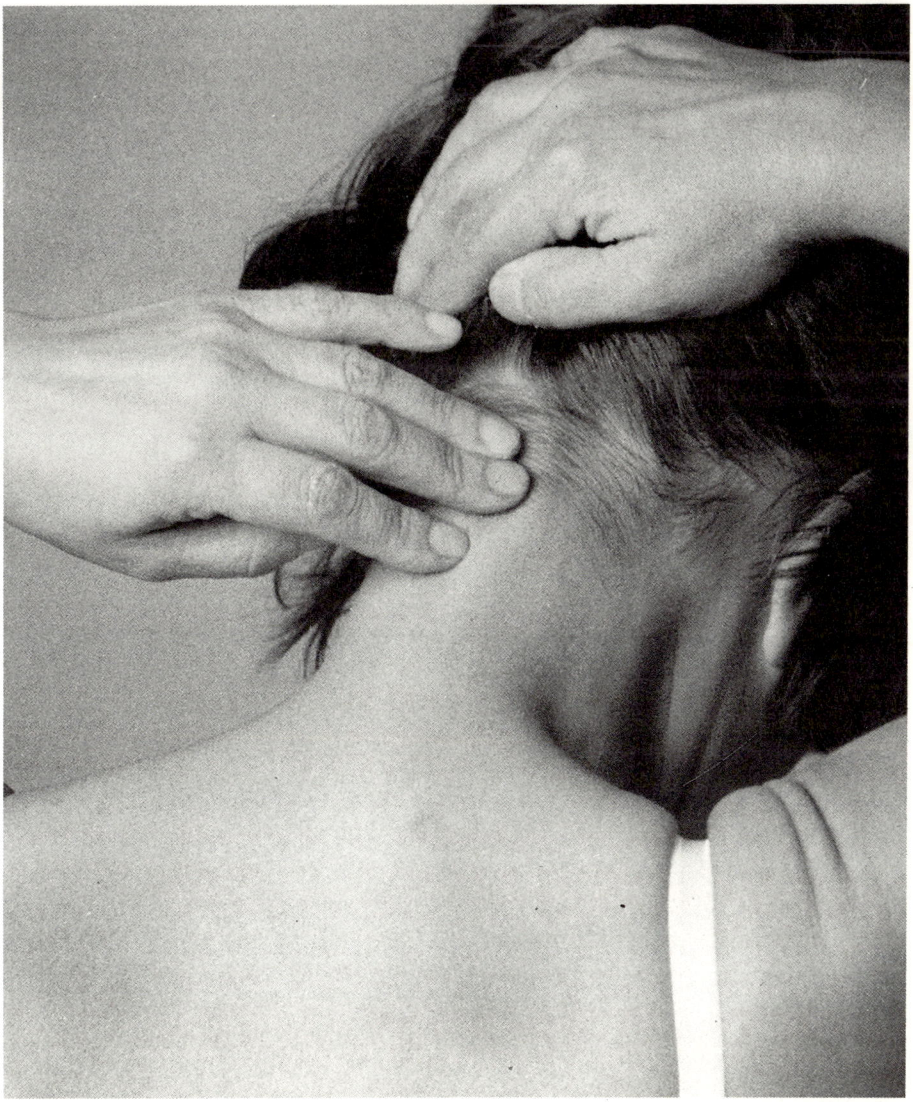

POINT 15 VG

Il se trouve à la base de la tête, entre la première et la seconde vertèbre cervicale. A traiter en cas d'insuffisance vasculaire cérébrale et de douleurs à la tête.

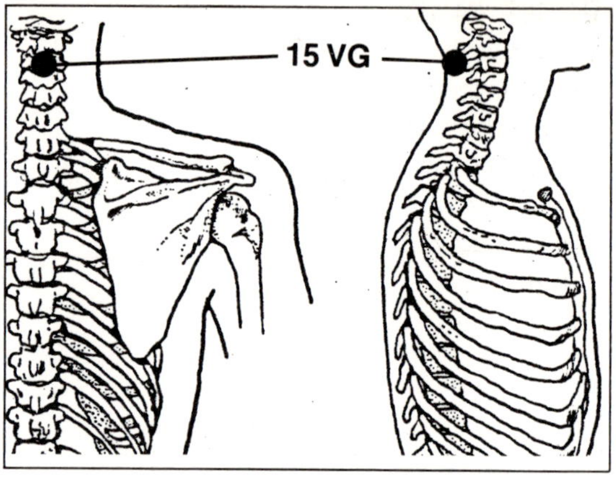

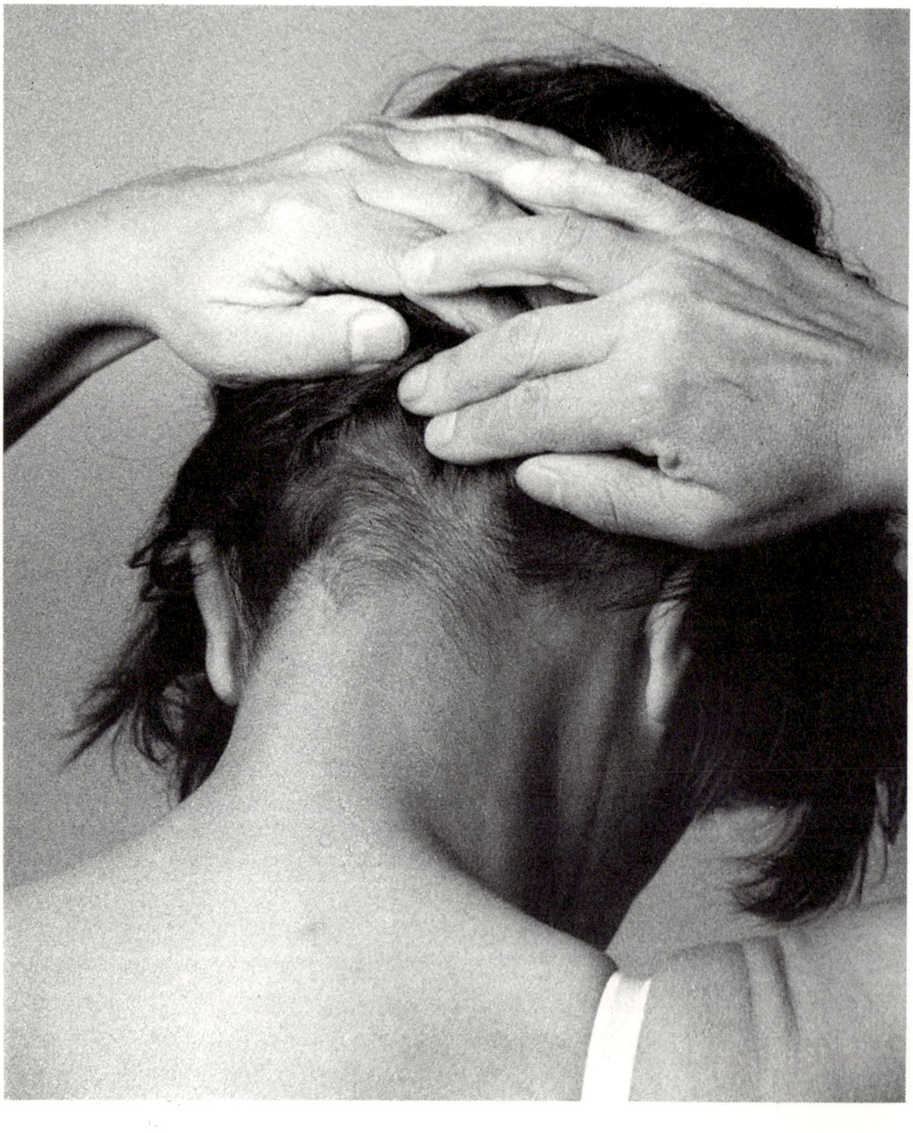

POINT 19 VG

Il est placé au milieu de la ligne qui relie les bords supérieurs des oreilles, au sommet du crâne. Sa pression est efficace contre les maux de tête. Les Asiatiques affirment qu'il s'agit du point spécifique pour augmenter la mémoire.

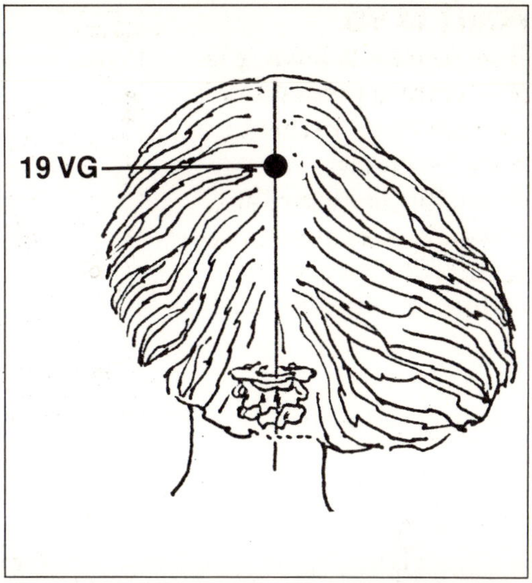

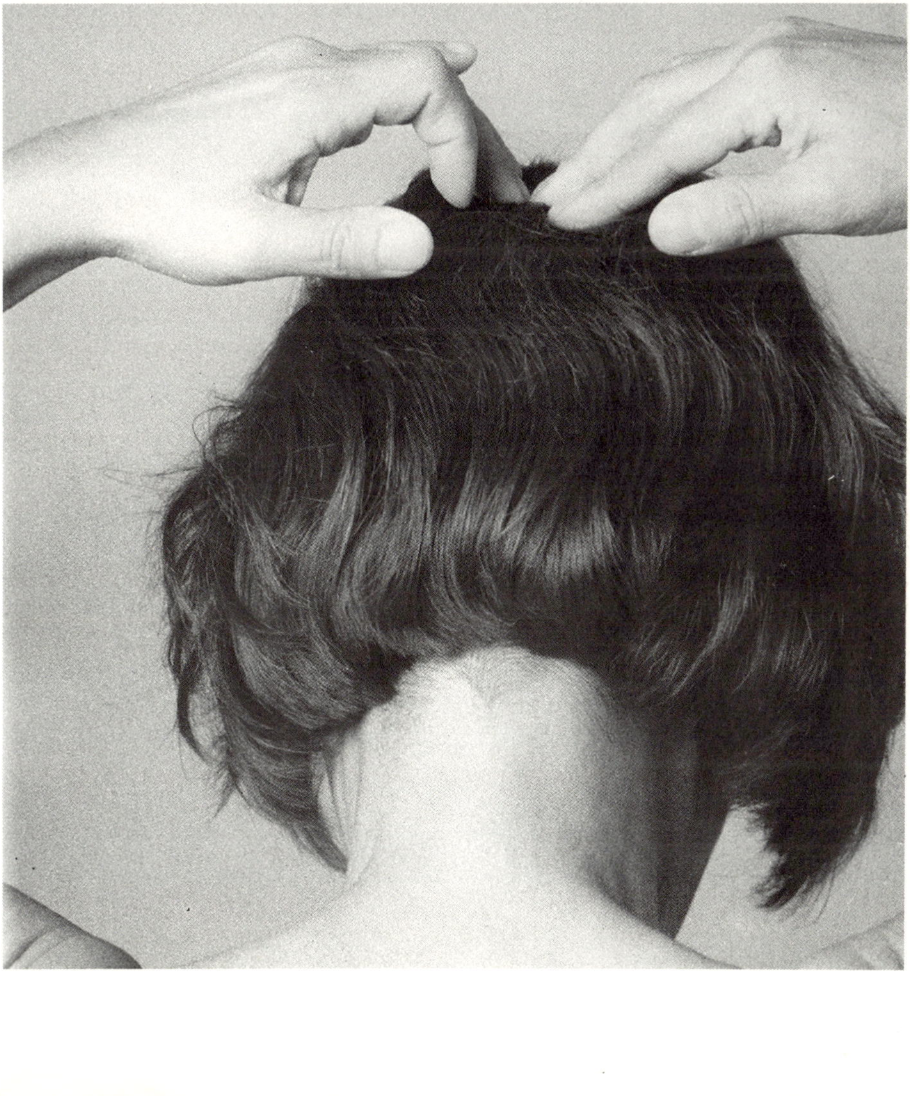

POINT 22 VG

Il est localisé à 2 cm environ au-dessus de la ligne qui unit les deux bosses frontales, le long de la ligne médiane du crâne.
Il est efficace contre les vertiges et sinusites.

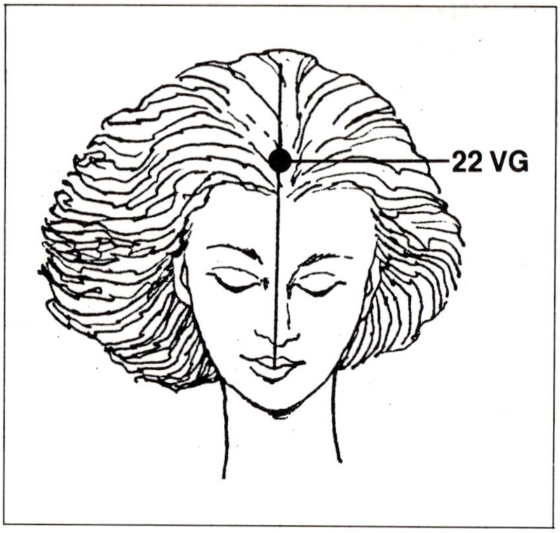

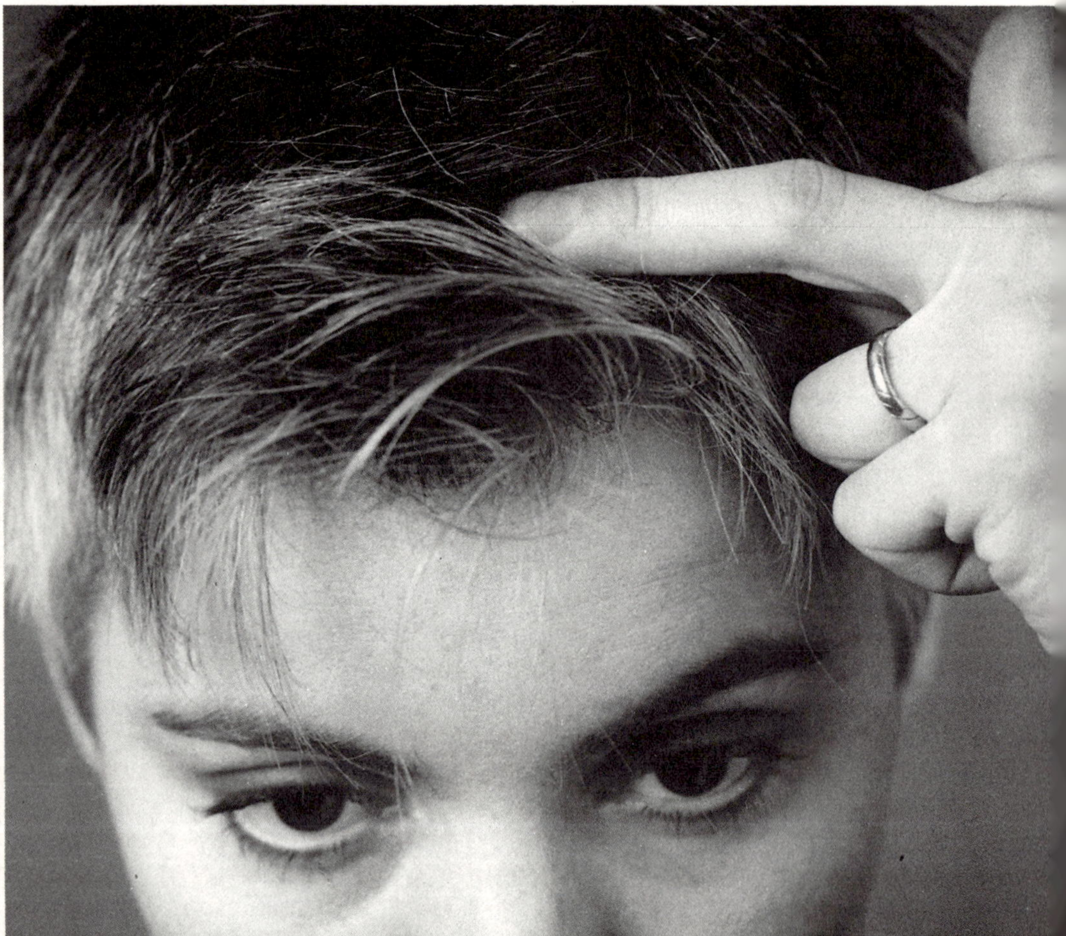

POINT 25 VG

Il se trouve sur la pointe du nez, et sa stimulation peut provoquer des vomissements. Point spécifique contre l'alcoolisme.

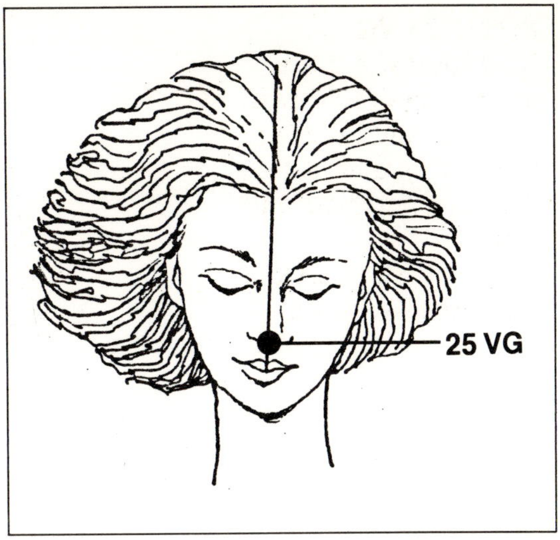

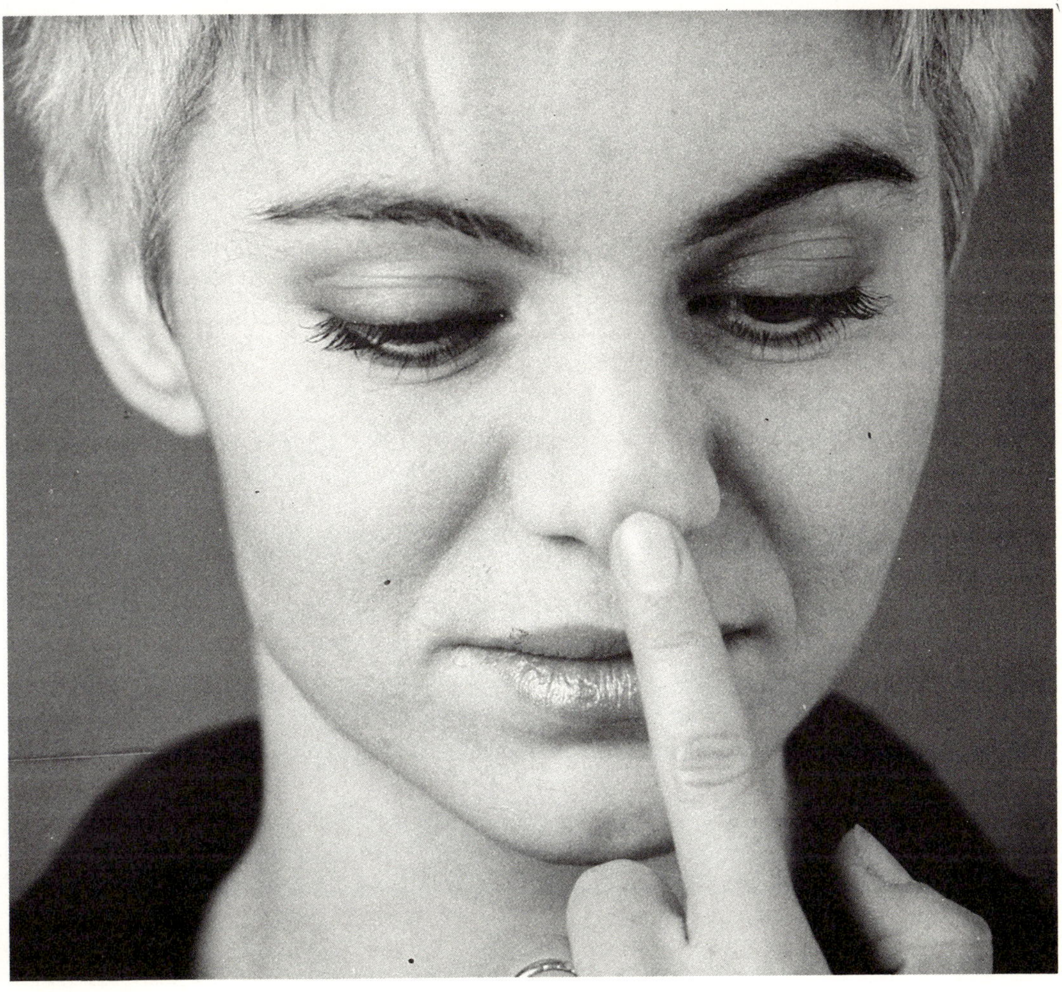

POINT 26 VG
Ce dernier point est situé exactement sous le nez.
Point spécifique pour la réanimation en cas d'évanouissement, de lipothymie et en cours de crise d'hypertension.

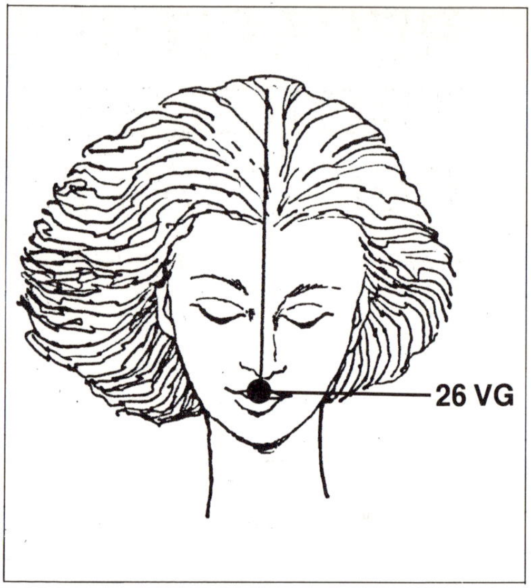

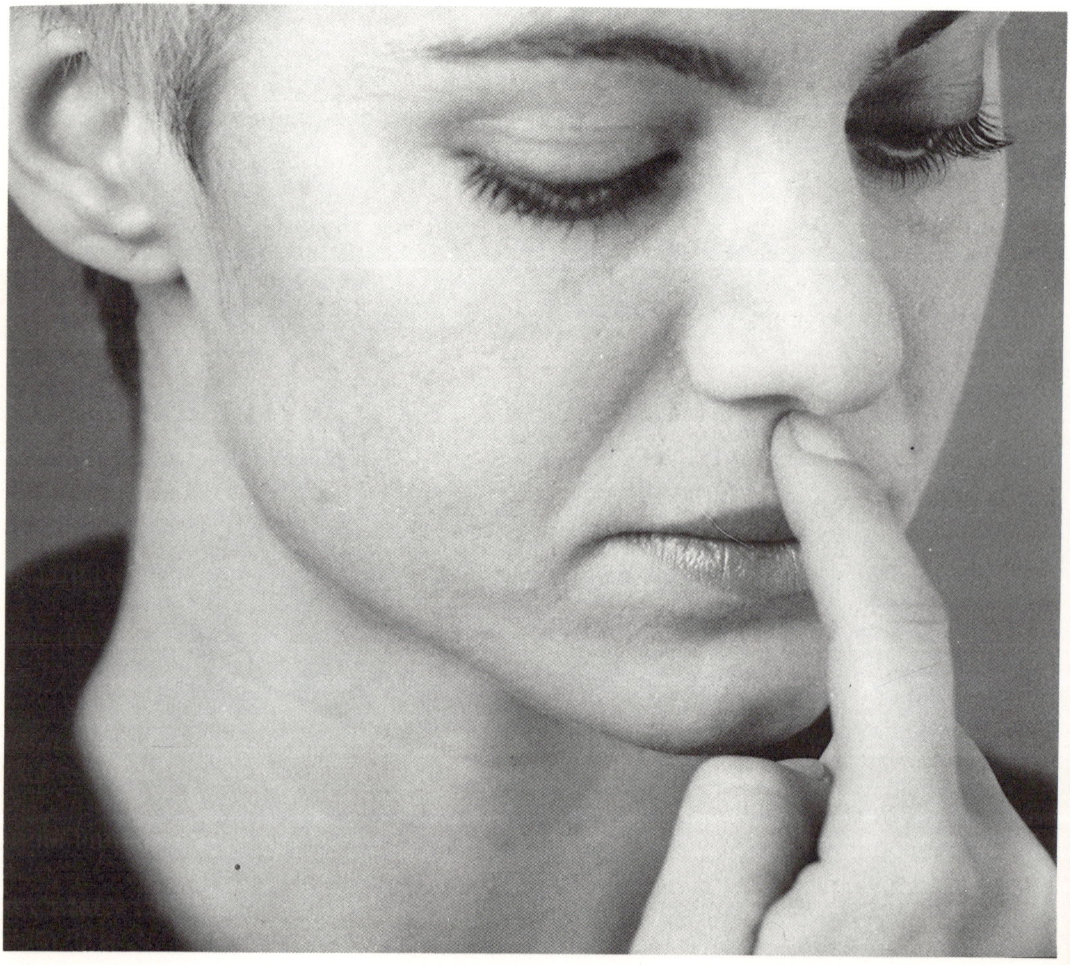

RECAPITULATIF DES TROUBLES ET DES POINTS RELATIFS A TRAITER

(Les nombres entre parenthèses se réfèrent aux pages correspondantes)

Abdomen (douleurs à l').
Point à traiter : **37 E** (34)

Aérophagie : ingestion d'air pendant la déglutition.
Point à traiter : **5 RP** (42)

Agitation : état d'inquiétude ou perturbation.
Point à traiter : **7 C** (51)

Aine (douleurs à l').
Point à traiter : **5 RP** (42)

Aisselle (douleur à l').
Point à traiter : **8 IG** (59)

Alcoolisme : intoxication provoquée par l'abus de boissons alcooliques.
Point à traiter : **25 VG** (141)

Amygdales (affections des).
Points à traiter : **5 P** (13),
7 MC (89)

Anémie : diminution numérique des globules rouges du sang et de leur teneur en hémoglobine.
Points à traiter : **4 TR** (97),
1 RP (39), **38 V** (68)

Angine : inflammation des amygdales et de l'oropharynx.
Points à traiter : **5 P** (13),
7 C (51)

Angoisse : état d'anxiété accompagné d'incertitude ou de peur.
Point à traiter : **4 C** (49)

Anorexie : perte ou diminution de l'appétit.
Point à traiter : **41 E** (35)

Anxiété : état émotif désagréable, accompagné d'une sensation d'oppression, d'excitation, de crainte et de préoccupation.
Points à traiter : **15 VC** (129),
16 VC (130), **21 VC** (131)

Artérite : nom générique des maladies artérielles d'origine inflammatoire.
Point à traiter : **9 P** (16)

Articulations (douleurs aux).
Points à traiter : **5 TR** (98)
4 F (119) **7 F** (121)

Atonie gastrique : disparition ou diminution du tonus musculaire de l'estomac.
Point à traiter : **41 E** (35)

Avant-bras (douleur à).
Points à traiter : **5 TR** (98), **5 P** (13)

Avortement : interruption de la grossesse.
Point à éviter : **4 GI** (23)

Bégaiement : répétition partielle, involontaire et convulsive de syllabes, provoquée par un spasme intermittent de l'appareil phonateur.
Point à traiter : **14 VG** (137)

Bouche (infections de la).
Points à traiter : **5 P** (13), **7 P** (14), **4 GI** (23)

Bourdonnements : perception d'un bruit sourd et vibrant, similaire au bourdonnement des insectes volants.
Point à traiter : **19 IG** (62)

Bras (douleurs au).
Points à traiter : **5 P** (13), **5 TR** (98)

Bronchite : inflammation des bronches (ramifications des voies respiratoires).
Point à traiter : **5 P** (13)

Brûlures d'estomac : hyperacidité gastrique et hypersécrétion d'acide chlorhydrique.
Point à traiter : **21 VC** (131)

Céphalée : mal de tête.
Points à traiter : **23 TR** (103), **15 R** (82), **15 VG** (138), **19 VG** (139)

Cheville (douleurs à la).
Point à traiter : **39 VB** (111)

Cœur (mal au) : trouble se manifestant à l'occasion de voyages en voiture, en avion, en bateau, etc.
Point à traiter : **21 R** (83)

Colique : douleur aiguë, sous forme de crampes, provoquée par la contraction d'organes dotés de muscles lisses.
Point à traiter : **4 R** (80)

Confiance (manque de) : état émotif caractérisé par une incapacité à se fier et à se sentir en sécurité.
Point à traiter : **5C** (50)

Constipation : difficulté à évacuer quotidiennement le contenu du gros intestin.
Points à traiter : **2 GI** (21), **11 GI** (24)

Contracture : état de contraction involontaire et prolongée des muscles striés.
Point à traiter : **3 RP** (40)

Coqueluche : maladie infectieuse contagieuse aiguë des voies respiratoires, caractérisée par des quintes convulsives.
Point à traiter : **11 P** (17)

Coryza : rhume, rhinite.
Points à traiter : **23 TR** (103), **15 R** (82), **15 VG** (138), **19 VG** (139), **7 P** (14)

Cou (douleurs au).
Point à traiter : **3 IG** (58)

Coude (douleurs au).
Points à traiter : **5 P** (13), **5 TR** (98), **64 V** (71)

Crainte : état d'esprit qui reflète un sentiment de peur ou d'anxiété.
Point à traiter : **5 C** (50)

Crampe : contraction violente, persistante et involontaire d'un muscle ou d'un groupe de muscles, qui procure une sensation douloureuse.
Points à traiter : **3 RP** (40), **4 F** (119), **37 E** (34), **40 VB** (112)

Cuisse (douleur à la).
Point à traiter : **10 RP** (45)

Démangeaison : sensation cutanée désagréable qui incite à se gratter.
Points à traiter : **5 F** (120), **31 VB** (108), **39 VB** (111), **43 VB** (113)

Dents (névralgies des).
Points à traiter : **9 P** (16), **8 MC** (90), **2 TR** (95), **1 GI** (20), **9 IG** (60), **3 E** (30), **4 E** (31)

Diabète : maladie caractérisée par un désordre métabolique des sucres en raison d'une sécrétion insuffisante d'insuline.
Point à traiter : **4 TR** (97)

Diarrhée : émission fréquente de matières fécales liquides ou semi-liquides.
Points à traiter : **2 GI** (21), **11 GI** (24), **5 P** (13), **37 E** (34), **6 VC** (126)

Digestion (troubles de la).
Points à traiter : **6 MC** (88), **4 RP** (41), **41 E** (35)

Doigts (douleurs dans les).
Points à traiter : **8 P** (15), **3 GI** (22)

Dupuytren (maladie de) : contracture des doigts qui provoque une position en flexion de la main, spécialement au niveau de l'annulaire et du petit doigt. Maladie plutôt rare.
Point à traiter : **8 C** (52)

Dysenterie : infection intestinale accompagnée de diarrhée, souvent mêlée de sang ou de mucus.
Point à traiter : **37 E** (34)

Dysménorrhée : menstruation précédée ou accompagnée de douleur.
Point à traiter : **3 VG** (135)

Dyspnée : difficulté de respirer accompagnée d'une sensation d'angoisse.
Point à traiter : **5 P** (13)

Dystonie neuro-végétative : altérations de l'équilibre tonique musculaire et neuro-végétatif.
Point à traiter : **1 TR** (94)

Endocrinien (troubles du système).
Point à traiter : **8 C** (52)

Epaule (douleurs à l')
Points à traiter : **14 TR** (101), **15 TR** (102), **9 IG** (60), **10 IG** (61), **38 V** (68)

Epicondylite : inflammation d'un os du coude (condyle), appelée parfois « coude du tennisman ».
Point à traiter : **8 IG** (59)

Eructation : émission bruyante par la bouche de gaz provenant de l'estomac.
Points à traiter : **8 MC** (90), **41 E** (35)

Estomac (maux d').
Points à traiter : **6 MC** (88), **7 MC** (89), **9 RP** (44), **14 F** (123), **21 VC** (131)

Evanouissement : perte momentanée des forces.
Point à traiter : **26 VG** (142)

Exanthémateuses (maladies) : qui se manifestent par une éruption cutanée de vésicules, pustules, pétéchies et cloques, précédées de rougeurs.
Points à traiter : **2 TR** (95), **1 R** (77)

Faciale (paralysie) : disparition de la motilité volontaire et de la fonction sensorielle de la zone du visage.
Point à traiter : **3 E** (30)

Fièvre : augmentation de la température du corps, provoquée par une maladie.
Points à traiter : **9 MC** (91), **1 R** (77)

Foie (maladies du).
Point à traiter : **2 F** (118)

Frisson : tremblement involontaire, convulsif et rythmique de la majeure partie des muscles, avec une sensation de froid.
Point à traiter : **6 TR** (99)

Gastrite : inflammation aiguë ou chronique de la muqueuse de l'estomac.
Points à traiter : **7 MC** (89), **45 E** (36), **6 VC** (126), **21 VC** (131)

Gencives (inflammation des).
Point à traiter : **8 MC** (90)

Génitaux (infections des organes).
Point à traiter : **10 R** (81)

Genou (douleurs au).
Point à traiter : **8 F** (122)

Gorge (maux de).
Points à traiter : **7 MC** (89), **3 TR** (96), **3 R** (79)

Gros intestin (troubles du).
Point à traiter : **9 RP** (44)

Grossesse (troubles de).
Point à traiter : **3 MC** (86)

Hémorragie : effusion de sang hors d'un vaisseau sanguin.
Point à traiter : **57 V** (69)

Hémorroïdes.
Points à traiter : **5 RP** (42), **1 R** (77)

Hépatiques (troubles).
Point à traiter : **2 F** (118)

Hoquet.
Point à traiter : **38 V** (68)

Hypertension artérielle : augmentation permanente de la pression sanguine au-dessus des valeurs normales.
Points à traiter : **7 C** (51), **21 VC** (131), **26 VG** (142)

Hypotension : diminution de la pression artérielle.
Point à traiter : **9 C** (53)

Impuissance sexuelle : incapacité, pour l'homme, d'accomplir l'acte sexuel normal et complet.
Point à traiter : **6 VC** (126)

Incontinence : état morbide caractérisé par la diminution de la capacité de contraction d'un sphincter.
Point à traiter : **67 V** (74)

Indigestion : gastrite aiguë provoquée par une ingestion excessive de nourriture.
Point à traiter : **45 E** (36)

Intercostales (douleurs).
Point à traiter : **6 TR** (99)

Intestin (troubles de l').
Points à traiter : **11 GI** (24), **9 RP** (44), **37 E** (34)

Intestin grêle (troubles de l').
Point à traiter : **9 RP** (44)

Joie de vivre (manque de) : état émotif marqué par l'amertume et la douleur.
Point à traiter : **3 C** (48)

Lait (allaitement) : la digitopression peut favoriser la sécrétion lactée.
Points à traiter : **1 IG** (56), **2 IG** (57)

Langage (troubles du).
Point à traiter : **14 VG** (137)

Langue (affection de la langue).
Point à traiter : **5 P** (13)

Laryngite : inflammation du larynx.
Points à traiter : **5 MC** (87), **3 TR** (96)

Lipothymie : perte de conscience de brève durée.
Points à traiter : **9 C** (53), **26 VG** (142)

Lumbago : état douloureux de la région lombaire.
Points à traiter : **3 VG** (135), **31 V** (67)

Mâchoire (douleurs à la).
Points à traiter : **16 GI** (25), **20 GI** (26), **2 IG** (57)

Main (douleurs à la).
Points à traiter : **8 P** (15), **3 TR** (96)

Mélancolie : état pathologique de tristesse, pessimisme, méfiance ou abattement sans qu'il existe de cause apparente, représentant une des phases de la psychose maniaque dépressive.
Point à traiter : **5 P** (13)

Mémoire (pertes de).
Point à traiter : **19 VG** (139)

Menstruations (troubles des).
Points à traiter : **1 IG** (56), **6 RP** (43), **10 RP** (45), **5 F** (120)

Mer (mal de) : voir cœur (mal au).

Météorisme : accumulation de gaz dans l'intestin.
Point à traiter : **37 E** (34)

Mollet (douleurs au).
Point à traiter : **40 VB** (112)

Muscles (douleurs aux muscles).
Point à traiter : **4 F** (119)

Nausée : sensation de répugnance pour la nourriture.
Points à traiter : **3 MC** (86), **4 RP** (41), **21 R** (83), **12 VC** (128)

Névralgie : douleur locale provoquée par l'irritation de certains nerfs sensitifs.
Points à traiter : **23 TR** (103), **9 IG** (60), **19 IG** (62)

Nez (affections du).
Points à traiter : **4 GI** (23), **20 GI** (26), **3 R** (79)

Nuque (douleurs à la).
Point à traiter : **2 TR** (95)

Nycturie : nécessité d'uriner pendant les heures nocturnes.
Point à traiter : **7 C** (51)

Œdème : accumulation de liquide dans les espaces interstitiels
Points à traiter : **8 IG** (59), **45 E** (36), **9 VC** (127)

Œil (mal à l').
Points à traiter : **3 R** (79), **1 VB** (107), **44 VB** (114)

Oreille (maux d').
Points à traiter : **19 IG** (62), **3 R** (79), **43 VB** (113)

Oreillons : parotidite épidémique.
Point à traiter : **11 P** (17)

Os (douleurs aux).
Point à traiter : **3 RP** (40)

Paralysie : suppression de la motilité volontaire et de la fonction sensorielle d'une partie du corps.
Points à traiter : **3 E** (30), **4 E** (31)

Parotidite : inflammation des glandes parotides (oreillons).
Point à traiter : **11 P** (17)

Pharynx (troubles du).
Points à traiter : **7 P** (14), **3 TR** (96), **4 GI** (23)

Photophobie : sensation douloureuse provoquée par les stimuli lumineux.
Point à traiter : **1 VB** (107)

Poignet (douleurs au).
Point à traiter : **8 P** (15)

Pression (troubles de la).
Point à traiter : **10 TR** (100)

Réanimation : acte tendant à ramener dans des conditions physiologiques normales un individu dont l'équilibre biologique a été perturbé.
Point à traiter : **26 VG** (142)

Régurgitation : retour des aliments de l'œsophage ou de l'estomac dans la bouche.
Point à traiter : **41 E** (35)

Reins (dysfonction des).
Points à traiter : **1 R** (77), **4 R** (80)

Respiration (troubles de la).
Point à traiter : **8 P** (15)

Rhinorrhée : écoulement liquide du nez.
Point à traiter : **20 GI** (26)

Rhumatismes : maladie associée à des phénomènes inflammatoires et affectant un certain nombre

d'organes, en particulier les articulations et le myocarde.
Point à traiter : **7 F** (121)

Rhume (non allergique) : inflammation aiguë des muqueuses du nez et du pharynx.
Point à traiter : **7 P** (14)

Salivation : production excessive ou insuffisante de salive.
Point à traiter : **1 IG** (56)

Sciatique : névralgie du nerf sciatique caractérisée par des douleurs à la hanche et aux membres inférieurs, pouvant s'accompagner d'une faiblesse musculaire.
Points à traiter : **3 VG** (135), **29 V** (66), **31 V** (67), **57 V** (69)

Sébum (excès de).
Point à traiter : **1 IG** (56)

Sexuel (dérèglement) : altération des fonctions des organes de reproduction.
Point à traiter : **8 C** (52)

Sinusite : inflammation des sinus de la face.
Points à traiter : **20 GI** (26), **2 IG** (57), **22 VG** (140)

Sommeil trop profond.
Point à traiter : **7 P** (14)

Spasme : contraction prolongée d'un muscle ou d'une partie de ce dernier, ne pouvant être ni arrêtée, ni reproduite volontairement.
Point à traiter : **1 F** (117)

Spasticité : état se manifestant par des spasmes.
Point à traiter : **9 RP** (44)

Sperme (perte involontaire de).
Point à traiter : **3 VG** (135)

Sport (préparation au).
Points à traiter : **3 VG** (135), **13 VG** (136)

Sport (fatigue après le).
Point à traiter : **13 VG** (136)

Stress : condition psycho-chimique qui exerce un stimulus nuisible sur l'organisme, lequel réagit à son tour.
Points à traiter : **14 E** (32), **15 VC** (129)

Sudation excessive ou insuffisante.
Point à traiter : **1 IG** (56)

Surdité : diminution plus ou moins grave de la faculté auditive.
Point à traiter : **19 IG** (62)

Syncope : perte de conscience brusque et complète, à caractère transitoire.
Point à traiter : **9 C** (53)

Tête (maux de).
Point à traiter : **15 VG** (138)

Thorax (douleurs au).
Points à traiter : **9 P** (16), **14 F** (123)

Torticolis : torsion du cou avec inclinaison de la tête, souvent due à une contracture du muscle sterno-cléido-mastoïdien.
Points à traiter : **15 TR** (102), **3 GI** (22), **3 IG** (58), **64 V** (71)

Toux : acte respiratoire caractérisé par une profonde inspiration suivie d'une expiration violente, sonore, pour expulser le contenu des voies respiratoires.
Points à traiter : **7 P** (14), **8 P** (15), **14 F** (123), **12 VC** (128), **38 V** (68)

Trapèze (douleurs au).
Point à traiter : **44 VB** (114)

Trauma : lésion provoquée par un choc violent ; le terme s'emploie également pour désigner un phénomène psychique.
Point à traiter : **8 F** (122)

Tremblement : oscillation rythmique involontaire d'un segment du corps par contraction alternée de muscles antagonistes.
Point à traiter : **8 C** (52)

Urine (production excessive ou insuffisante d').
Point à traiter : **67 V** (74)

Utérus (douleurs à l').
Point à traiter : **9 RP** (44)

Varices : dilatation d'une veine, souvent accompagnée d'une élongation.
Point à traiter : **5 RP** (42)

Veines (maux de).
Point à traiter : **9 P** (16)

Vertiges : troubles de l'équilibre, accompagnés d'une sensation de déplacement du propre corps ou des objets environnants.
Points à traiter : **6 TR** (99), **1 RP** (39), **22 VG** (140), **43 VB** (113), **64 V** (71), **66 V** (73)

Vésicule biliaire (troubles de la).
Point à traiter : **38 VB** (110)

Vessie (dysfonction de la).
Points à traiter : **5 P** (13), **9 RP** (44)

Visage (douleurs au)
Point à traiter : **9 IG** (60)

Vomissement : rejet spasmodique du contenu gastrique par la bouche, dû à des contractions antipéristaltiques de l'estomac.
Points à traiter : **5 P** (13), **3 MC** (86), **8 MC** (90), **4 RP** (41)

GLOSSAIRE

Acromial : de la pointe de l'épaule (acromion).

Aine : région de l'abdomen située vers le bas et latéralement par rapport à la région du pubis.

Algie : douleur.

Amygdales : organes lymphatiques situés dans l'arrière-bouche, entre les piliers pharyngiens.

Angoisse : sensation de suffocation (gorge serrée).

Anorexie : perte du sens de l'appétit.

Antidyspnéique : qui agit contre la dyspnée (difficulté respiratoire).

Aponévrose : membrane blanche ou jaunâtre qui recouvre les muscles.

Apophyse : éminence à la surface d'un os.

Artère radiale : vaisseau sanguin du bras.

Astragale : os du pied.

Atonie : diminution de la contractilité des tissus.

Axial : relatif à l'axe du corps.

Biceps : muscle du bras.

Boulimie : faim excessive.

Commissure : point de jonction de deux parties.

Crête iliaque : partie supérieure de l'os du bassin.

Cubital : qui appartient au coude ou au cubitus.

Cubitus : os de l'avant-bras.

Deltoïde : muscle de l'épaule.

Distale : position éloignée de l'axe central du corps.

Dysménorrhée : menstruations accompagnées ou précédées de douleurs.

Dystonie : perturbation du tonus musculaire.

Endocrinien : qui effectue une sécrétion interne, dont les substances élaborées (hormones) sont déversées directement dans le sang.

Epitrocléa : proéminence arrondie du bord interne de l'extrémité inférieure de l'os du bras.

Exanthémateux : caractérisé par une éruption, un rougissement externe de la peau.

Fémoral : qui concerne l'os de la cuisse.

Fosse poplitée : région postérieure du genou.

Gouttière : rainure à la surface d'un os.

Hémorroïdes : dilatation d'une ou de plusieurs veines dans la dernière partie du rectum.

Hépatique : relatif au foie.

Labial : en rapport avec les lèvres.

Larynx : organe creux de la phonation.

Lipothymie : perte de conscience de brève durée.

Malléole : éminence osseuse correspondant à la cheville.

Manubrium sternal : portion supérieure de l'os plat situé dans le thorax.

Métacarpe : os de la main.

Métatarse : os du pied.

Olécrane : apophyse du cubitus.

Orifice sacré : trou, ouverture de la zone vertébrale de l'os sacré.

Palmaire : relatif à la paume de la main.

Péristaltique : relatif aux ondes de contractions musculaires de l'estomac ou de l'intestin.

Phalange : os de la main ou du pied.

Pharynx : conduit membrano-musculeux situé derrière les fosses nasales et la cavité orale.

Pisiforme (os) : os de la main.

Poplité : relatif à la partie postérieure du genou.

Protubérance hypothénar : relief musculaire de la main, correspondant à l'auriculaire.

Proximale : la position la plus proche de l'axe central du corps, ou du point d'attache d'un membre.

Pylorique (valvule) : valvule inférieure de l'estomac.

Radial : relatif à l'os de l'avant-bras.

Radius : os de l'avant-bras.

Rhin-, rhino- : relatif au nez.

Rotule : os antérieur du genou.

Sacro-iliaque : partie terminale de la colonne vertébrale.

Saillie : proéminence.

Scaphoïde : os de la main et du pied.

Sébum : substance grasse sécrétée par les glandes sébacées de la peau.

Semi-membraneux : muscle de la jambe.

Semi-tendineux : muscle de la jambe.

Spasticité : état caractérisé par des spasmes.

Sternal : relatif au sternum.

Sterno-cléido-mastoïdien : muscle du cou.

Symphyse : adhérence (articulation peu mobile).

Symphyse pubienne : adhérence de l'os du pubis.

Téguments : enveloppe protectrice d'un organe.

Tendon d'Achille : ligament du pied.

Tibia : os de la jambe.

Tragus : relief triangulaire situé à l'extérieur du conduit auditif.

Trapèze : muscle plat et carré qui s'étend derrière le cou, le dos et les épaules.

Trisme : contracture.

Tubérosité : en forme de tubercule.

Unguéal : relatif à l'ongle.

Vaste médial : muscle de l'abdomen.

Vésicule biliaire : vésicule piriforme située sur la face inférieure du foie, et dans laquelle est recueillie la bile.

Xiphoïdien : relatif à l'appendice du sternum.

SOMMAIRE

également aux

éditions de vecchi

COURS DE MASSAGE

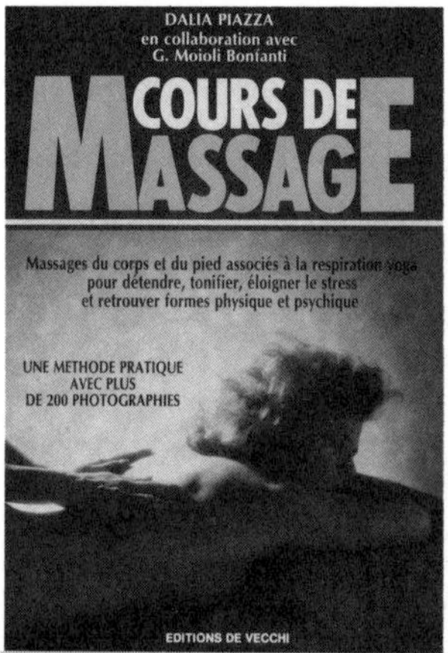

Cet ouvrage vous montrera que l'expression « se sentir bien dans sa peau » tire sans doute ses origines d'une thérapie plusieurs fois millénaire, le massage, et que les différentes techniques qu'il présente vous permettront d'accéder à tous les bienfaits de la relaxation.

Par Dalia Piazza
144 pages avec plus de
200 photographies, code 0739

RÉFLEXOLOGIE DU PIED ET DE LA MAIN
Les techniques de base

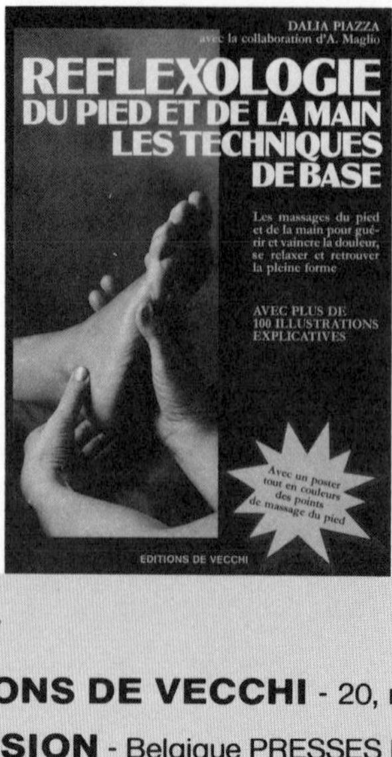

Cette méthode d'origine chinoise, par la pression et le massage de certains points réflexes du pied, a un effet positif sur les dysfonctionnements physiologiques des différents organes du corps. Grâce à certaines techniques simples, vous soignerez vous-même les maux les moins graves.

Par Dalia Piazza
144 pages avec plus de
100 illustrations, code 0713

ÉDITIONS DE VECCHI - 20, rue de La Trémoille - 75008 PARIS - Téléphone (1) 47.20.40.41

DIFFUSION - Belgique PRESSES DE BELGIQUE ; Suisse ALKA DIFFUSION ; Canada PROLOGUE

également aux

éditions de vecchi

COURS DE SHIATSU

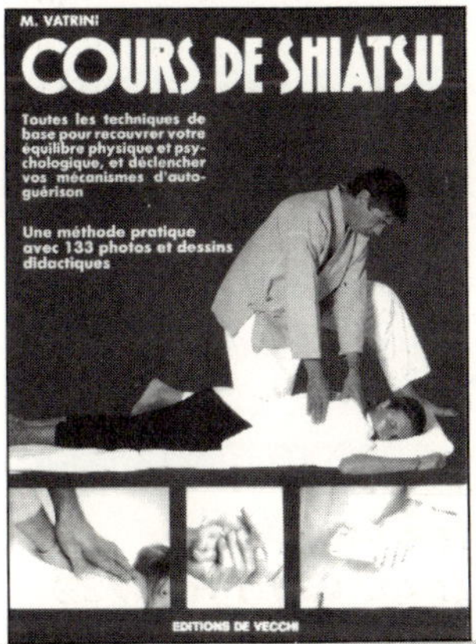

Le Shiatsu médecine traditionnelle guérit et soulage les maux : à l'aide des mains sur certains points vitaux, l'on exerce des pressions. En 11 leçons et agrémenté de nombreuses photos, vous exercerez ces pressions pour recouvrer équilibre physique et psychologique, et déclencher vos mécanismes d'autoguérison.

Par M. Vatrini
120 pages, 133 photos, code 0717

ÉNERGIE ET DYNAMISME GRÂCE À LA SOPHROLOGIE

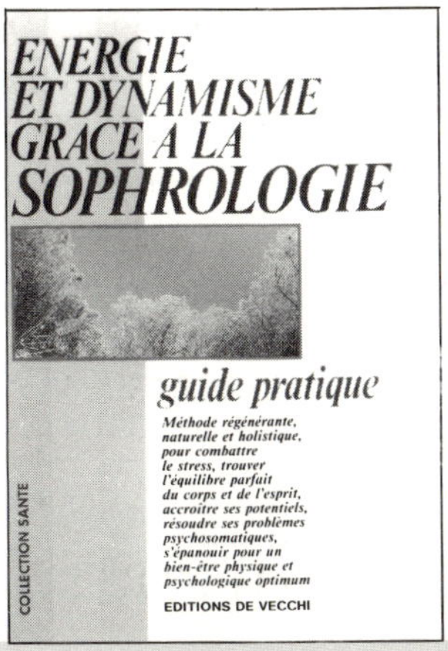

Cet ouvrage propose les diverses applications de la sophrologie — née de l'alliance de diverses médecines, traditions et cultures orientales et occidentales — ainsi que ses différentes techniques. Celles-ci vous apprendront à vous débarrasser du stress quotidien, à mieux vivre et vous épanouir psychologiquement et physiquement.

Par Martine Gay, Sophro-analyste
104 pages, code 0799

ÉDITIONS DE VECCHI - 20, rue de La Trémoille - 75008 PARIS - Téléphone (1) 47.20.40.41

DIFFUSION - Belgique PRESSES DE BELGIQUE ; Suisse ALKA DIFFUSION ; Canada MEDIALIV

égalementaux
éditions de vecchi

ALIMENTATION DE LA FEMME ENCEINTE

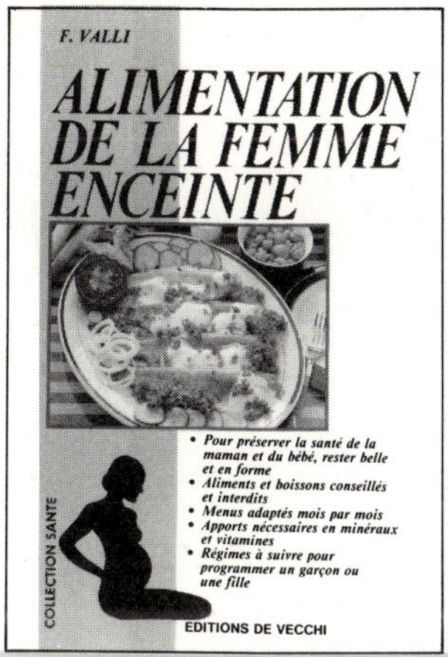

Outre des conseils élémentaires concernant la prise de poids, les incompatibilités, les « envies »..., cet ouvrage vous aidera à composer vos menus mois après mois et à varier vos repas. Si vous souhaitez en outre déterminer le sexe de votre enfant, vous apprendrez à distinguer les aliments bénéfiques pour vous de ceux qui ne le sont pas.

Par F. Valli
120 pages, code 0779

COURS PRATIQUE DE TRAINING AUTOGÈNE

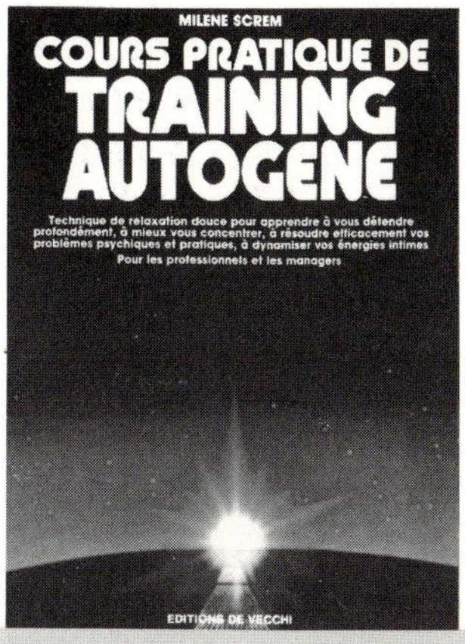

Technique de relaxation douce, le training autogène a prouvé depuis longtemps son efficacité : augmentation de la capacité de concentration, de l'énergie et de la créativité, meilleure perception des problèmes et tensions... Grâce aux exercices pratiques, vous apprendrez à mieux connaître votre corps et votre esprit.

Par Milène Screm
152 pages, code 0773

ÉDITIONS DE VECCHI - 20, rue de La Trémoille - 75008 PARIS - Téléphone (1) 47.20.40.41
DIFFUSION - Belgique PRESSES DE BELGIQUE ; Suisse ALKA DIFFUSION ; Canada MEDIALIV

Achevé d'imprimer
en juin 1993
à Milan, Italie, sur les presses
de Grafiche Milani

Dépôt légal : juin 1993
Numéro d'éditeur : 3337